常见病康复自我调养丛书

心脑血管病康复自我调养

王强虎　主　编

中国科学技术出版社
·北　京·

图书在版编目（CIP）数据

心脑血管病康复自我调养／王强虎主编 . —北京：中国科学技术出版社，2020.4

ISBN 978-7-5046-8489-9

Ⅰ．①心… Ⅱ．①王… Ⅲ．①心脏血管疾病-防治 ②脑血管疾病-防治 Ⅳ．① R54 ② R743

中国版本图书馆 CIP 数据核字（2019）第 275606 号

策划编辑	崔晓荣
责任编辑	崔晓荣　张　晶
装帧设计	华图文轩
责任校对	邓雪梅
责任印制	马宇晨

出　　版	中国科学技术出版社
发　　行	中国科学技术出版社有限公司发行部
地　　址	北京市海淀区中关村南大街 16 号
邮　　编	100081
发行电话	010-62173865
传　　真	010-62179148
网　　址	http://www.cspbooks.com.cn

开　　本	720mm×1000mm　1/16
字　　数	250 千字
印　　张	20
版　　次	2020 年 4 月第 1 版
印　　次	2020 年 4 月第 1 次印刷
印　　刷	北京中科印刷有限公司
书　　号	ISBN 978-7-5046-8489-9/ R · 2491
定　　价	49.00 元

内容提要

　　本书是由心脑血管病专家编写，编者从日常生活细节入手，从患者需要掌握的最常用的疾病防治知识入手，向读者科学地介绍了与生活密切相关而又容易被忽略的心脑血管病防治问题，以灵活多样的形式介绍了冠心病、高血压、高脂血症、脑卒中四种常见疾病的早期信号、早期预防、饮食防治、非药物防治和药物防治等知识。本书给所有关心健康的朋友们科学、细致的指导，适合中老年朋友及心脑血管疾病患者阅读参考。

编委会

主　编　王强虎

副主编　李浪漫　董慧玲

编　委（按姓氏笔画排序）

　　　　王强虎　朱　敏　李浪漫

　　　　张红燕　郭　琰　董慧玲

前言

　　心脑血管疾病就是心脏血管和脑血管疾病的统称。心脑血管疾病是一种严重威胁人类，特别是 50 岁以上中老年人健康的常见病，据世界卫生组织（WHO）统计，即使应用目前最先进、最完善的治疗手段，仍可有 50% 以上的脑血管意外幸存者生活不能完全自理，全世界每年死于心脑血管疾病的人数高达 1500 万人，居各种死因首位。心脑血管疾病已成为人类生命健康的头号杀手。

　　目前，我国心脑血管疾病患者已经超过 2.7 亿人！我国每年有近 300 万人死于心脑血管疾病，占我国每年病因总死亡的 51%。而幸存下来的患者 75% 不同程度丧失劳动能力，40% 重度残疾！我国脑中风患者出院后第一年的复发率是 30%，第五年的复发率高达 59%，而二级预防做得较好的美国仅为 10%。心脑血管疾病的早期预防、早期发现及早期治疗极为重要。尤其是对中老年人来说，了解预防和治疗这类疾病的相关医学知识，才能在与它们的斗争中取得主动，尤其是了解生活中的一些具体细节。

　　现代医学之父希波克拉底有一句健康名言，"患者的本能就是患者的医生，而医生只是帮助本能的。"所以，要把握自己的健康，控制自己所患的疾病，首先要做的就是要正确地运用科学的疾病防治知识，纠正自己不良的生活和工作习惯。而这种知识是一个系统工程，它包括了疾病控制的各个方面，就如同生活中的一个链条，由每个细节组成。看起来很小的一个细节，往往会造成疾病的不可控制，造成不可估量的损害，也就是人们常说的"千里之堤，溃于蚁穴"。

编 者

目　录

第 1 章　冠心病

第 2 章　高血压病

第 3 章　高脂血症

第4章　脑卒中

第1章　冠心病

冠心病目前已是人类健康最为凶残的"杀手"，已成为中老年人第一致死原因。据统计，我国每100位40岁以上的中年人就有4～7人是冠心病患者，每年有250万名患者死于冠心病，平均每天超过7000人，且发病率随着社会老龄化还在不断地增高。就全世界而言，半个世纪以来，冠心病也已成为威胁人类健康最严重的疾病之一。据世界卫生组织（WHO）公布的资料，全世界每年至少有1700万名患者死于冠心病；以美国为例，总死亡人数中，每年有24.7%死于冠心病，达50余万人；患心肌梗死的人数每年达100余万。

01　冠心病是一种什么病

随着社会环境的变迁，冠心病已与许多人成了"朋友"。但是要问冠心病究竟是怎么回事，许多人未必能说得清。实际上，冠心病是冠状动脉粥样硬化性心脏病的简称，冠状动脉是指供应心脏的动脉。这是一种由于冠状动脉固定性（动脉粥样硬化）或动力性（血管痉挛）狭窄或阻塞，发生冠状动脉循环障碍，引起心肌氧供需之间失衡而导致心肌缺血、缺氧或坏死的一种心脏病。因此，冠心病又称缺血性心脏病。而之所以将其称为粥样，是因为16世纪，一位古埃及医学专家，在自己的父亲病逝以后，大胆地做了一次尸体解剖研究，他发现自己父亲的动脉血管壁上有一堆黄颜色的东西，像日常喝的麦片粥,他便给这些物质取名为"粥样"。

冠状动脉之所以能够发生狭窄或阻塞，主要是因为冠状动脉发生了粥样硬化所致。这种粥化的斑块，积聚在冠状动脉内膜上，久而久之，越积越多，使冠状动脉管腔严重狭窄甚至闭塞，如同自来水管或水壶嘴被长年堆积的水碱堵塞变窄一样，从而导致了心肌的血流量减少，供氧不足，使心脏的正常工作受到不同程度的影响，由此可产生一系列缺血性表现，如胸闷、憋气、心绞痛、心肌梗死甚至猝死等。

02　冠心病能够治愈吗

冠心病对人类的危害很大，但是只要能够得到及时有效的治疗，完全可以控制，也有可能治愈。这是因为冠状动脉循环有很大的潜力，主要因为存在侧支循环，侧支循环使心壁的血液供应获得改善。临床实践也证明，急性冠状动脉阻塞后，治疗方法正确，几天后心脏就可建立侧支循环。随着治疗方法的不断进步，如调脂药物的应用，进行冠脉搭桥、溶栓和支架植入等，各种保健方法的综合运用以及心脏侧支循环功能，冠心病的病情将大大地改善。由此可见，尽管冠心病是一种严重威胁人们生命的疾病，但患了冠心病绝不用忧心忡忡，而应积极治疗，全面了解、学习冠心病保健知识，充分发挥心脏本身的保护功能，达到恢复健康的目的。

03　什么是隐匿型冠心病

冠心病其病理变化主要是冠状动脉粥样硬化引起的，并在此基础上发生痉挛，使心脏发生急性短暂性或慢性持续性的缺血、缺氧。冠心病按病变部位、范围、程度和特点的不同分为 5 型：隐匿型、心绞痛型、心肌梗死型、心律异常型、猝死型。

隐匿型冠心病又叫无症状型冠心病，是指中年以上（男性 40 岁、女性 45 岁）的患者，休息时心电图上有明显缺血样改变，或运动试验呈阳性，又无其他明显临床症状者。另外，在心电图普查中发现一些患者，既无冠心病史也无心肌梗死病史，而在心电图上表现为陈旧性心肌梗死，也应诊断为隐匿型冠心病。由于隐匿型冠心病平时没有症状，往往得不到重视，所以在生活中可能会引起非常严重的后果，往往能"杀人于无形"，可以说隐匿型冠心病是极为隐蔽的杀手。

04　什么是心绞痛型冠心病

心绞痛是冠心病中较常见的症状，以发作性的胸骨后疼痛为特点。心绞痛又分为劳累型心绞痛和自发型心绞痛。劳累型心绞痛的特征是由运动或其他增加心肌需氧量所诱发的短暂胸痛，休息或舌下含化硝酸甘油后，疼痛常可迅速消失。自发型心绞痛的特征是胸痛发作与心肌需氧量的增加无明显关系；与劳累型心绞痛相比，这种疼痛一般持续时间较长，程度较重，且不易为硝酸甘油所缓解。生活中不同人的心绞痛发作表现不一，多数人形容其为"胸部压迫感""闷胀感""憋闷感"，部分患者感觉疼痛向双侧肩部、背部、颈部、咽喉部放射。

05　什么是心肌梗死型冠心病

心肌梗死是冠状动脉供血中断之后引起的心肌坏死。大多数患者可有心前区疼痛，还可有其他症状；心电图有特殊改变，其他客观检查也有相应发现。1/3～2/3 的急性心肌梗死病例有诱发因素可查。其中以体力活动及精神紧张、情绪激动最为多见。心肌梗死的主要特点可综合为：剧烈而频繁的心绞痛是心肌梗死的先兆；剧烈而持久的胸痛伴有昏厥和出汗是心肌梗死的典型发病表现；心肌梗死的并发症（休克、心力衰竭、心律失常）是导致心肌梗死患者死亡的主要原因。但并非所有的心肌梗死都如此"典型"。应警惕非典型心肌梗死，以免误诊而贻误抢救。另外心肌梗死的预后与梗死范围的大小、侧支循环建立的情况以及治疗是否及时、恰当有关。急性期的死亡率最高。恢复期患者亦可因心律失常而发生突然死亡。

06 什么是心律异常型冠心病

心律异常是这一类型冠心病主要或唯一的证候，但心律异常并非完全是由冠心病导致的，心律异常还常见于其他原因的心脏病患者，少数异常也可见于无器质性心脏病的正常人。其临床表现是一种突发的、规律或不规律的心悸、胸痛、眩晕、心前区不适感、憋闷、气急、手足发凉和晕厥等。心律异常以心电图改变为指标。有少部分心律异常患者可无症状，仅有心电图改变。生活中如果有心律异常的表现，则应引起高度警惕，须及时到医院心血管专科就诊，以免延误病情。

07 什么是猝死型冠心病

猝死是指自然发生、出乎意料的突然死亡。猝死型冠心病是冠心病的一种类型，在各种心脏病导致的猝死中，猝死型冠心病占大多数，极受医学界重视，因为目前国内外对猝死尚不能预测。也有人将猝死型冠心病称为原发性心脏停搏，因为世界卫生组织（WHO）临床命名标准化专题组的报告，特意略去猝死的定义，而将此型称为原发性心脏停搏，因为猝死是心脏停搏的结果。需要指出的是因急性心肌梗死而在短时间内死亡者不属此型。

08 冠心病发生与年龄和职业有关

（1）冠心病的发病率随年龄的增长而增高 年龄与冠心病的发病成正比关系，年龄越大发病率越高，程度也随年龄的增长而加重。有资料表明,自 40 岁开始,每增加 10 岁,冠心病的发病率增加 1 倍。男性 50 岁、女性 60 岁以后,冠状动脉硬化发展比较迅速。同样心肌梗死的发病率也随着年龄的增长而增长。所以对于年龄偏大的中老年人应定期到医院做心脏检查,以防发生冠心病。但近年来在我国的冠心病病例中,45 岁以下发生冠心病的不乏其人,甚至 20 多岁的年轻患者也可见到。

（2）职业影响人的身体健康　经常有紧迫感的工作者较易患冠心病。也就是说职业紧张与冠心病关系密切,并且随着职业紧张程度的增加,冠心病发病率显著增加。这也表明职业紧张是引起高血压病、冠心病发病的一项重要危险因素。研究还表明,体力活动少,脑力活动紧张,尤其是知识分子发病患者数明显高于其他人群。所以脑力劳动者加强对冠心病的预防和检测很有必要。

09　冠心病偏爱男性

冠心病对不同性别的人也有所侧重,男性冠心病发病率明显高于女性,男女比例为 2∶1。女性冠心病发病平均比男性晚 10～15 年,但随着年龄的增长,女性冠心病的发病率增高,55～70 岁将达到高峰。男女冠心病差距主要在 50 岁以前。女性绝经期后冠心病发病率也会相应增加,这是因为女性在绝经期后,体内雌激素减少,而雌激素能通过对血脂的影响而抑制动脉粥样硬化的过程。女性冠心病虽说发病较晚,但患者出现临床症状时,其预后方面的优势逐渐消失,临床也发现女性的急性心肌梗死病死率一般高于男性,长期存活率也比男性低。

10　冠心病与肥胖有关

肥胖是人体内含有多余脂肪的一种病态表现。成年人男性标准体重＝身高（厘米）-105,女性标准体重＝身高（厘米）-100。如男性身高为

165 厘米者，其计算方法为：标准体重 =165-105。但此法对于身高超低者或超高者不准。

肥胖是引起冠心病的主要因素之一。体重超标准的肥胖者（超重10% 者为轻度、20% 者为中度、30% 者为重度）易患本病。向心性肥胖即俗称的"大腹便便"者发生冠心病的危险性更大。由于肥胖，全身需氧量相对增多，促使心脏输出量增加，心脏负担加重；其次，肥胖者体力活动较少；另外，肥胖者体内合成甘油三酯、胆固醇都比较高。

11 有家族史的人要防患冠心病

有关资料统计和医学研究表明：父母中有 1 人患冠心病，其子女冠心病发病率为双亲正常者的 2 倍；若父母均有冠心病，则其子女发病率为对照组的 4 倍；若父母均早年患冠心病，其子女发病率较无冠心病双亲的子女高 5 倍。这说明冠心病有家族发病的倾向，与遗传因素有关。因为冠心病的病变基础是冠状动脉粥样硬化，而动脉粥样硬化与内分泌功能失调、饮食结构不当及家族遗传等因素关系密切。

12 吸烟的人容易患冠心病

吸烟危害健康，这是因为烟草中含有多种有害物质，尤其是引起心血管疾病的物质。与冠心病发生有关的化学物质有 10 余种，其中主要是尼古丁和一氧化碳。这些物质对心血管系统有以下几方面的危害：首先影响血脂代谢，使有益的高密度脂蛋白胆固醇（HDL-C）降低，对能维护动脉壁正常功能的内皮细胞有损害作用（完整的内皮细胞具有维护血管内壁的光洁度，防止动脉粥样斑块形成，调节血管舒缩等功能），使心率与心排血量增加，还可促使血管收缩而使血压升高。这些均使心脏负担增加，使血小板聚集率增加及循环中纤维蛋白酶原增加而提高血液黏滞性。以上种种改变均可促使或加速冠状动脉或脑动脉的粥样硬化形成。临床也发现吸烟者与不吸烟者比较，本病的发病率及病死率增高 2～6 倍，且与每日吸烟支数成正比。另外，大量吸烟还可导致冠状动脉痉挛，促使或加重心肌缺血的发生。冠心病者如继续吸烟可使病情加速发展，易发生心肌梗死。

13　有 4 种疾病的人容易患冠心病

（1）冠心病与糖尿病有关　糖尿病容易引起动脉粥样硬化已被公认，临床也发现糖尿病患者冠心病的发病率、心肌梗死的发病率及死亡率远较无糖尿病者高，且发病早。之所以如此，是因为糖尿病患者多伴有高脂血症，这会加速动脉粥样硬化，促使血栓形成和引起动脉堵塞。同时，最近研究表明胰岛素本身具有抗炎症的作用，故可降低动脉粥样硬化的危险性，但当出现胰岛素对被作用的组织效应降低而发生胰岛素抵抗时，其高胰岛素症则促进动脉粥样硬化。

（2）冠心病与血压有关　高血压是冠心病的重要易患因素，血压增高与冠心病密切相关。60%～70% 冠状动脉粥样硬化的患者有高血压，且高血压患者患本病者较血压正常者高 4 倍。收缩压和舒张压增高同样危险。血压水平越高，动脉硬化程度越重，死于冠心病的危险性就越高。所以生活中的高血压病患者往往也是冠心病患者。控制高血压可以预防冠心病，减少冠心病发作，并可防止意外事件发生。

（3）冠心病与高脂血症有关　高脂血症是指血中甘油三酯和胆固醇增高，它是动脉粥样硬化形成的主要因素，是诱发冠心病的重要危险因子。临床实践发现，血脂高者患冠心病的概率明显增加，脂肪摄食过多或代谢失常而致血脂异常，如总胆固醇、甘油三酯、低密度脂蛋白（LDL）或极低密度脂蛋白（VLDL）增高，高密度脂蛋白（HDL）减低，均易患本病。高胆固醇血症者较正常者患冠心病的危险性增加5倍。大多数高胆固醇血症是后天形成的，高脂肪及高胆固醇饮食是主要原因。

（4）阳痿 经常有男性患者给医生诉说其患阳痿的痛苦。其实，现代医学研究还发现，阳痿可能是冠心病的表现和先兆。现有的研究已证实，冠心病、高血压病、高脂血症、糖尿病、精神抑郁症，尤其是冠心病与阳痿有很大的联系。阳痿可能是心脏病的早期信号之一。因为医生研究发现，冠心病患者中阳痿发生率比健康人高，其中完全阳痿发生率就达21%。国外有人调查了81例心肌梗死的男性患者，发现18例有阳痿，占22%，而明显性欲减退的有48人，占59.3%。

14 冠心病与性格和精神因素有关

冠心病与人的性格特点相关。科学家通过研究把人的性格分成A、B两型。A型性格的人性情急躁，进取心和竞争性强，工作专心而不注重休息，强制自己为成就而奋斗，紧迫感强，动作节奏快，锋芒毕露，容易激动，对挫折耐受性差。B型性格的人则缺乏竞争，与A型正相反。医学工作者指出A型性格是冠心病的高发人群。A型性格又被称为冠心病易患性格，是比较独立的冠心病危险因素。

冠心病与精神因素有关。人体是一个由神经内分泌系统联系起来的复杂而精密的网络体系，精神因素正是这个网络上的一个重要纽结。它通过神经内分泌系统作用于心血管。当人精神紧张或激动、发怒时，可使心跳加快，收缩力加强，心肌耗氧量增加。在反复长期的精神紧张因素的影响下，小动脉可持续收缩，造成动脉壁变性增厚，管腔狭窄，血压持久性升高。反复长期的精神紧张可以造成高脂血症，同时改变血流动力学状态，使血黏稠度升高，从而促使冠心病的形成。

15 胸部疼痛往往是冠心病的信号

如果您的家人及周围朋友出现以下情况时，请您提高警惕：突然出现胸骨后或左胸部疼痛；体力活动时心慌、气短；饱餐、寒冷时感到心悸或胸痛；容易出现疲劳并且胸闷。尤其是劳累或精神紧张时出现胸骨后或心前区闷痛，或紧缩样疼痛，并可向左肩、左上臂放射，持续 3 ～ 5 分钟，休息后自行缓解。如有以上症状出现，就须提高警惕，及时发现冠心病的发生。

16 心悸胸闷有可能是冠心病的信号

中老年人没有原因的心悸、胸闷往往是冠心病的先兆。如有以下症状，须到医院进行检查：饱餐、寒冷或看惊险影片时出现心悸者；夜晚睡眠枕头低时，感到胸闷憋气，需要高枕卧位方感舒适者；熟睡或白天平卧时突然心悸、呼吸困难，须立即坐起或站立方能缓解者；性生活或用力排便时出现心慌、胸闷、气急；听到噪声便引起心慌、胸闷者；反复出现脉搏不齐、不明原因地心跳过速或过缓者。上述症状往往同时伴有胸痛。

17 心跳缓慢者要防患冠心病

在我们周围还能经常看到一些冠心病患者心跳很慢，有时每分钟心跳 50 次以下，有的只有 30 ～ 40 次。这又是为什么？这有可能是由于冠心病患者的心脏长期缺血缺氧，使心肌组织细胞发生了不同程度的变化，起搏、传导系统也受到损害所致。冠心病患者的心肌收缩力已经有所下降，如果心跳很慢就严重影响了心脏向机体供血，患者就会感到头晕、心悸、气短，有的还会出现晕厥。所以，如果有心跳缓慢的表现，则应去医院就诊，检查是否患了冠心病。

18 经常有下牙疼痛者要防患冠心病

人常说:"牙痛不是病"。可能很多人会认为牙痛根本不算什么,所以也就不把它放在心上。但心血管病专家提醒您,有时牙痛会是冠心病的征兆,尤其运动、劳累、情绪波动后的下牙痛更应警惕。最为明显的例证就是有些人下牙痛而用止痛药却无效,做全面检查后发现患有冠心病,服用治疗冠心病的药物后下牙痛消失。由此,专家们认为下牙痛和下颌痛往往是冠心病的奇特信号。所以临床医生强调,50岁左右的人,特别是男性,出现服用止痛药不能缓解的下牙痛,口腔科检查又无牙病者,应考虑是否患有冠心病,应及时到医院做检查,以便确诊。

小贴士

冠心病引起的牙痛的特点:运动、劳累、情绪波动后易牙痛;疼痛发生比较突然,常伴有胸闷不适、大汗淋漓等表现;牙痛程度较剧烈,但既往无类似病史,检查时无明显牙病,牙痛无确切部位,常感觉几个牙或一排牙都在痛,而牙病引起牙痛的部位比较明显,疼痛一般在3～5分钟内消失;牙痛经牙科处理或服用止痛药无效;心电图检查有心肌缺血表现,口服抗心绞痛药物后牙痛消失。

19 耳垂有皱褶者要防患冠心病

耳垂皱褶纹是指两侧耳垂有深而斜行向下连贯的皱褶,大多起于耳屏切迹,斜向后至耳垂外下缘,多呈线形、弧形(较短或不连贯者不在内)。近年来国内外学者发现,罹患冠心病的人,耳垂上几乎都有一条皱褶。之所以如此,是因为动脉粥样病变会累及全身小动脉,引起微循环障碍，耳垂作为末端部位，是一种既无软骨又无韧带的纤维蜂窝状组织，易受缺血缺氧的影响，产生局部收缩，导致皱褶出现。所以，耳垂皱褶纹也可作为诊断早期冠心病的征象之一。并且由于耳垂皱褶纹易于发现，故在临床诊断中有一定的实用价值。中老年人平时不妨常用镜子照照自己的耳垂，若发现有皱褶纹，应警惕冠心病的可能。但需要说明的是有耳垂皱褶的人并非一定是冠心病患者，仅可作为诊断的参考。

20　眼球现老年环者要防患冠心病

有的医生在临床中发现一些老年人的眼球角膜（俗称"黑眼珠"）靠近巩膜（"白眼珠"）的边缘部分往往有一圈灰白色或白色的浑浊环，宽 1～2 毫米，将其称之为角膜老年环，简称老年环。近年来的医学研究发现，老年环可以作为冠心病的早

期信号，可作为临床诊断动脉硬化的体征之一。因为临床发现出现老年环的中老年人几乎都有不同程度的动脉硬化症，而患有动脉硬化症的老年人绝大多数出现老年环，这些人也往往是冠心病患者的"后备军"。

21　眼皮有黄色瘤者易患冠心病

不少中老年人，眼皮上有时会长出 1～2 个米粒大小、圆形或椭圆形、扁平隆起、质软的淡黄色疣状物，这在医学上称为黄色瘤。这往往是由于血液中胆固醇长期蓄积，使过剩的胆固醇在眼皮上发生沉积的结果。因此，眼皮上出现黄色瘤是血中胆固醇过多的一种信号。血中胆固醇过多不但会沉积在皮肤上，更重要的是会沉积到机体内的动脉血管内膜上，造成动脉粥样硬化，而此类人群是冠心病的多发人群。

22　腹部疼痛要防是否冠心病引起

腹部疼痛有时也是冠心病的临床信号之一。如有一65岁患者，一时高兴多喝了一点酒。晚上便觉得上腹部开始疼痛，下半夜，腹痛加剧，且伴有胸部发闷的感觉，家人将其送往医院。初时，在附近的一家区医院，医生按消化道疾病治疗，给予了一些胃肠用药。可是，服药后，病情却不见好转，最后家人将其送到市医院诊治，才知是心肌梗死。事实上这种情况并不少见，所以当中老年患者表现为上腹胀痛不适等症状，一定要排除冠心病的可能。冠心病临床上易被误诊为急性胃肠炎、急性胆囊炎、胰腺炎等。

23　舌下小血管异常提示有可能患冠心病

舌诊是几千年来中医主要诊断方法之一。临床经验提示，观测舌下的小血管变化是了解心脏冠状动脉循环状态的一种简便方法。中老年人如果血液黏稠度过高，有的就有可能在舌下小血管中表现出来。那么如何观察舌下小血管的变化呢？方法是：把舌卷起，可见到舌下中央有一纵行的皱襞呈八字样排列，小皱襞的边缘不齐，有许多锯齿状突起，称为伞襞。伞襞和舌系带之间的黏膜深处，可见有浅蓝色的舌静脉，黏膜下则为分散的小血管，这些小血管就是主要的观察对象。若将舌下分为内、中、外3个侧带：以舌系带至伞襞为内侧带；伞襞与舌边缘之间的部分一分为二，近中间的区域为中侧带；靠近舌边的区域为外侧带。正常黏膜下小血管没有扭曲和扩张，更没有出血瘀点，而是呈由近到远、由大到小的血管网，主要分布在内侧带，黏膜表面光滑、细腻、色泽红润。如果舌下血管扭曲、扩张或有出血瘀点或瘀斑，即表示有淤滞现象。舌下血管曲张分布的部分限于中侧带以内，且没有瘀点（斑）者为轻度，如果外侧带血管也呈曲张且有明显出血瘀点则为重度。对于舌下有淤滞现象的中老年人，要加强对冠心病的预防，在某种意义上它也是冠心病的早期信号。

24　冠心病应采用的检查方法

诊断冠心病的主要依据为反映急性或慢性心肌缺血的各种临床症状或实验室检查所见，而与动脉粥样硬化发病有关的年龄、高血压、血脂增高等因素作为辅助依据。心电图仍为临床检查心肌缺血的主要方法。其他检查冠心病的方法还有超声心动图、心功能图、动态心电图、核素心肌显像等。由于冠状动脉造影术属创伤性检查，且带有一定危险性，尽管它是一种很有价值的诊断手段，目前尚不能作为一般冠心病的早期临床诊断方法而广泛应用。

（1）定期心电图检查　定期心电图检查是发现冠心病的好方法之一。如果要早期发现冠心病，除了通过症状提醒自己去医院检查以外，最好的办法就是定期检查身体，做心电图，每年至少 4 ～ 6 次，尤其是有以下情况的人宜常检查：有冠心病家族史者；每天食盐量超过 10 克以上者；超过标准体重 20% 者；有吸烟史，每天吸 20 支以上，超过 1 年者；经常饮高度白酒，每天 100 克以上者；经常接触噪声、镉等有害因素者；连续口服避孕药物 1 年以上者；高脂血症、高胆固醇患者；特别是有高血压家族遗传史者。

心电图使用方便，易于普及，当患者病情变化时便可及时捕捉其变化情况，并能连续动态观察和进行各种负荷试验，以提高其诊断敏感性。无论是心肌缺血或心肌梗死，一般会有典型的心电图变化。若需要进一步检查，医生会安排做一项运动试验以测出在踩固定脚踏车或踩运动平板机时的心电活动情况。

（2）冠状动脉造影　冠状动脉造影是目前诊断冠心病的"金标准"，诊断冠心病的准确率极高，可达95%～98%。可以明确冠状动脉有无狭窄，狭窄的部位、程度、范围等，并可据此指导进一步治疗所应采取的措施。一些诊断不明确的所谓"冠心病"人最终都须由冠状动脉造影来肯定或否定诊断。但冠状动脉造影也有一定的局限性，它不能显示冠状动脉直径在0.6毫米以下的小冠状动脉病变，少数小冠状动脉病变所致的微血管病变性心绞痛患者，尽管有典型劳力性心绞痛症状，但冠状动脉造影可以"正常"。

（3）核素心肌显像　核素心肌显像可以显示心脏缺血区，明确缺血的部位和范围。结合运动试验再显像，则可提高检出率。可能有人会问核素心肌显像相对其他检查到底好在哪？研究证明，核素心肌显像在冠心病预后判断及危险度分层方面的价值明显优于心电图运动试验，也优于冠状动脉造影。而对冠心病进行准确的预后判断及危险度分层是现代冠心病诊断与处理的关键。根据核素心肌显像可将疑似或确诊的冠心病患者准确地区分为低危、中危和高危患者。可以说核素心肌显像是此病现有诊断"金标准"的得力助手。

（4）心脏超声检查　心脏超声可以对心脏形态、房室壁运动、血流动力学以及左心房室功能进行检查，是目前最常用的检查手段之一。血管内超声可以明确冠状动脉内的管壁形态及狭窄程度，是一项很有前景的新技术。心脏超声的原理主要是利用雷达扫描技术和声波反射的性能，在荧光屏上显示超声波通过心脏各层结构时的反射，借以实时、直观地观察心脏与大血管的结构形态与搏动情况，了解房室大小，房室壁厚度，心脏收缩、舒张情况，瓣膜关闭、开放的活动情况。心脏超声对某些心脏病如各种先天性心脏病、风湿性心脏病、心肌病等有较高的诊断准确性。

（5）心肌酶学检查　心肌酶学检查是急性心肌梗死的诊断和鉴别诊

断的重要手段之一。医生在临床上常根据血清酶浓度的序列变化和特异性同工酶的升高等肯定性酶学改变，便可明确诊断为急性心肌梗死。

如上所述，由于每种检查的意义不同，所以不能说用这种检查能代替那种检查，亦不能说做了某种检查就无须做另一种检查。各种检查方法各有其独特之处，都不能互相替代，而只能互相补充。

25　冠心病预防应从年轻时开始

有不少人认为冠心病是老年病，等到 40 多岁再预防也不晚，其实不然。冠状动脉粥样硬化的病理变化过程是一个相当长的过程。其病变发生可从幼年开始，最早者见于新生儿。研究资料表明：10 ～ 20 岁年龄人其发生率可达 13.3%。如美国曾对平均年龄 22 岁的 300 名士兵的尸体进行尸检，发现这些死亡的青年中，肉眼可看到冠状动脉病变者达 77%。日本一组尸体解剖资料表明 10 ～ 30 岁的少年和青年 893 人中，有冠状动脉粥样硬化的发生率明显增高，老年期更是如此。因此，医学专家提醒：所有人都会产生某种程度的动脉粥样硬化，只不过是有人还没有发展到足以表现出临床症状而已。也就是说动脉粥样硬化症状是逐步表现出来，对于有的人来说从青少年时代就已开始，因而对冠心病的预防，应从青少年时期就应重视，如此才能减少冠心病发病率。

26　吃黄豆可以降低血浆胆固醇

现代医学发现许多食物具有降低血浆胆固醇的作用，黄豆就是其中之一。因为黄豆中的植物固醇，人体不仅不能吸收它，而且还能抑制胆固醇的吸收。其原理可能是，植物固醇的分子结构与胆固醇的极其相似，可以作为竞争性抑制剂，抑制肠腔中的胆固醇水解，从而减少了对胆固醇的吸收。因此，营养学家主张冠心病患者常食用黄豆，应用其中的植物固醇来降低血浆胆固醇的浓度。也有人做过这样的实验，饮食中用黄豆制品代替肉类与乳制品，3 个星期之后，血液中总胆固醇下降，高密度脂蛋白胆固醇升高，同时甘油三酯也相应下降，使动脉血管与心脏得到有效保护。另外黄豆还具有强大的抗氧化作用，保护细胞免受自由基的损害，从而达到预防和治疗冠心病的目的。由此可见，经检查有冠心病或血脂高的人，可以通过经常吃黄豆及一些豆腐、豆芽菜以及各种豆类食物，把它作为一种治疗手段来降低血胆固醇。对于没有冠心病或血脂不高的人，同样可以常吃些黄豆及豆类食品。这样，可以起到预防高脂血症的作用，对预防动脉粥样硬化和冠心病大有好处。

27　吃鱼能降低冠心病的发病率

科学家们研究发现，鱼的脂肪中含有多种不饱和脂肪酸，它能够影响人体脂质代谢，降低血清胆固醇和血清甘油三酯以及低密度脂蛋白和极低密度脂蛋白，从而保护心血管，预防冠心病。事实是不是这样呢？据报道，欧美人冠心病发病率高，而日本人冠心病的发病率较低，我国的舟山渔民和北极的因纽特人几乎不患冠心病，而这些据说都与吃鱼有关。鱼类的摄入可能是降低冠心病发病率的重要原因。国外许多研究也都证实鱼类在防治冠心病中的作用。由此可见，冠心病患者多吃鱼有益身心健康。生活中如能定时进食一定量鱼类食物，可以说是预防和治疗冠心病的一条好途径。

28　吃海藻类食物有益于防治冠心病

海洋藻类植物如紫菜、龙须菜等，含有丰富的优质蛋白、氨基酸、维生素和人体必需的磷、镁、钠、钾、钙、碘、铁、硅、锰、锌等矿物质，其中有些成分是陆生蔬菜所没有的。近几年，世界上许多国家都开展对海藻的食用研究，发现经常吃海藻类食物可使体液保持弱碱性，对健康有利，并对高血压、冠心病等多种疾病有辅助治疗作用。近年来，海洋植物药学有了很大的发展，许多海藻类的提取物，在冠心病的防治方面已显露出它们的作用。大量的实验和临床研究同时证明，海藻提取物能有效地降低血脂和血液黏稠度，改善血液流变学指标，提高血中高密度脂蛋白水平，从多方面起着预防冠心病及心肌梗死的作用。目前这些海藻提取物在临床上广泛应用于冠心病心肌梗死的防治，收到了良好的效果。由此可见常吃海藻类食物是防治冠心病颇为有效的一种方法。

小贴士

过去人们只是认为海带含碘量高，对预防甲状腺肿有效，但现在发现海带还具有不少其他特殊的营养和药用价值。现代药理研究证实，海带有降血压、降血脂，对动脉硬化及冠心病有一定的治疗和预防作用。海带中含有丰富的纤维素，在人体肠道中好比是"清道夫"，能够及时清除肠道内的废物和毒素，因此，可以有效地防止便秘的发生，这一点对于高血压、冠心病患者特别重要。海带还富含多种无机盐及胡萝卜素，常吃海带既能有效地预防白血病、癌症，又能防治动脉硬化、降血脂、降血压、防止甲状腺功能障碍等，是老年人的长寿菜。

29 吃燕麦能有效地促进心脏健康

营养专家指出，燕麦片不但能让人们在早餐时果腹，还可有效地促进心脏健康，减少患冠心病的概率。在人们与冠心病斗争的时候，燕麦片是很便宜且随手可得的"武器"。这是因为燕麦含有丰富的蛋白质、维生素，且富含亚油酸、燕麦胶和可溶性纤维，常食可降低血液中的胆固醇。国外学者研究发现，一杯半煮熟的燕麦片就能提供人体每天所需的水溶性纤维，促进胃肠的消化功能，从而增强抗御冠心病的"战斗力"。如果30天内每天都吃一碗麦片，98%的人体内胆固醇含量下降，原本胆固醇含量越高的人，下降的程度越大。

30 吃洋葱可预防冠心病

洋葱是日常生活中的一种主要蔬菜。公元前3000年埃及陵墓上的蚀刻画把洋葱奉为神圣的物品。古代埃及人把右手放在洋葱上起誓，相信它是一种永恒的象征，因为洋葱是一层层组成的圆形体。有一种洋葱甚至还被当作神来崇拜。但对于冠心病患者来说，洋葱真可谓是防治冠心病之神。洋葱含有刺激溶纤维蛋白活性成分，多吃洋葱可以减少血液中胆固醇的含量，能有效地调节血压，舒张血管，减少血管阻塞；能够对抗体内儿茶酚胺等升压物质以及促进钠盐排泄等作用，起到维护心血管健康的目的。洋葱不论生、熟、煎、煮，都有同样的抗动脉粥样硬化的作用。实验证明，冠心病患者每日食用100克洋葱，降脂作用较好。

31 喝葡萄酒可预防冠心病

"葡萄美酒夜光杯，欲饮琵琶马上催。醉卧沙场君莫笑，古来征战几人回。"一念到这脍炙人口的诗句，不由得就会回味起葡萄酒的美味和香甜。葡萄酒用葡萄酿造，含酒精、糖分，50%为葡萄汁，并含有甲酸、乙酸、苹果酸、琥珀酸、甘油、转化糖、葡萄糖、糖精、树胶等物质，色泽美，味道浓，富有营养，是宴席上常用的珍饮。研究人员发现，适量喝葡萄酒能防止冠心病的发展。这是因为葡萄酒中的多酚能抑制血管中的生长因子，从而防止血管细胞增生，避免动脉硬化。葡萄酒中含有的维生素

E、胡萝卜素类抗氧化剂，能清除导致血管老化和器官癌变的超级氧化物。不过医生也警告嗜好葡萄酒的人，尽管葡萄酒能保护心脏，但过量饮用会带来严重的副作用。饮用混入大蒜汁的红酒可预防冠心病，这是国外医学家最近找到的一种颇有效的预防冠心病的方法。研究表明，红酒和大蒜都有降低胆固醇的功效，两者混合后不仅对降低胆固醇有双倍效用，而且所含的黄酮能迅速清除附着在动脉壁上的脂质，从而预防冠心病发生。

32　喝适量黄酒有益冠心病

黄酒是我国传统酒类中具有民族特色的低度饮料酒。黄酒以糯米、粳米、黍米为原料，一般酒精含量为 14% ～ 20%，属于低度酿造酒。黄酒是世界上最古老的饮料酒之一，源于中国，且唯中国有之，与啤酒、葡萄酒并称世界三大古酒。据有关专家在临床治疗中发现，冠心病患者每天饮用少量黄酒后，胸痛程度明显减轻，发病次数也明显减少。有关人员曾选择了 50 位冠心病患者进行系统观察，结果发现，患者饮用黄酒 5 分钟后，其脉搏量、每分钟输出量、心脏指数、射血速率指数比饮酒前都有显著增加，对症状有不同程度的改善。常饮黄酒还可增强心肌的收缩力，因为黄酒中含有丰富的氨基酸和微量元素，对心肌营养代谢有良好的促进作用。黄酒最传统的饮法当然是温饮。温饮的显著特点是酒香浓郁，酒味柔和。温酒的方法一般有两种：一种是将盛酒器放入热水中烫热；另一种是隔火加温。但黄酒加热时间不宜过久，否则会淡而无味。需要说明的是黄酒虽对心脏有益，但也不宜过量饮用。

33　冠心病患者宜喝的药酒

药酒是古老而常用的制剂，它能"通血脉，厚肠胃，散湿气，消忧解怒"。这是因为酒可以浸出许多水不能浸出的有效成分，是极好的有机溶媒，多数药物的有效成分都可溶在其中。而以下药酒有时比同样的中药煎剂、丸剂作用更佳，在防治冠心病方面有更好的疗效。

◎冠心病酒疗方之一

【配方】丹参、赤芍、川芎、红花、降香、首乌、黄精各 30 克，白酒 2500 毫升。

【制法】将各种药放入酒坛，倒入白酒加盖密封，每日摇晃 2 ～ 3 次，浸泡半月即成。

【用法】每日 1 ～ 2 次，每次 10 ～ 15 毫升。

【功效】活血祛瘀，养血安神。适用于冠状动脉以及心脏病患者，有胸闷、心绞痛反复发作者服用。

◎冠心病酒疗方之二

【配方】灵芝 150 克，三七、丹参各 25 克，白酒 2500 毫升。

【制法】把药洗净切片，放入酒坛中加盖密封，每日摇晃 2 ～ 3 次，浸泡半月即成。

【用法】每日两次，每次服 15 ～ 30 毫升。

【功效】治虚弱，活血化瘀。适用于神经衰弱、失眠、头昏、冠心病、心绞痛者服用。

◎冠心病酒疗方之三

【配方】枸杞子 60 克，黑芝麻 30 克（炒），生地黄汁 50 毫升，白酒 1000 毫升。

【制法】将枸杞子捣碎，与黑芝麻同置容器中，加入白酒，密封，浸泡 20 天，再加入地黄汁，搅匀，密封，浸泡 30 天后，过滤去渣，即成。

【用法】口服。每次空腹服 20 ～ 30 毫升，日服 2 次。

【功效】滋阴养肝，乌须健身，凉血清热。适用于阴虚血热、头晕目眩、须发早白、口舌干燥者服用。

34　冠心病患者喝药酒细节

冠心病患者一般应根据自身病情的需要、体质的强弱、年龄的差异、酒量的大小等实际情况出发，确定药酒用量，一般每次喝 15～30 毫升为宜，酒量小的患者可将药酒按 1∶1～1∶10 的比例与加糖的冷开水混合，再按量服用。有些患者，如患慢性肝肾疾患、高血压病、气管炎、肺心病、胃病、十二指肠溃疡及皮肤病的患者，要忌用或慎用。冠心病患者要在医生指导下使用。另外需要说明的是药酒在医疗上不同于一般的酒，有规定的疗程，一般病除后，不应再服用。药酒中虽也含有酒精，但服用量少，对人体不会产生有害影响。有一点应注意，选用药酒要对症，不能拿药酒当一般酒饮，有人以为补酒无碍，多喝一点没关系，这种认识是错误的。喝药酒过量不但能醉人，而且会引起不良反应，所以不可以滥饮。

35　冠心病患者忌喝白酒

现代临床和实验研究证实，大量饮酒可增加心脏和肝脏的负担，大量酒精能直接损害心肌和血管内壁，造成心肌能量代谢障碍，抑制脂蛋白脂肪酶，促使肝脏合成低密度脂蛋白，血中低密度脂蛋白（即 LDL，主要含胆固醇）消失减慢，甘油三酯水平增加，促进动脉粥样硬化的形成。另外因为酒精可使表皮血管扩张，心跳加快，血压波动，心肌供血减少，耗氧量增加导致心肌缺血缺氧而使病情加重。因此，冠心病患者应绝对禁止过量饮酒。医学专家认为饮酒与冠心病死亡率呈"U"字形关系，并认为轻度饮酒可以减少冠心病的死亡。少量饮酒可抑制血小板聚集，防止血凝而起到预防心肌梗死的作用。研究人员对多名发生心肌梗死的患者进行调查表明，少量饮酒能使心肌梗死发病的可能性减少。那么冠心病患者一般每次饮用多少酒为宜呢？一般来说每日饮 60 度白酒不超过 25 毫升；黄酒、加饭酒不超过 50 毫升；啤酒不超过 300 毫升。提出这个剂量的根据是 1 个体重 70 千克的人，每小时肝脏最多氧化 15 毫升乙醇（相当于 60 度白酒 25 毫升）。

36　冠心病患者进餐忌过饱

冠心病患者不宜进餐过饱，尤其是饭后容易发生心绞痛的人，更应引起警惕。因为吃过多的食物，特别是高蛋白、高脂肪食品，较难消化，会使腹部胀满不适，膈肌位置升高，增加迷走神经兴奋性，从而影响心脏的正常收缩和舒张。又由于消化食物的需要，饭后全身血液较多地集中在胃肠道，使冠状动脉供血更显不足，进一步加重心肌缺血、缺氧，容易诱发心绞痛、心律失常，甚至发生急性心肌梗死而危及生命。晚餐过饱危险性更大，因为入睡后血液的流速较缓慢，如果晚餐进食脂肪较多，吃得过饱，血脂就会大大升高，增加血液黏稠度，从而较多地沉积在血管壁上，影响血管弹性。因此专家们建议，冠心病患者应采取少食多餐的方法，每日吃 4～5 餐，每餐以八分饱为宜。

37　冠心病患者宜食的药粥

我国古代医学文献中有很多有关药粥治疗冠心病的记载。中医认为药物的作用是治疗预防疾病、用药强身、延年益寿，药粥就具备了食物药物的功能。因为药粥形如食品，性同药品，药粥食品是药物以食物为载体，通过类似食物的烹调方法加工制作，使药物、食物共同发挥一定效用的一种物品。它既不同于一般的食品，也不同于一般药品，它和食物一样应具有色、香、味等感官性状，又应具有药物服用安全、无毒、有效的要求。两者结合，相互协同，能达到药借食力，食助药功的目的。

◎薤白粥

【配方】薤白 10 ～ 15 克（鲜者 30 ～ 60 克），葱白 2 茎，面粉 100 ～ 150 克或粳米 50 ～ 100 克。

【制法】将薤白洗净切碎，与面粉用冷水和匀后，调入沸水中煮熟即可；或改用粳米一同煮为稀粥。

【用法】每日均分为 2 ～ 3 次温热服，3 ～ 5 日为 1 疗程。

【功效】降血脂，促消化，散瘀血。适用于高血压病、高脂血症、冠心病患者。

◎首乌粥

【配方】粳米 100 克，红枣 3 ～ 5 枚，制首乌 30 ～ 60 克，红糖或冰糖适量。

【制法】将制首乌煎取浓汁，去渣，与粳米、红枣同入砂锅内煮粥，粥将成时放入红糖或冰糖调味，再煮沸即可。

【用法】每日服 1 ～ 2 次，7 ～ 10 日为 1 疗程，间隔 5 日再服。

【功效】降血脂，促消化，散瘀血。适用于高血压病、高脂血症、冠心病患者。

◎山楂粥

【配方】山楂 50 克，粳米 100 克，白糖适量。

【制法】先将山楂煎取浓汁、去渣，再加入粳米及适量开水熬粥，然后加白糖调味即可。

【用法】当点心服用，但不宜空腹服用。

【功效】降血压，降血脂，促消化，散瘀血。适用于高血压病、高脂血症、冠心病患者、食积停滞者。

◎桃仁粥

【配方】桃仁 9 克，粳米 100 克。

【制法】先将桃仁捣碎，加水研汁去渣，加粳米熬为稀粥。

【用法】每日 1 次，温服，7 天为 1 疗程。

【功效】活血通经，散瘀止痛。适用于高血压病及冠心病患者，怀孕妇女及腹泻者不宜服用。

◎大蒜粥

【配方】紫皮蒜 30 克，粳米 100 克。

【制法】置沸水中煮 1 分钟后捞出蒜瓣，再将粳米煮粥，待粥煮好后，将蒜再放入粥中略煮。

【用法】可早晚食用。

【功效】降血脂。适用于冠心病并发高脂血症、高血压病者食用。

38　冠心病患者施粥治病细节

药粥疗法简单易学，不受任何条件限制，不需要掌握高深的理论，只要通过实践，即可践行，达到防病治病的目的。药粥疗法集医学理论、民间医疗经验，具有全科医学的优越性，只要运用得当，可收到明显的预防、防病治病作用。药粥疗法强调对冠心病患者进行整体调理，有单纯药物所不及的疗效。更为重要的是药粥疗法能将平时治疗寓于美食之中，长期坚持能达到其他疗法而达不到的疗效；对于无病之人还可以起到强身健体的作用。但冠心病患者的药粥疗法要注意以下几点。

（1）应辨证施粥　冠心病患者使用药粥调养首先应辨证施粥，要在中医辨证论治、辨体施食的理论指导下，合理应用。因为食物和药物一样是禀受天地阴阳之气而生，两者均具有性、味、升降浮沉、归经，也称为药性和食性。因药性食性不同，作用也就各异。冠心病患者在施粥前应根据自身的病症、体质结合所处的地理环境、生活习惯以及季节的不同，正确的辨证、选药组方或选食配膳，做到"组药有方，方必依法，定法有理，理必有据"。只有这样才能达到预期调养的目的。

（2）应因人施粥　冠心病患者使用药粥要因人施粥，譬如中年时期是人的气血由盛转衰的转折时期，脏腑器官功能逐渐衰退，特别是肾精逐渐亏虚，加之生活、工作压力较大，使阴血暗耗，脏腑功能衰退，出现头昏心慌乏力，记忆力下降，性功能障碍等一系列亚健康的表现，甚则出现早衰。这一时期的药粥应以调理气血为主。年龄过大的冠心病患者脏腑的功能已经衰退，常出现头昏心慌、气短乏力、失眠多梦、食欲不振、健忘耳鸣、性功能减退、便秘等气虚血少、肾精亏虚、脾虚津枯、气虚痰凝、气虚痰瘀等一系列虚证及本虚标实证。这些冠心病患者的治疗药粥用药宜选补精填髓、补益气血、壮腰健肾、益气活血一类的药。需要注意的是药粥对冠心病调养确实有效，但不能操之过急，应细水长流，长期坚持。另外在选择保健粥时还要注意选择对冠心病有治疗作用的食物，如大枣、虫草、芝麻、莲子、鸡、鸭、鱼、茯苓、山药等。

39　冠心病患者的日常饮茶细节

茶能预防冠心病。这是因为茶叶中所含的维生素 C、维生素 E 的量比一般水果高出 5 ～ 25 倍。茶多酚和茶碱等成分能改善微血管壁的渗透性能，有效地增强血管的抵抗能力，起到生物氧化剂的作用，防止血管壁物质的过氧化作用，从而防止血管硬化。现代医学研究也认为茶叶具有抗凝血和促进纤维蛋白溶解的作用。茶叶中的咖啡因和茶碱，可直接兴奋心脏，扩张冠状动脉，增强心肌功能。茶叶也可以降低血液中的中性脂肪和胆固醇，使体内纤维蛋白的溶解作用增大，有效地防止血凝，不致造成血栓、血瘀而形成冠状动脉粥样硬化。

（1）忌喝浓茶　茶能增强心室收缩，加快心率。浓茶会使上述作用加剧，血压升高，引起心悸、气短及胸闷等异常现象，严重者可造成危险后果。由于浓茶中含大量的鞣酸，会影响人体对蛋白质等营养成分的吸收，也会引起大便干燥，而大便干燥是冠心病患者的主要禁忌之一。所以，冠心病患者饮茶，应掌握清淡为好、适量为佳、即泡即饮的原则。

（2）忌睡前饮茶　茶中含多量咖啡因、茶碱，对心脏有兴奋作用，能引起心跳加快，甚至期前收缩，使病情加重。尤其晚上空腹喝浓茶，因为咖啡因的作用，常会使冠心病患者精神兴奋，有人会因此一夜失眠到天亮，对冠心病患者而言，尤为值得注意。因此，睡前最好不要喝茶，以免影响睡眠。

（3）心肌梗死者忌饮冷茶　心肌梗死患者中许多人有喝茶的习惯，但营养学家说心肌梗死患者不但要禁饮浓茶，而且要禁饮冷茶。这是因为冷茶在咽部可刺激迷走神经，引起迷走神经兴奋，导致心跳减慢，诱发心律失常从而加重本病。而不宜饮用浓茶是由于茶叶中含有少量茶碱，喝茶过浓，茶碱含量过高，会引起兴奋、失眠、心悸，加重疾病。因此主张心肌梗死患者最好不喝茶或仅喝清淡的绿茶。

40　冠心病患者宜喝的药茶

药茶是指应用某些中药或具有药性的食品，经加工制成茶剂以及饮、汤、浆、汁、水等饮料，用于防治疾病的一种方法。在我国古代医学文献中有许多药茶治疗冠心病的记载，如《兵部手集方》说："久年心痛，十年五年者，煎湖茶，以头醋和匀，服之良。"可以说药茶疗法经过几千年的不断发展，目前已逐步总结出许多对冠心病行之有效的茶疗处方，临床使用多有效验。冠心病患者不妨一试。

◎罗布冰糖茶

【配方】罗布麻叶6克，山楂15克，五味子5克，冰糖适量。

【制法】将上四味用开水冲泡。

【用法】不拘量，代茶饮。

【功效】主治冠心病、高血压病、高脂血症。

◎茶树根茶

【配方】10年以上老茶树根30～60克。

【制法】浓煎取汁饮服。

【用法】代茶饮。

【功效】辅助治疗多种心脏病。一般服用3～7天后心悸、气短及睡眠不佳等即逐步改善，尿量增多，3～5天后浮肿开始逐渐消退，血压恢复正常，而胸透复查，心脏阴影较前有明显缩小或改善。

◎醋茶

【配方】茶叶，米醋。

【制法】将茶叶研成细末，用米醋调服。

【用法】代茶饮。

【功效】清心、解郁、止痛。主治心痛之症，由火郁所致者尤宜。

◎湖茶

【配方】龙井茶或紫笋茶6克。

【制法】煎汤，不宜久煎，少沸即止为好，和头醋分服。

【用法】代茶饮。

【功效】下气去积、散瘀止痛。主治冠心病。

◎银杏叶茶

【配方】银杏叶10克。

【制法】置泡茶器具中，用沸水闷泡20分钟。

【用法】代茶饮服。

【功效】降脂、活血。主治冠心病。

◎三根茶

【配方】老茶树根30克，余甘根30克，茜草根15克。

【制法】水煎服。

【用法】每周服6天，连服4周为1疗程。

【功效】化痰利湿，活血祛瘀，行气止痛。主治冠心病、心绞痛、冠心病合并高血压等。

◎丹参茶

【配方】丹参3克，绿茶3克。

【制法】将丹参制成粗末，与茶叶以沸水冲泡10分钟。

【用法】不拘时饮服。

【功效】活血化瘀，止痛除烦。可防治冠心病、心绞痛等。

◎活血茶

【配方】红花5克，檀香5克，绿茶1克，赤砂糖25克。

【制法】煎汤饮服。

【用法】代茶饮。

【功效】活血化瘀，能降血压、降血脂及扩张血管等。主治冠心病、高血压病及防治脑血栓等。

◎山楂益母茶

【配方】山楂30克，益母草10克，茶叶5克。

【制法】用沸水冲泡饮用。

【功效】清热化痰，活血降脂，通脉。主治冠心病、高脂血症。

◎菊花山楂茶

【配方】菊花10克，山楂10克，茶叶10克。

【制法】用沸水冲饮。

【用法】20 代茶饮。

【功效】清热宁心，消食健胃，降脂。主治高血压病、冠心病及高脂血症。

◎灵芝冰糖饮

【配方】灵芝 150 克，冰糖 100 克。

【制法】将灵芝、冰糖加水 500 毫升，煎煮取汁 300 毫升。

【用法】每次服 10 毫升，日服 3 次。

【功效】可用于冠心病调养。

◎丹参冰糖饮

【配方】丹参 30 克，冰糖适量。

【制法】丹参入砂锅，加水 300 毫升，煎煮 30 分钟，去渣，兑入冰糖。

【用法】睡前半小时服。

【功效】可用于冠心病调养。

◎人参冰糖饮

【配方】人参 100 克，冰糖 500 克。

【制法】上述用料加入适量水，煮 20 分钟。

【用法】每日分 2 次服用。

【功效】用于老年体弱、气血两虚的冠心病者。

41 科学运动有益于冠心病的防治

运动有助于预防冠心病。特别是对于中老年人来说，运动可以促使冠状动脉保持良好的血液循环，有足够的血液供给心脏，从而对预防冠心病起着良好的作用。运动能加速全身血液循环，调整全身血液分布，消除淤血现象，从而可预防静脉内血栓形成。运动能促进新陈代谢，控制体重，引起体内糖分大量分解，减少脂肪存积。这对预防冠心病、糖尿病有积极作用。适当的运动，还能增进食欲，使消化吸收功能较差、体重不足的虚弱者改善体质。

运动有益于治疗冠心病。适量科学的运动，可提高心脏对体力的适应能力，减轻甚至消除冠心病患者经常出现的心肌供血不足，预防冠状动脉的痉挛；可有效减少血流阻力，改善血液循环和心肌的供氧。早期的冠心病，冠脉的侧支循环不完善，所以常引起相应心肌缺血；随着严重缺血的出现就会发生心肌梗死，或者引起严重心律失常，导致猝死。随着病程延长，科学的运动在缓解冠状动脉粥样硬化的同时，可使"侧支循环"数量增多，使得相应心肌缺血明显改善，冠心病的病情也日趋好转。对心肌梗死患者可早日促进冠状动脉侧支循环的形成。所以患了冠心病后，为促进侧支循环，应在医生指导下进行适当运动。

42　冠心病患者水浴保健的两个注意

水浴疗法的治疗作用有三：温度刺激作用，化学刺激作用和机械刺激作用。各种水疗法功用不同，与3种作用所占比重有关。如一般淡水浴治疗作用主要为温度刺激；而药水浴则以化学刺激为主，温度其次；淋浴则主要为机械性刺激，温度刺激为次。水浴疗法根据所采用的温度、水中所含物质成分及治疗方式的不同，可产生镇静、催眠、兴奋、发汗、退热、利尿、抗炎、止痛、促进吸收、促进机体新陈代谢等作用。科学的水浴方法对冠心病患者有良好的保健作用。

（1）忌洗桑拿　冠心病患者忌洗桑拿。因为一般的桑拿室通风不好，室内二氧化碳浓度比一般居室还要高2～5倍，过高的二氧化碳浓度对冠心病患者显然不利。其次，桑拿室内温度过高，人大量出汗，引起脱水，可使血液浓缩，易引起血栓形成；加之皮肤血管扩张，心跳加快，体力消耗过大，心肌耗氧量增加而供血却减少，很易诱发心肌缺血甚至心肌梗死。需要说明的是即使天气变冷，冠心病患者也不宜蒸桑拿。

（2）忌洗冷水浴　冷水浴俗称冷水澡，包括冷水淋浴、冷水擦身、冷水浸浴及冬泳等多种形式。冷水浴可以增强体质，提高抗寒能力，对延缓衰老、防治疾病十分有利，目前不仅许多中、青年人喜欢冷水浴，而且也吸引了许多老年人参与。然而对于有冠心病的患者来说，不适当地进行冷水浴常可导致严重的后果。有的老年冠心病患者，第一次用冷水擦身就诱发了严重的心绞痛。还有的因天气炎热，出了大汗后，立即行冷水浴而诱发了急性心肌梗死。这是什么原因呢？热胀冷缩是多数人知道的通俗道理。人的冠状动脉也是如此，如突然遇到寒冷的刺激，常可引起血管收缩和痉挛，导致心肌缺血缺氧而发生心绞痛和心肌梗死。因此，对于年高体弱，尤其患有高血压病、冠心病、脑动脉硬化的老年人不宜洗冷水浴。

冠心病患者应采用温水沐浴，温水沐浴不仅可洁身除垢，而且可疏通气血，促进机体新陈代谢，防病祛疾。一般沐浴 30 分钟左右为宜，水温 39～50℃。

43　清晨是冠心病患者心绞痛的多发时段

清晨是冠心病患者心绞痛、心肌梗死的多发时段，而最危险的时刻是刚醒来的一刹那。因此，冠心病患者早晨醒来的第一件事不是仓促穿衣，而是仰卧 5～10 分钟，先进行心前区和头部的按摩，做深呼吸，打哈欠，伸懒腰，活动四肢，然后慢慢坐起，再缓缓下床，慢慢穿衣。起床后及时喝一杯开水，以稀释因夜间失水而变稠的血液，使血液循环流畅。

冠心病患者运动不仅是身体的运动，也是意志和毅力的运动。如果因为工作忙，难以按原计划坚持，每天挤出几分钟进行短时间的运动也可以。若因病或因其他原因不能到野外或操场运动，在院内、室内、楼道内做原地跑、原地跳、广播操、太极拳也可以。

44 适合于冠心病患者的运动项目

有氧运动是指运动时体内代谢以有氧代谢为主的耐力性运动，可提高机体的摄氧量，增进心肺功能，是达到健康的最佳方式。有氧运动包括步行（散步、快走）、慢跑、打球、游泳、爬山、骑自行车、健身操、太极拳等。特点是强度低，有节奏，不中断和持续时间长。同举重、赛跑、跳高、跳远、投掷等具有爆发性的非有氧运动相比较，有氧运动是一种恒常运动，是持续 5 分钟以上还有余力的运动。

（1）快走运动　世界卫生组织（WHO）提出：对于老年人，最好的运动是步行。这不仅因为人是直立行走的，人类的生理与解剖结构最适合步行，而且是老年人能胜任的。最新科学研究表明，适当有效的步行可以明显降低血脂，预防动脉粥样硬化，防治冠心病。步行是健身抗衰老的法宝，是唯一能坚持一生的有效运动方法，是一种最安全、最柔和的运动方式。步行运动有利于精神放松，减少焦虑和压抑的情绪，提高身体免疫力。步行运动能使人心血管系统保持良好的功能，有益于预防或减轻肥胖。步行促进新陈代谢，增加食欲，有利睡眠。步行运动还有利于防治关节炎。所以大多数冠心病健身者都格外重视步行疗法。

冠心病患者一般可以采用自由步行的方法。自由步行速度每分钟80 ～ 100 米，距离逐渐增至 2 ～ 3 千米。运动时间共 12 ～ 30 分钟。医疗步行，先以 16 分钟时间步行 1000 米路，然后再缓行休息 5 分钟，中间穿插急行。患有疾病的人采用步行疗法时，只要逐渐延长路线，逐渐加快速度、逐渐减少中途休息的次数和时间，就可以增强体力负荷能力。经过一段时期的运动后便能自在地用 1.5 ～ 2 小时走 4 ～ 8 千米。为了避免体力负荷过重，可以将每天一次步行的距离分为两次完成。

（2）慢跑运动　慢跑是一项方便灵活的运动方法，已日益成为人们健身防病的手段之一。慢跑能促进代谢，控制体重，而控制体重是冠心病患者保持健康的一条重要原则。因为慢跑能促进新陈代谢，消耗大量血糖，减少脂肪存积，故坚持慢跑是防治肥胖，进而减轻冠心病症状的一个有效"药方"。慢跑还能改善脂质代谢，预防动脉硬化。血清胆固醇脂质过高者，经慢跑运动后，血脂可下降，从而有助于防治血管硬化和冠心病。

冠心病患者慢跑应该严格掌握运动量。决定运动量的因素有距离、速度、间歇时间、每天练习次数、每周练习天数等。体弱者开始慢跑时可以从 50 米开始，逐渐增至 100 米、150 米、200 米。速度一般为100 米 /60 秒～ 100 米 /40 秒。短距离慢跑可每天 1 次或隔天 1 次；年龄稍大的可每隔 2 ～ 3 天跑 1 次，每次 20 ～ 30 分钟。跑的脚步最好能配合自己的呼吸，可向前跑两三步吸气，再跑两三步后呼气。慢跑时，两臂以前后并稍向外摆动比较舒适，上半身稍向前倾，尽量放松全身肌肉，一般以脚尖先着地为好。

（3）太极拳　太极拳是一种具有民族特点的保健拳法，主要用于强身健体。太极拳运动的特点是举动轻灵，动作和缓，呼吸自然，用意不用力；是静中之动，虽动犹静，静所以养脑力，动所以活气血，内外兼顾，心身交修。也就是使意识、呼吸、动作三者密切结合，从而达到调整人体阴阳，疏通经络，和畅气血的目的，使人的生命得以旺盛，使弱者强，病者康，起到增强体质、祛病延年的作用。

医学研究表明，太极拳和一般的健身体操不同，不但活动全身各个肌肉群、关节，还要配合均匀的深呼吸与横膈运动，更重要的是需要精神专注、心静、用意，这样就对中枢神经系统起了良好的影响，从而给其他系统与器官的活动和改善打下了良好的基础。研究证明太极拳对冠心病有防治和康复作用。冠心病患者通过打拳，可改善血液循环，扩张冠状动脉，增加心肌血流量，对心血管病有良好的治疗和保健作用，是适合冠心病患者锻炼的一种很好的运动项目。

45　局部运动无益冠心病

适当的活动包括合适的运动量和运动方式。临床医生发现，一些冠心病患者在做全身性运动时冠心病不易发作，而在做局部性肌肉活动时，尽管运动量并不比全身性活动大，反而容易诱发冠心病。进一步的研究表明，这与机体的供血方式以及由此而引起的血压变化有关。机体的血液供应有一个"多劳多得"的原则。某部肌肉活动量越大，该部肌肉血管扩张的程度也越大，获得的血液越多。体内流动的血量是一定的，为了供应活动肌肉增大的需血量，不活动的肌肉血管就收缩。全身性肌肉活动时，血压在运动开始后轻微升高，随后由于全身肌肉血管舒张而恢复至原来水平。这样的活动既没有加重心脏负担，又达到了运动的目的。局部性肌肉活动（如上肢或下肢的运动）时，活动部分的肌肉血管舒张，大部分不活动的肌肉血管收缩，引起血压显著升高，加重心脏负担。在心功能本来弱的情况下，这种运动方式易于诱发心肌梗死。国外学者同时研究发现，在同样输出量的情况下，上肢活动时的血压比下肢活动时高，下肢活动时的血压比全身活动时高。因此，运动医学专家建议冠心病患者运动以选择全身性运动项目为宜。

46　冠心病患者不宜空腹晨练

对于冠心病患者来说，空腹晨练实在是一种潜在的危险。在经过一夜的睡眠之后，不进食就进行 1 ～ 2 小时的运动，腹中已空，热量不足，再加上体力的消耗，会使大脑供血不足，哪怕只是短暂的时间也会让人产生不舒服的感觉。最常见的症状就是头晕，严重的会感到心慌，腿软，站立不稳，冠心病患者还会突然摔倒，甚至猝死。

冠心病患者的运动项目一般都不剧烈，晨练前少量进食不会有什么麻烦，多数冠心病患者时间充裕，简单吃一些不会耽误太多时间，尤其是对于胃部常有不适的冠心病患者，晨练前适量进食是一种好的保健方法。

47　冬季晨练过早无益冠心病

科学研究证实，冬季清晨地面空气中氧的含量是全天最低的。太阳出来后，随着绿色植物的光合作用，吸碳吐氧，地面上空气的含氧量才开始逐步增加，有利于人们的呼吸。清晨地面上的空气污染也最重，如工业排放出来的废气、汽车排放的尾气，还有人和动物排放的二氧化碳等。上述有毒有害的气体，因受夜间温度的下降而沉降于地的表面，只有待太阳出来，地表温度升高后，才得以升向高空散去。老年人抗寒、抗毒害的能力日益下降，冬季晨练"必待日光"，赶迟不赶紧。运动还要讲究科学性，一些常规的运动习惯不一定科学，比如人们习惯于清晨运动，但早晨冠状动脉张力高，交感神经兴奋性也较高，无痛型心肌缺血、心绞痛、急性心肌梗死发作以及猝死也多在早晨 6 时至中午 12 时发生，因此应尽量选择下午或晚上活动为妥。如在清晨健身，运动量应尽量小一些。

48　剧烈运动无益冠心病

冠心病患者既要坚持运动，又要严格掌握一个度，使供血量和需血量相平衡。人在安静状态下，心肌每分钟需要 300 毫升左右的血液供应；强度大的体力活动，心肌每分钟需要的最大血量达 2000 毫升左右。可见超负荷的运动量极易导致心脏和脑急剧缺血、缺氧，可能造成急性心肌梗死或脑梗死。特别是某些人的心血管系统早已发生病理变化，只是尚未察觉，而当感觉到的时候，心血管的病变已经具有一定的严重性，而剧烈运动往往可以诱发疾病。另外还需要注意的是冠心病患者应避免做急剧的低头、弯腰、头颈环绕以及跳跃动作，特别是对身体肥胖、高血压病、动脉硬化、内脏下垂和慢性腰痛者更不适宜。生活中常可见到有的冠心病患者运动时因急剧低头、弯腰而导致晕倒的事故发生。

49　冠心病患者运动宜有医生指导

冠心病患者运动过程中如出现气促、轻度眩晕感，应增加间歇休息时间，减少运动量，如觉心前区、左上臂有压迫感或痛感，应停止运动。运动要在医生的指导下进行，主张科学运动，反对盲目的运动。有的冠心病患者盲目地从事运动，这种人往往是以运动开始，而以心脏病复发告终。冠心病患者遇有心绞痛频繁发作，或休息时也有疼痛，难以控制的心律失常，合并有较严重的高血压，失代偿性心力衰竭等任何一种情况时都不能从事运动。

冠心病病情不稳定或心脏功能较差，不宜进行剧烈活动，可进行轻微活动，但活动前最好适量服药，以防不测。如冠心病不稳定型心绞痛患者，活动前可以在胸前贴一张硝酸甘油膜，或口服消心痛 5 毫克，以预防活动时心绞痛发生，同时应随身备有保健药盒，以便发病时自救。对于冠心病病情较轻和稳定者，运动前不需要服用药物，但身边须备有保健盒以防万一。如果在运动中出现不适感，或者有胸闷、气短、心悸、头晕、出大汗和心律失常等情况，除立即停止运动外，还要服用保健盒中的急救药物，并及时去医院就诊。

50　冠心病患者忌肌肤受寒

严寒季节，冠心病患者不要忽视手部、头部、面部的保暖。因为这些部位受寒，可引起末梢血管收缩，加快心搏或冠状动脉痉挛。此外，寒冷还可使去甲肾上腺素分泌增多，血压升高。所以，冠心病患者冬季外出活动时，宜戴口罩、手套和帽子；早上刷牙、洗脸宜用温水；洗衣、洗菜时，不要将手长时间泡在凉水里。冠心病患者尤其是在严寒的冬天，应该采取相应的自我保暖措施。

51　冠心病患者应注意季节交替、气候变化

气候变冷、温度下降之所以诱发急性冠心病事件是因其导致冠心病患者交感神经兴奋，释放儿茶酚胺类物质从而引起患者血管收缩、血压增高及心率增快，导致患者心肌耗氧量增加，诱发心肌供氧量与耗氧量的矛盾，从而引起冠心病的急性事件，即不稳定心绞痛和急性心肌梗死。

经过大量的调查发现，气候变化、季节的交替可诱发冠心病患者发生急性心肌梗死，特别在秋末、冬初和早春，气候的突变易导致心脏血管痉挛，造成心肌缺血。所以在季节交替时，冠心病患者尤其要预防病情发生突变。那么为什么冠心病容易在季节交替时高发呢？主要是因为心血管功能对气温变化很敏感，每年季节交替时，气温、气压处于较大的波动状态，突然的过热、过冷刺激，冠心病患者的冠状动脉在原有狭窄的基础上容易发生收缩痉挛，出现急性心肌缺血，诱发心绞痛，甚至心肌梗死。

52　大便秘结易致冠心病患者猝死

冠心病的发作与排便用力有关。冠心病患者一旦发生便秘，不可屏气用力，以免腹内压增高导致回心血流量增加而加大心脏负荷，诱发心

绞痛或心肌梗死。要防止便秘，就要养成定时排便的习惯。很多患者有大便时看书阅报、思考问题等习惯，这就影响了排便意识，久而久之就会发展为习惯性便秘，应改掉这种不良的习惯。同时，在饮食中应多吃含膳食纤维的食物，促进胃肠的蠕动。一旦发生便秘，就要采取针对性按摩、服缓泻剂以及使用开塞露等治疗措施，及时纠正便秘的问题。

53 冠心病患者过度大笑可能猝死

狂喜可以产生不良后果。人的情绪无非有两种：一是愉快情绪；二是不愉快情绪。无论是愉快情绪还是不愉快情绪，都要把握好度。否则，愉快过度了，就会乐极生悲。有一个急性心肌梗死的患者，经过住院治疗，病情已经大有好转。出院的那一天，突然得知其子已考上某名牌大学的消息，没想到因兴奋过度而倒地死亡。这说明，暴喜、大喜、狂喜不利于健康。这种因过度兴奋造成的猝死和精神失常易发生在中老年人身上。

人过中年，全身的动脉均会发生不同程度的硬化，营养心肌的冠状动脉当然不会例外。如若心脏剧烈地跳动，必然增加能耗，心肌将会发生相对的供血不足，从而出现心绞痛甚至心肌梗死，或心搏骤停。这是"乐极生悲"的一个原因。此外，"乐极生悲"还可致血压骤然升高，健康的人尚可代偿，若已患高血压病，过度兴奋就会导致"高血压危象"，表现为突然感到头晕目眩，恶心呕吐，视力模糊，烦躁不安。"高血压危象"尽管可能持续几个小时，却可由此引起脑血管破裂发生猝死。

临床医生忠告：冠心病患者任何的情绪过分激动都不可取，遇事应采取"冷处理"的方法，无论是喜事与悲事、兴奋与气愤、顺境与逆境、快乐与痛苦等，都应一视同仁，要善于自我调节情感，保持稳定的心理状态，生活中的高兴与悲哀一定注意不要超过正常的生理限度。

54　气急暴怒易致冠心病患者猝死

暴怒或怒气太盛，轻者会肝气郁滞，食欲减退；重者便会出现面色苍白，四肢发抖，甚至昏厥死亡。暴怒对于中老年人的危害非常大。当然，若是轻度的发怒，不会对中老年人的身心健康造成大的影响，况且还有利于压抑情绪的发泄，有益于健康。中老年人遇事首先应冷静，因为只有冷静，才能积极思考，想出对策，圆满解决问题，大怒于事无益，只能招来灾祸，尤其是对于患有高血压病、心血管疾病的患者。

55　冠心病患者外出旅游细节

随着人们生活水平的不断提高，休闲旅游已成为当前生活中不可缺少的一项有意义的活动。旅游是一项很好的健康活动，同时也是一种运动，会带来体力的消耗，因此每个将要旅游的冠心病患者须注意以下几个问题：

（1）旅游时间　旅游应该选在春末、夏初或秋季，这时气候宜人，不会因寒冷或酷暑导致冠心病发作或导致身体的不适。

（2）旅游准备　旅游前，必须准备好或事先服用麝香保心丸等一类维护心脏功能的药，这些药对冠心病有预防和治疗作用。

（3）旅游地点　应选择环境优美、空气新鲜、人较少的地方，避开拥挤的城市。

（4）旅游期间　旅游期间应注意个人保护，如遇到刮风、炎热、湿度过大或阴雨等情况应及时自我调整。旅游要劳逸结合，宜短不宜长。每日活动时间不宜超过 6 小时。旅游要有人陪护，如遇意外便于及时提供可靠的病史资料。旅游停歇点应选择在条件较好的旅馆，休息环境舒适，保证充分休息。旅游要注意心理调节，缓解紧张情绪，以防情绪因素招致冠心病发作。旅游不宜参加爬山、登高、划船、游泳等剧烈活动。需要指出的是，心绞痛频繁发作者、心肌梗死后3个月以内者、心功能不全者，均暂不能旅游。

56 冠心病患者应采用的治疗原则

冠心病的治疗原则是：急则治标为主，缓则标本兼治。也就是说，冠心病患者在心绞痛或心肌梗死发作期间，治疗上以治标为主，尽快缓解或消除患者的危急状态。而在平时不犯病或病情不重的情况下，治疗上以标本兼治和治本为主，纠正患者脏腑阴阳的偏盛偏衰，以达到强壮身体，减少冠心病发作次数或减轻发作程度的目的。然而它不是单一的、分割的，而是互相关联、互相兼顾的。两者之间应据病情而有所侧重，辨证施治，因人而异。对于冠心病的治疗既要着眼局部，又要兼顾整体。从中医角度看，着眼局部，就是改善营养心脏的正经及支系脉络淤滞之病变。也就是说，改善了冠状动脉淤阻状态，从而变"不通则痛"为"通则不痛"。兼顾整体，就是要调节纠正脏腑经脉、气血功能与阴阳的偏盛偏衰，使之不再产生淤浊和湿浊，以控制本病的发展，消除生病的根源。

57 冠心病患者急救点穴法

长期以来人们认为只有依靠药物，才能减轻或缓解冠心病的症状，其实，点穴对冠心病患者症状的缓解和消除也有一定作用。压内关对减轻胸闷、心前区不适和调整心律均有帮助，抹胸和拍心对于消除胸闷、胸痛亦有一定效果。可以说点穴疗法操作简单，方便实用，无内服药的副作用，甚至可以在医师指导下自我点穴。

（1）宜点内关穴　手和手腕之间有一个界限，叫作腕横纹。将右手3个手指头并拢，把3个手指头中的无名指，放在左手腕横纹上，这时右手食指和左手手腕交线点的中点，就是内关穴。为说明确切位置，可以攥一下拳头，攥完拳头之后，发现有两根筋，实际上，内关穴就在两根筋的中间。经常按摩内关穴可有效治疗手心热、肘臂疼痛、腋下肿痛、冠心病、肺心病等。也可使用按摩仪按摩内关穴，从而缓解冠心病的一些症状。方法为：采用坐姿，将按摩手臂放置对应腿上（或案面上），手心面向上，用另一只手握按摩仪对准内关穴进行按压，出现酸麻胀感为宜，频率也是每分钟30次，注意循序渐进。

（2）宜点合谷穴　合谷穴是手阳明大肠经的一个重要穴位，位于第一、二掌骨之间，在第二掌骨的中点，桡侧的边缘处。选穴时可用另一只手的拇指第一关节横纹正对虎口边，拇指弯曲按下，指尖所指就是合谷穴。经常按摩合谷穴，能有效保持牙齿健康，减少口腔疾病的发生。同时，由于大肠经从手走头，凡是头面上的病，如头痛、发热、口干、流鼻血、颈部发肿、咽喉病以及其他五官疾病等点按此穴都能达到治疗效果。所以古人有"面口合谷收"之说。除此之外，大肠经循行部位所发生的疾病，都和这条经的气血运行不正常有关。如冠心病、心绞痛都可以通过按摩合谷穴，同时配用其他穴位使症状得到缓解。

（3）宜点人中穴　人中穴位于人体鼻唇沟的中点，是一个重要的急救穴位。平掐或针刺该穴位，可用于救治脑卒中、中暑、中毒、过敏以及手术麻醉过程中出现的昏迷、呼吸停止、血压下降、休克等。刺激人中穴位，还可影响人的呼吸活动，如连续刺激人中，可以引起呼气持续性抑制或吸气兴奋与抑制，导致呼吸活动暂停，适当地给予节律性刺激，则有利于节律性呼吸活动的运行。说明人中穴位刺激对呼吸的影响并非都是有利的。在实际应用中要注意刺激手法的应用，如用于冠心病的急救，用拇指尖掐或针刺人中穴，以每分钟撤压或捻针20～40次，每次连续0.5～1秒为佳。

（4）宜点揉灵道穴　灵道为手少阴心经的经穴，位于小指内侧腕关节上1寸（指中医的同身寸法）处。有人发现，约91％的冠心病患者，左侧灵道穴有明显的压痛。冠心病患者犯病时，可用拇指先轻揉灵道穴1分钟，然后重压按摩2分钟，最后轻揉1分钟，每天上下午各揉1次，10天为1疗程，间歇2～3天，可进行下一疗程。经观察，揉按治疗后心绞痛症状明显减轻，心电图亦有改善。

58　冠心病患者猝死急救法

当冠心病猝死发生时，应争分夺秒急救，立即进行胸外心脏按压和人工呼吸。让患者仰卧在木板或地上，用拳叩击患者左侧胸部两三下后，捏住患者鼻孔，口对口吹气1次，时间为1秒钟，然后用一手掌根（另一手重叠在该手上）按压在胸骨下1/3与2/3交界处，两肘伸直，垂直向下按压，然后放松，连续按压5次。再人工呼吸1次，心脏按压5次，如此循环。一般每分钟人工呼吸16～18次，心脏按压80～90次，直至医护人员赶到现场。

59　冠心病患者拔牙应有保护

经常有医生告诫冠心病患者拔牙须谨慎，但情况到底如何呢？一般来说患有心脏病的老年人，只要没有心力衰竭及严重的心律失常，都可以拔除坏牙。但是拔牙时，必须做好以下的保护工作：

一是有冠心病心绞痛的患者，应先由内科治疗，病情稳定后再拔牙。拔牙前可服长效硝酸甘油片，同时身边要备有抗心绞痛的药物。必要时，口腔科医生和心脏科医生密切合作，并在心电监护下进行拔牙术。

二是拔牙时麻醉剂最好选择利多卡因，尽量不要加入肾上腺素，以免出现心动过速而诱发心律失常或心力衰竭。

三是麻醉要安全、有效,操作要熟练,动作要轻巧,尽量减少疼痛刺激、出血和损伤,以免引起患者精神紧张和血压的波动,从而增加心脏的负担。

四是冠心病患者尤为老年者,如无特殊情况,应分期分批拔除坏牙。拔牙前后,应予以抗感染预防处理。因为老年心脏病患者抵抗力较正常人明显降低,拔牙形成的创面易发生感染。如无特殊情况,可口服抗生素。

60　冠心病患者如何选用中成药

临床上治疗冠心病的中成药主要有冠心苏合丸、复方丹参片等,这类药物既能缓解心绞痛的发作,又无西药硝酸甘油片所引起的头晕、头痛等不良反应。但有些冠心病患者长期连续服用这些中成药,以为这样才能有效地预防心绞痛发作和心肌梗死的发生。其实,这种做法并不科学。

(1)冠心病急救宜选的中成药　冠心病患者心前区突然出现发作性或持续性绞痛、憋气、胸闷或脉搏不齐等症状,并常伴有面色苍白、呼吸困难、情绪恐惧、出冷汗等症状。此时,可选用苏冰滴丸或冠心苏合香丸。这两种药是缓解冠心病急性发作的备急良药,2～5分钟就发挥药效。但这两种丸药是急救治标之品,不宜长服,以免耗伤元气,当心绞痛发作的次数减少或消失后,则应改用其他药物。阴虚阳亢者,或兼有高血压的冠心病患者如果久服,会加重口干舌燥、咽痛、烦躁等症状,个别高血压患者血压有升高加剧之弊。冠心苏合丸的使用方法为:在心绞痛急性发作时将冠心苏合丸1～2粒放在舌面上含化或咬碎吞咽,半小时内即可收效,起效时间虽较硝酸甘油片迟些,但持续作用的时间较长。如果患者近来心绞痛发作较频繁,也可每日3次连续使用冠心苏合香丸或复方丹参片,疗程的长短视病情轻重而定。

(2)血瘀胸痛型冠心病患者宜选的中成药　血瘀胸痛为主的冠心病患者胸痛如针刺,频频发作,疼痛固定在某处,多见于慢性冠状动脉供血不足，并伴有心绞痛的患者。可用丹参舒心片或丹参片，这两种成药都是由活血化瘀药丹参组成，具有扩张冠状动脉、增加冠脉流量及改善微循环的作用，并能改善心脏功能，促进心肌细胞的修复；也可选用冠心片，其中的丹参、川芎、红花、降香、赤芍具有活血化瘀，改善冠状动脉供血，防止血栓形成的功效。

（3）气滞胸闷型冠心病宜选的中成药　气滞胸闷为主的冠心病患者胸闷不舒时轻时重，并伴有胸闷彻痛的症状。可用理气宽胸的瓜蒌片，它有增强冠状动脉血流量和心肌收缩的作用。气滞兼有血瘀的冠心病患者可用由丹参、三七、冰片组成的复方丹参片，或用由三七、赤芍、佛手、泽泻等组成的冠芍片。这两种药都有活血化瘀、理气止痛、扩张冠状动脉、增加冠脉流量的作用。

61　冠心病患者服药时间细节

一项关于心血管病发病时间的研究揭示，心肌梗死等猝发性心脏病的发作，在一天中有两个高峰：起床后 1～2 小时和此后的 10～12 小时，尤以第一个高峰更为明显。以往人们发现高血压也有这种双高峰规律，即早晨 7～9 点和下午 3～5 点时血压升高，以致脑卒中在这两个时间段也呈高发现象。这个规律对于冠心病的治疗和用药有重要指导意义。专家们指出，要是能在高峰到来之前用药，无疑能减少猝发心脑血管病的危险。专家们提出了一种生物节律健康法，认为早睡早起，生活规律，能有效地降低这种危险因素。与此同时，还可配合药物治疗。通常服用的治疗心血管病的药物，在服后 24 小时左右才能达到有效治疗浓度。因此，每天 1 次的药物应在早晨 6 点服用，每天 2 次的应在早晨 6 点和下午 3 点服用，每天 3 次的应在早晨 6 点、中午 12 点、下午 5 点服用。这样就有可能抑制双高峰的出现，减少猝发心脏病和脑卒中的危险。

62　硝酸甘油使用注意

硝酸甘油已使用百余年，至今仍不失为治疗心绞痛的首选药物。它可直接松弛血管平滑肌，特别是小血管平滑肌，使周围血管扩张，外周阻力减少，回心血量减少，心排血量降低，从而使心脏负荷减轻，心肌耗氧量减少，同时，对较大的冠状动脉也有明显的舒张作用，增加心肌血液量。随之心绞痛很快得到缓解，而解除胸闷、胸痛等症。每逢发病，立即取 0.5 毫克 1 片放在舌下含化。初次应用，先含 0.3 毫克 1 片，以观察其敏感性和副反应。由于舌下毛细血管十分丰富，吸收很快，一般 2 ～ 5 分钟即可见效，且能维持 30 分钟左右。用药时，须将身体紧靠在椅子上或沙发上，取半卧姿势。若病情未缓解，可再含服 1 片。对心绞痛发作频繁者，在大便前含服 1 片，可预防发作。

63　心痛定使用注意

心痛定又称硝苯地平、硝苯吡啶。它能松弛血管平滑肌，扩张冠状动脉，增加冠脉血流量，显著改善心肌氧的供给；同时能扩张周围小动脉，降低外周血管阻力，使血压降低。故适用于防治冠心病心绞痛，特别是变异型心绞痛和冠状动脉痉挛所致的心绞痛。它对呼吸功能没有不良影响，也适用于患有呼吸道阻塞性疾病的心绞痛患者，还对伴有高血压的心绞痛，或顽固性充血性心力衰竭，均有良好的疗效。应用时，舌下含服 10 毫克 1 片，约 10 分钟生效，可维持 6 ～ 7 小时。用药后，可有头痛、眩晕、面红、口干、恶心、呕吐和舌根麻木、腿部痉挛等反应，但多数较轻，若继续含服，这些反应会自行消失。低血压患者慎用该药，孕妇禁用。

64　亚硝酸异戊酯使用注意

亚硝酸异戊酯又称亚硝戊酯，具有扩张冠状动脉及周围血管的作用，起效最快，但维持时间较短。当心绞痛急性发作或用硝酸甘油无效时，可将其小安瓿（每支 0.5 毫升）裹在自备手帕内拍破，置鼻孔处吸入。它的注意事项与硝酸甘油相似。

65　冠心病患者急救含药细节

硝酸甘油主要用于心绞痛急性发作，若未见效，可重复应用，或改用亚硝酸异戊酯。心痛定可防治多种心绞痛，且维持时间较长。若心绞痛急性发作，伴有室性心律失常或心情烦躁，则将硝酸甘油与安定合用为佳，但不宜连续大量使用，以免中毒。需要注意的是急救药盒中的药物很不稳定，若暴露于空气中，会很快失效，故应贮放在棕色瓶内，让患者随身携带，以备急用，用毕旋紧瓶盖，严格按有效期及时更换，若患者感到药物愈用愈不灵了，说明机体对药物已产生耐受性，可改用其他抗心绞痛药物，如硝酸异山梨酯（消心痛）、普尼拉明（心可定）或冠心苏合丸、救心丹、益心丸等，也可交替使用。

冠心病患者都知道，当心绞痛发作时，可采取舌下含药的方法来缓解心绞痛，可是，有些冠心病患者用药后，效果不明显。临床医生经过认真观察和研究，发现有两个问题影响含药的效果：

（1）含药应放舌下　许多冠心病患者在遇到心绞痛发作时，将药片含在口腔中，并不知将药置于舌下，有些人甚至将药片放在舌上面。殊不知，舌表面有舌苔和角化层，很难吸收药物，正确的舌下含药法是将药片咬碎后置于舌的下方。口腔干燥时，可饮少许水，以利药物的吸收。因此，心绞痛发作时，要采取舌下含药而不是舌上面含药。

（2）含药体位细节 冠心病患者使用的舌下含服药能扩张心脏冠状动脉，同时也能扩张身体外周的动脉。患者在采用舌下含药法时，最宜采取半卧位。因为半卧位时，可使回心血量减少，心脏负担减轻，使心肌供氧量相对满足自身需要，从而缓解绞痛。如果患者平卧位，会使回心血量增加，心肌耗氧量也增加，从而使药物作用减弱，起不到良好的止痛作用。另外，患者在站立时不宜舌下含药，否则会因血管扩张，血压降低，导致脑血管供血不足而发生意外。

66 急性心肌梗死现场急救细节

急性心肌梗死的症状主要为剧烈的心绞痛，持续时间长，周身冷汗，可有恶心、呕吐、腹泻，还可有心律失常。当出现呼吸困难及发绀时，提示发生急性左心衰竭。对此，在送医院前，宜采用如下方式进行现场急救：

一是立即就地卧下（出现休克，取平卧位，头稍低；高度怀疑左心衰竭时,应取端坐位）。此时禁动极为重要（不翻身,不活动四肢,不说话），以争取时间。

二是即刻服急救药（硝酸甘油舌下含化或吸亚硝酸异戊酯,试服中药急救丸）。

三是及时联系急救站或就近的医疗单位，请求派人前来救治。若需送往这些医疗单位，则务必平稳转移患者。

四是有吸氧、测血压等条件者,应立即不间断吸氧，每小时测血压1次。

五是周围环境要安静，患者情绪要稳定。

第2章 高血压病

高血压是动脉硬化发展过程中主要的风险因素之一，在我国，高血压已成为威胁人类生命的第一号隐形杀手。长期的血压升高能导致心、脑、肾等重要脏器官产生严重的、危及生命或招致残疾的并发症，是引起冠心病、心肌梗死、脑中风和肾功能衰竭的主要原因。随着社会环境的变化，不良的生活习惯和工作压力增大更加导致了高血压病的不断增多，并且由此引发并发症，严重威胁着人民群众的健康，也就是说高血压会增加过早死亡的危险。有人估计，我国约有上亿人患有高血压病，并且有上升的趋势，还有不断向年轻人扩散的态势。在我国，不管是城市居民，还是乡村农民，都普遍存在对高血压病的防治、调养知识知之甚少的问题。全国高血压抽样调查发现：目前高血压病的发病率为11.88%，而知晓率仅为27%，治疗率为27%，控制率为3%。因此，人们对高血压病的预防与治疗应予以高度重视，以防高血压病杀人于无形。

01　人体血压的基本概念

像海浪拍打海岸，河水冲击河床一样，血管中血液流动也会对血管壁产生压力，这就是血压。严格讲血压是指血管内的血液对于单位面积血管壁的侧压力，即压强。血管分为动脉、静脉和毛细血管，而血液无论在什么位置的血管中都会产生压强，血压也就有动脉血压、静脉血压和毛细血管血压之分。一般所说的血压是指动脉血压，因为在大动脉中血压降落很小，故通常以在上臂测得的肱动脉压代表主动脉压。

我国的血压计量单位，一直沿用毫米汞柱（mmHg）。近年来我国实施了法定单位制，按照规定，血压的计量单位改为千帕（kPa）。1mmHg ≈ 0.133kPa，也就是 7.5mmHg ≈ 1kPa。另外再介绍一种简易换算口诀法：血压毫米汞柱值，加倍再加倍，除以 3 再除以 10，即得千帕值。例如，收缩压 120mmHg 加倍为 240，再加倍为 480，除以 3 得 160，再除以 10，即 16kPa。反之，血压千帕值乘 10 再乘 3，减半再减半，可得毫米汞柱值。

02　高压和低压是怎么一回事

由于心脏射血是间断性的，因此在心动周期中心室内压和动脉血压随着心室的收缩和舒张发生较大幅度的变化，呈周期性波动，动脉血压一般由收缩压、舒张压、脉压和平均动脉压等组成。动脉内这种压力周期性波动引起的动脉血管搏动，称为脉搏。心室收缩时，血液射入动脉，主动脉压急剧升高，动脉扩张，在收缩期的中期达到最高值，这时的动脉血压值称为收缩压（高压）。心室舒张时，主动脉压下降，动脉弹性回缩，继续推动血液前进，在心舒末期动脉血压的最低值称为舒张压（低压）。收缩压和舒张压的差值称为脉搏压，简称脉压。1 个心动周期中每一个瞬间动脉血压的平均值，称为平均动脉压。简略计算，平均动脉压大约等于舒张压加 1/3 脉压。

03　血压值的正常与异常

医生测量完血压后，会告诉您高压（收缩压）是多少，低压（舒张压）是多少。我们马上会问血压正常吗？医生会进一步指出你的血压是"正常""正常高值"高血压和低血压 4 种情况中的 1 种。那么你的血压属于哪种情况呢？

（1）"绿色血压"——正常血压　收缩压 90～120mmHg 并且舒张压 60～80mmHg。单就血压对人体的影响,这个水平是人最理想的血压水平,是"绿色血压"。

（2）"灰色血压"——正常高值　收缩压 130～139mmHg 或者舒张压 85～89mmHg,这个水平处于高于正常血压且低于高血压的"灰色地带",已经接近高血压水平,以后发生高血压的可能性明显增大,因此是"灰色血压"。

（3）"红色血压"——异常血压　收缩压大于或等于 140mmHg 或者舒张压大于或等于 90mmHg 就是高血压。收缩压低于 90mmHg 或舒张压低于 60mmHg,就是低血压。无论高血压还是低血压,都对身体有害,是"红色血压"。

04　血压值往往随昼夜起伏变化

正常人如果处于正常生活节奏中,血压清晨开始呈上升趋势,早晨起床活动后迅速上升,如此时血压过高,称为"黎明现象"。上午 8～10 时达到高峰（第 1 峰）；然后血压轻度下降,12～14 时呈现"午间谷",在 16～18 时可再次轻度升高（第 2 峰）；从 18 时起缓慢下降,夜间睡眠时血压下降可达 20% 左右,称为"夜间谷",夜间 0～3 时处于最低谷。血压峰谷压差高达 40～50mmHg（5.33～6.67kPa）。24 小时血压波动趋势多数呈"双峰单谷"的"勺形（dipper）"。但有部分表现为"双峰双谷"（12～14 时呈现午间谷）者,估计与睡眠习惯有关。

这种昼夜 24 小时的血压波动,主要与人体血浆去甲肾上腺素水平的变动及压力感受器的敏感性有关。血浆中去甲肾上腺素水平的波动与血压波动是平行的,压力感受器敏感性高、神经抑制有效时其血压波动就小,反之,血压波动就大。通常认为"中午血旺,血压最高"的说法是错误的。

白天血压高于夜晚，夜间血压下降值大于白天血压的 10%，呈勺形曲线，这对适应机体的活动、保护心脑血管起着重要作用。老年人由于压力反射敏感性较低，血压波动就较大。睡醒时血压可上升 50mmHg（6.67kPa）左右，起床走动后血压进一步升高，此时最易诱发冠心病猝死。

05　高血压病是一种什么病

高血压病又称原发性高血压，是以动脉血压升高，尤其是以舒张压持续升高为特点的全身性慢性血管疾病。凡正常成年人在未服抗高血压药物情况下，收缩压应小于或等于 120mmHg（16kPa），舒张压应小于或等于 80mmHg（10.7kPa）。如果成人收缩压大于或等于 140mmHg（18.7kPa），舒张压大于或等于 90mmHg（12kPa）为高血压。若收缩压在 130～139mmHg（17.3～18.5kPa），舒张压在 85～89mmHg（11.3～12kPa），为临界高血压。一般来说，在收缩压与舒张压之间，医生比较看重的是收缩压的数据，而非舒张压。年过 50 岁的中老年人，若收缩压逾 140mmHg，其罹患心血管疾病的风险系数，要比舒张压指数显示的风险系数更高。

06　如何判断高血压病的轻重

高血压病患者如何知道自身所患高血压病的轻重呢？临床医生为了治疗的方便，一般对高血压病进行如下分期：

（1）Ⅰ期　血压达到确诊高血压水平，舒张压大部分时间波动在 90～100mmHg（12.0～13.3kPa），休息后能够恢复正常，临床上无心脏、脑、肾并发症表现。

（2）Ⅱ期　血压达到确诊高血压水平，舒张压超过 100mmHg（13.3kPa），休息后不能降至正常，并有下列各项中的 1 项者：经 X 线、心电图或超声心动图检查，有左心室肥大的征象；眼底检查，有眼底动脉普遍或局部变窄；蛋白尿和（或）血浆肌酐浓度轻度升高。

（3）Ⅲ期　血压达到确诊高血压水平，舒张压超过 110 ～ 120mmHg（14.7 ～ 16.0kPa），并有下列各项中的 1 项者：脑血管意外或高血压脑病；左心衰竭；肾功能衰竭；眼底出血或渗出，有或无视盘水肿。

急进型高血压：急进型恶性高血压，病情急剧发展，舒张压常持续在 130mmHg（17.3kPa）以上，并有眼底出血、渗出或视盘水肿。

07　高血压与高血压病相同吗

在现实生活中，不少人常把高血压和高血压病混同起来，认为只要发现高血压就是高血压病，或者把高血压病简称为高血压。其实它们是两个不同的概念。高血压可分为原发性和继发性两类。原发性高血压是指病因尚未十分明确的高血压，又称高血压病。由其他已知疾病所致的血压升高，则称为继发性或症状性高血压。

原发性高血压：即高血压病，是指以血压升高为主要临床表现的一种疾病，约占高血压患者的95%。患者多在 40 ～ 50 岁发病，早期可无症状，可能在体检时发现。少数有头痛、头晕、眼花、心悸及肢体麻木等症状。晚期高血压可在上述症状加重的基础上出现心、脑、肾等器官的病变及相应症状，以致发生动脉硬化、脑血管意外、肾脏病，并易伴发冠心病。临床上只有排除继发性高血压后，才可诊断为高血压病。

继发性高血压：是指在某些疾病并发产生血压升高，仅仅是这些疾病的症状表现之一，又称症状性高血压，占所有高血压患者的 1% ～ 5%。对于有明显的泌尿系统症状，或在妊娠后期、产后、更年期出现的高血压或全身性疾病中出现的高血压，均应考虑是否为继发性高血压。如果引起高血压症状的原发病症能够治好，那么高血压就可以消失。

高血压只是一种症状，不能算是一种独立的疾病；而高血压病是一种独立的疾病，约占高血压患者的95%。原发性高血压只有积极治疗高血压，才能有效地防止并发症，而继发性高血压首先是治疗原发病，才能有效地控制高血压发展，仅用降压药控制血压是很难见效的。所以，遇到血压过高的人，必须排除其他疾病所致的高血压，才能说他患有高血压病。

08　你为什么是高血压病患者

你为什么会成为高血压病患者？这还得从高血压病的病因说起。有关高血压病病因的研究已进行了多年，虽然已经积累了许多关于高血压致病因素的资料，但对其病因尚不明确，发病机制仍未完全明了。虽有多种学说从不同侧面来阐述其发病机制，但都不能解释所有问题。目前普遍认为，高血压病的形成是一个由多种因素促发的病理过程，这些因素被称为危险因素，大概有上百种之多。高血压病主要与下列因素关系密切：

（1）高血压病与遗传有关　高血压病的发病具有明显的家族聚集性。有统计表明，父母患高血压病者患高血压的概率明显高于父母血压正常者。父母均有高血压病，子女的高血压病发生率为45%；父母仅1人有高血压病，子女的高血压病发生率为28%；而父母均无高血压病，其子女的高血压病发生率仅为3%。科学家也已经分析出高血压病的遗传基因，并在动物中成功地进行了高血压病的遗传实验。当然这并不意味着遗传决定了一切，高血压病的发生还与很多后天因素有关，只要努力控制高血压病的危险因素，如控制体重、戒烟戒酒、积极运动等，高血压病还是可以预防的。

（2）高血压病与肥胖有关　肥胖与高血压病的发病率密切相关。据有关资料报道，肥胖者的高血压患病率要比体重正常者高2～3倍。医学研究也证实，在一个时期内体重增长较快的个体，其血压增高也快，而且证实肥胖是血压升高的独立危险因素。减肥之所以能降低血压，在于减重后可使血清胰岛素降低，利于排钠，并能降低血浆去甲肾上腺素及肾上腺素水平，从而使血压降低。

减肥是高血压病的防治措施之一。如果发现自己患了高血压病，不要只想着怎样吃药，还应考虑自身有哪些因素是高血压的致病因素。首先，应评价自己是否过于肥胖。已有研究表明，减轻体重能使血压降低，还能在停服或少服降压药后较长期地保持血压在正常范围。超重和肥胖固然有遗传背景，但多数是与不合理的生活方式有关；即便有家庭遗传背景的人，只要注意预防，同样可以避免超重、肥胖以及与之相关的一系列疾病。

（3）高血压病与精神压力有关　许多资料都表明，在天灾幸存者或有精神创伤的患者中可见到许多人有急性血压升高的现象。大量研究也证实，高血压病的发生与精神紧张、情绪创伤有一定的关系，而这些因素却是引起神经紧张的主要因素。生活中我们也可以发现，一些易造成过度紧张的精神因素，也容易使人患高血压。所以如果精神压力太大，最好赶快减压，否则易患高血压病。

（4）高血压病与膳食结构有关　大多数医学专家认为，高血压病与营养素的摄入不平衡有关。如饮食中钠盐含量就是影响血压的主要原因之一。每日食盐量在7克以上者患病率高，食盐量每日少于6克者不易发生高血压。过量食用脂肪类食物也是引起血压升高的因素之一。临床观察显示，钾能拮抗钠引起的不良作用，能阻止食盐引起的血压升高，对轻症高血压患者还有一定程度的降压作用。营养专家认为，高钙、高镁食物能减少罹患高血压病的危险，补钙、补镁有利于血压降低。高血压病患者可通过合理饮食，平衡膳食中的营养素供给，达到营养调节的目的，在一定程度上促进血压恢复正常。

（5）高血压病与年龄有关　高血压病虽然不是中老年人的"专利"，但高血压病与年龄有关却是不争的事实。在生活中可以明显观察到，年龄越大患高血压病的概率越高。医学研究也证实，年龄与高血压病的发病率呈正相关关系。40 岁以上的中老年人发病率高，而且 40 岁以后发展较快，所以年龄偏大的中老年人应定期到医院做检查，以预防高血压病的发生与发展，做到科学预防与治疗。

（6）高血压病与吸烟有关　吸烟的人常疑惑地说："烟是吸到肺里的，怎么会引起高血压呢？"要知道，香烟中所含的大量有害物质随烟雾吸进肺里，可以迅速地被吸收到血液中，进而作用到心脏、血管和中枢神经系统。40 多年来，美国、英国、芬兰、日本等国家的流行病学调查证实，高血压病的病死率与吸烟呈显著正相关，而且对成年以前开始吸烟的人危害程度更高。我国的统计资料也表明，大量吸烟者比不吸烟者的高血压病患病率高 3 倍以上。

（7）高血压病与饮酒有关　酒本身具有活血化瘀、防治疾病的功效。但长期过量饮酒却可成为高血压病的致病因素之一，这一结论已被医学界所公认。经医学专家调查，长期过量饮酒的人群，相对于不饮酒人群，患高血压病概率明显增加。目前，我国成年男子的饮酒率较高，虽然近年来我国白酒的类型已从高度酒向低度酒发展，但仍有部分人饮用60度以上的白酒（在国外46度以上的酒被认为是烈性酒）。为预防高血压病，最好不饮酒，已有饮酒习惯的人要减少饮酒量，每天最好控制在饮低度白酒50～100毫升、啤酒300毫升以内。已有高血压病危险倾向的人，如有家族史者和体重超重者均应坚决戒酒。

（8）高血压病与一些职业有关　职业因素可影响人的身体健康。研究表明，体力活动少、脑力活动紧张、经常有紧迫感的工作者较易患高血压病。科学家还发现，约60%的高血压病患者，通过脱离紧张的工作环境，休息2周后血压可下降10%以上。在生活中，知识分子高血压病患病率明显高于其他人群。容易引起精神长期紧张的职业，如汽车司机，高血压病患病率高达11.3%左右；电话员、统计员、会计患病率在10%左右。所以说职业因素对血压的影响不可忽视，尤其是脑力劳动者加强对高血压病的预防很有必要。

（9）高血压病与性格有关　性格特点也与高血压病密切相关。个性过强，容易激动，遇事急躁，难以自抑，过分自负，刻板固执，多疑多虑，个性怪癖，或压抑并抱有敌意，具有攻击倾向，这些极端内向型的个性特征，是高血压病的一种易患因素。有的科学家把性格分成 A、B 两型。A 型性格的人性情急躁，进取心和竞争性强，工作专心而休息较少，强制自己为成就而奋斗。B 型性格的人则性情温和，工作不急不躁，缺少竞争性，与 A 型正相反。医学、心理学专家研究发现 A 型性格人群是高血压病的高发人群。

除了上述发病的危险因素之外，还有很多学说从不同的角度来说明高血压病的发病机制，主要有交感肾上腺素能系统功能亢进学说、肾源学说、心钠素学说、离子学说等，这些学说都有充分的理论和事实根据，但均有一定的局限性，只能反映高血压病发病机制的某些侧面，而不能全面阐述。这也是高血压病难以治愈的主要原因之一。

09　高血压病的早期预警信号

高血压病的早期和中期，患者的症状往往不明显，常被患者自己和医生忽视。待发现后，血管早已硬化，其并发症已经发生，治疗方法只能是降压，然而即使血压得到控制，也不等于彻底治愈。况且高血压病患者约有 1/5 的人无明显症状，仅在偶然测血压或普查身体时发现。早期发现并及时治疗高血压病，对患者的预后会带来极大的好处。因此了解高血压病的早期信号就显得特别重要。

（1）睡觉打鼾可能与血压增高有关　鼾症可能是高血压病的一种早期信号。有科研人员曾调查某街道自然人群 1036 例，明确血压增高者 312 例，其中 25 例有鼾症现象。有鼾症的高血压病例中多数为轻型及临界高血压。鼾症者以习惯性打鼾居多，少数伴有程度不等的睡眠时憋气现象。此外，在调查中因严重鼾症住院手术的 102 例患者中，确诊为高血压病者 56 例，其中 42 例先有鼾症，然后血压升高，51 例伴有睡眠憋气现象。以上结果提示，鼾症是高血压的信号，严重鼾症者有相当高的高血压病发病率。所以，经常打鼾者，尤其是伴有睡眠时憋气现象的人，应经常测量血压，以便早期发现高血压病，使其得以及时治疗。

（2）肢体麻木可能与血压增高有关　退休工程师刘某，66 岁，患有高血压病 10 余年。最近他经常感到四肢麻木，老伴以为是受寒让其服用一些治疗风湿的药物，很长时间不见好转。后来女儿陪同他到医院检查，经医生检查后，发现其血压明显上升，高达 180/100mmHg。经过降压治疗，肢体麻木有了明显好转。医生告诉刘某，有的高血压病患者血压升高后，可出现手脚麻木，有的手脚感觉像有蚂蚁爬行一样（医学上称蚁走感）。高血压病患者的肢体麻木往往是脑中风的先兆。

（3）鼻出血可能与血压增高有关　老张今年 65 岁。前些天，他的鼻子突然大量出血，当使用所掌握的止血措施均不见效后，急忙被送往医院。医生检查老张的鼻腔，并测量他的血压，发现血压已高达 180/100mmHg。经过紧急降压，同时进行鼻腔填塞治疗后，老张的血压慢慢降低，鼻出血也随之减少，最后完全停止了。医生告诉老张，鼻出血的祸首往往是高血压和动脉硬化。老年人鼻出血与高血压有什么关系呢？医生说，老年人鼻出血有一半是全身性疾病所致，其中包括高血压病。患有高血压病的中老年人，血压升高时，鼻腔血管细小，容易破裂出血；又因动脉硬化，血管弹性差，破裂的血管不易自行闭合，所以出血不易止住。

高血压病患者的鼻出血特点是：出血量较大，而且不容易自行停止。所以，高血压病患者应掌握一些鼻出血的自我止血常识。首先要保持镇静，采取半卧位，不要弯腰或蹲下，否则会使头部血压增高，不利止血。然后用冷毛巾在额部及鼻部冷敷，促进鼻黏膜血管收缩而止血。同时，用手指捏紧鼻翼，对鼻腔前部出血者可起到压迫止血的作用；也可用清洁的纱布条或棉花球堵塞出血的鼻孔。但注意不要蘸上麻黄碱或肾上腺素药物，因为这些药物虽可局部止血，但具有升高血压的作用，会加重高血压病的病情。另外，高血压病患者鼻出血时，如果测量血压比平常血压高，止血的根本办法则应从降低血压着手，可在平时服用降压药物的基础上加服 1～2 次，具体用药量应视病情酌量，或遵医嘱。

（4）头痛、头晕可能与血压增高有关　头痛、头晕是高血压病最常见的神经系统症状，还可能有颈部扳紧感。晨起头痛大多是由高血压直接引起的，头痛部位可以在后脑、前额、太阳穴（双侧或单侧）。很多患者的头痛在醒后出现，起床后好转一些，当剧烈运动或情绪紧张及疲劳后又有加重。也可有脑中嗡嗡响、耳鸣等症状，高枕卧位时头痛可以减轻，经降压治疗后头痛一般也可减轻。当出现高血压危象或椎－基底动脉供血不足时，可出现与内耳眩晕症相类似的症状。

（5）阳痿可能与血压增高有关　高血压病的病理变化之一是造成小动脉的管腔狭窄，加速动脉硬化的进程。动脉的狭窄可以导致许多器官功能的损害，如脑、肾、心脏等。同理，阴茎的动脉也可以因为血压高而狭窄，导致动脉供血不足，从而降低使阴茎勃起的动脉系统功能，导致阳痿的发生。也就是说，男性性欲减退有可能是高血压病的早期信号。

10　高血压病需要关注的症状

高血压病的临床表现、轻重程度相差很大。某些患者无自觉症状，即使已发现高血压病的症状，也往往因人、因病情而异。高血压病症状与血压升高程度并无一致的关系，这可能与高级神经功能失调有关。有些人血压不太高，症状却很多；而另一些患者血压虽然很高，但症状不明显。但总的来说高血压病患者需要特别关注头部和心脏部位的症状。

（1）高血压病患者需关注头部症状　头部症状是高血压病的最早症状之一。大多数高血压病患者在血压升高早期仅有轻微的自觉症状，如头痛、头晕、失眠、耳鸣、烦躁、工作和学习精力不集中并容易出现疲劳等。但随着病情的发展，特别是出现并发症时，上述症状逐渐增多并明显，觉得头脑晕沉沉的，身体活动很不自在或出现颈背部肌肉酸痛、紧张感。当中老年人出现以上头部症状时，一定要想到可能是血压过高引起的，以便及时治疗。

（2）高血压病患者需关注胸闷心慌　当高血压病患者出现心慌、气促、胸闷、心前区疼痛时，表明心脏已受累；出现夜间尿频、多尿，尿液浑浊时，表明肾脏可能受累，肾小动脉发生硬化。如果高血压病患者突然出现神志不清、呼吸深沉不规则、大小便失禁等，提示可能发生脑出血；如果是逐渐出现一侧肢体活动不便、麻木甚至麻痹，应当怀疑是否有脑血栓的形成。另外常见的症状还包括耳垂出现折痕、毛细血管搏动、桡动脉出现弦脉及下肢间歇性跛行等。

11　高血压病患者宜定期测血压

高血压病患者在就诊过程中往往被要求做一些常规检查，而有些高血压病患者不知道这些检查的目的。其实这些检查非常必要，目的是明确引起血压异常升高的病因，鉴别原发性与继发性高血压；明确高血压病情严重程度；明确是否存在并发症，如高脂血症、糖尿病、痛风等，以及心、脑、肾并发症，如冠心病、脑中风、肾功能不全等。

据统计，40 岁以上者高血压病患病率比 40 岁以下者高 3 倍。有以下情况的人要定期检查血压：有高血压病家族史者；每天食盐量超过 10 克者；超过标准体重 20% 者；有吸烟史，每天吸 20 支以上，超过 1 年者；经常饮高度白酒，每天 100 克以上者；经常接触噪声、镉等有害因素者；连续口服避孕药物 1 年以上者。如果要早期发现自己是否患有高血压病，最好的办法就是定期检查身体和测量血压，每年至少 4 次。

12　高血压病患者宜定期查眼底

眼底检查是高血压病最常用的检诊方法之一，主要目的是了解小动脉病损情况，以便对高血压病患者分级。例如视网膜小动脉普遍或局部狭窄表示小动脉中度受损；视网膜出血或渗血，或发生视盘水肿，表示血管损伤程度严重。总之，高血压视网膜病变能反映高血压病的严重程度及客观反映外周小血管病变的损伤程度，眼底检查对临床诊断、治疗及估计预后帮助很大。

13　高血压病患者宜定期查心脏

高血压对心脏的损害主要为心肌肥厚和冠状动脉改变。高血压病的预后与所并发的心脏病变严重程度密切相关。高血压心脏病的主要治疗目标是逆转心肌肥厚及冠状动脉病变。资料显示，75% 的心力衰竭是由高血压心脏病所致，因此高血压病患者应常检查心脏的情况。

心脏彩色超声检查是目前能较全面反映心脏结构和功能的有效方法，是医院最常用的检查之一。此外，心电图、X 线胸片以及心脏 CT、心脏核素扫描等检测的目的也是确定高血压病患者的心脏功能状况，并判断是否有心脏肥厚，是否存在心肌损伤或合并冠心病等。

14　高血压病患者宜定期查尿常规

尿常规检查的目的是了解有无早期肾脏损害，高血压是否由肾脏疾患引起等。若尿中有大量蛋白尿、红细胞、白细胞、管型，则应考虑慢性肾炎或肾盂肾炎所致的继发性高血压；若仅有少量蛋白尿、少量红细胞，提示可能是原发性高血压所致的肾损害；若发现尿糖，则须进一步查血糖，以判断是否患糖尿病。为了避免误差，留取尿液标本应使用清洁容器，取清晨第 1 次尿液并及时送检；女性患者应避开月经期并留中段尿做尿液检查。

定期健康检查，有利于早期发现高血压病和患高血压病倾向，从而进行有效治疗。生活中许多早期高血压病的发现与及时定期检查有关，尤其是临界高血压。科学观察发现，原来血压正常者中只有 11.1% 发展为高血压，而临界高血压者却有 71.5% 发展为高血压病。所以一旦确定为临界高血压，就要重视临界高血压的防治，防止血压进一步升高。

15　高血压病可能惹起的祸端

高血压病患者由于持续性动脉高压，引发全身小动脉硬化，从而影响组织器官的血液供应，造成各种严重的后果，发生高血压病的各种并发症。在高血压病的各种并发症中，以心、脑、肾的损害最为显著。

（1）高血压病能引起心脏疾患　由于持续高血压，左室后负荷增强，心肌张力增加，心肌耗氧随之增加，引起心肌供氧量和需氧量之间平衡失调。合并冠状动脉粥样硬化时，冠状动脉供血不足，心肌供氧减少，会出现心绞痛、心肌梗死等。持续性的动脉高压，增加了心脏负担，形成代偿性左心肥厚。高血压病并发左心室肥厚时，即形成高血压心脏病。该病最终将导致心力衰竭。

（2）高血压病能引起脑中风　脑中风病势凶猛，致死率极高，即使幸存，也大多数致残，是急性脑血管病中最凶猛的一种。高血压病患者血压越高，中风的发生率也越高。高血压病患者都有动脉硬化的病变存在，当脑动脉硬化到一定程度时，再加上一时的激动或过度的兴奋，如愤怒、突发事故、剧烈运动等，使血压急骤升高，脑血管破裂出血，血液便溢入血管周围的脑组织。此时，患者可能立即昏迷，倾跌于地，俗称中风。凡高血压病患者在过度用力、愤怒、情绪激动的诱因下，出现头晕、头痛、恶心、麻木、乏力等症状，都有中风的可能，应立即将患者送往医院检查。

（3）高血压病能引起肾动脉硬化和尿毒症　高血压病患者中合并肾功能衰竭者约占10%。高血压与肾脏有着密切而复杂的关系，一方面，高血压可引起肾脏损害；另一方面肾脏损害会加重高血压病。高血压与肾脏损害可相互影响，形成恶性循环。急骤发展的高血压病可引起广泛的肾小动脉弥散性病变，导致恶性肾小动脉硬化，从而迅速发展为肾功能衰竭，出现尿毒症。

16　高血压病患者自测血压好处多

自测血压是指患者在家中自行或者由家人帮助完成的血压测量。高血压病患者自测血压既简便易行又有益处。自测血压可提供特殊时间的血压水平和变化规律，对帮助医生早期确诊高血压病有重要的参考价值。患者因头痛头晕到医院就诊时，医生一般都会给患者测量血压，有时可发现患者血压较高。但是确诊高血压病不能仅靠几次测量值，有的人因一时工作紧张、情绪波动以及考试等应激状态造成血压暂时升高，并非真性高血压病。

17　学习自我测量血压的程序

测量血压虽然是一项简单操作，但也蕴含着不少的学问，应该按照正规的程序进行，避免测量误差。

（1）准备工作

①环境要求　安静，舒适，注意患者保温。温度不宜过冷过热，室温最好保持在 20℃左右。

②受检者要求　上趟厕所，排空膀胱，停止吸烟，精神放松，休息 20 ～ 30 分钟，至少 5 分钟。如果是在饮酒、咖啡、浓茶后测量，要特别注明。

（2）测量步骤

①体位正确　可采取坐式或仰卧式，双脚平放，其肘部及前臂舒适地放在与心脏大约平行的位置上。老人、糖尿病患者及常出现体位性低血压情况者，应同时测立位血压。立位血压测量应在卧位改为站立位 2 分钟后进行。

②汞柱回零　打开水银开关，使水银柱垂直降到零点。近年根据国际法制计量组织提出的国际建议《血压计修订草案规定》，血压计刻度改毫米汞柱（mmHg）为千帕（kPa）。1kPa ≈ 7.5mmHg，标尺上的分度值是 0.5kPa。目前血压表上有两种刻度，应用时应注意。

③放好上臂　脱下衣袖露出一侧上臂，如衣袖单薄宽大，可向上卷至腋窝处，手掌向上，不要捏拳，手臂的高度应相当于心脏的高度。在仰卧位时，右心房的位置大约在床和胸骨水平中间，如果上臂放在床上，将低于心脏右心房水平，因此在仰卧位测量血压时，应该在手臂下面垫一个枕头。坐位时，右心房水平位于胸骨中点或者第 4 肋水平。第一次测量时应该测量双上肢血压。

④缠绕袖带　在缠血压计气袖时，先将气袖内空气挤出；再缠上臂肘关节上 2～3 厘米处，袖带要平整，松紧适度，不能太松或太紧，刚好能伸进去 2 个手指为佳。

⑤放听诊器　在肘窝内侧摸到肱动脉跳动后，将听诊器听头放在肱动脉上，注意不要将听头压在袖带下面。

⑥平稳充气　关紧气门，快速充气，桡动脉脉搏消失后，再加压上升 20～30mmHg（2.67～4kPa），停止充气。

⑦均匀放气　微开气阀门，使水银缓缓下降，每秒钟下降刻度为 4mmHg（0.5kPa）。当听到第一声脉搏跳动的声音时为"高压"，即收缩压。继续微微放气，水银缓缓下降到水银柱上的某一刻度，声音突然变弱或消失时为"低压"，即舒张压。视线应该与水银刻度平行来观察水银柱高度。当心率很慢时，推荐放气速度为每秒 2～3mmHg 或者每搏 2～3mmHg。

⑧重复测量　第一次测量完成后应完全放气，至少等 1 分钟后，再重复测量一次，取两次的平均值为所得到的血压值。如果两次测量的收缩压或舒张压读数相差大于 4mmHg（0.5kPa），则间隔 2 分钟后再次测量，然后取 3 次读数的平均值。

⑨复零关闭　整理好袖带、听诊器，把水银柱恢复至零点关闭，以备再用。

（3）注意事项

①打气时看袖带是否从旁鼓出，若鼓出应重新缠紧，以免产生误差。

②对脑血管意外偏瘫患者，应在健侧上肢测量。因患肢血管可能不正常，以致血压测量不准确。

③初诊患者应根据病情分别测左右两侧上肢血压，以作对照。初次被测者血压数值如果很高，应休息 1 小时再测。青年高血压患者可测量上下肢血压以便比较。

18　高血压病患者宜选择测压时间

医生通过 24 小时动态血压监测发现，人的血压每天有两个高峰期，即早 6 ～ 8 时和晚 17 ～ 20 时，波动在 30 ～ 50mmHg。部分早期高血压病患者血压有可能仅在高峰期高于正常值。因为这两个高峰期正好避开日常门诊的时间，所以易造成漏诊。高血压病患者自测血压最好在早 6 ～ 8 时和晚 17 ～ 20 时，测前应休息 5 分钟，避免情绪激动、劳累、吸烟、憋尿；每次测量 2 遍，间隔 1 分钟，取 2 次的平均值。患者刚开始服用降压药或调整降压药种类和剂量时，应连续测量 3 天的血压，以后须每周测 2 ～ 3 天。如出现头昏、头痛、头胀等症状应及时补测。

19　高血压病患者不要用感觉估计血压

高血压病患者症状的轻重与血压高低程度不一定成正比，有些患者血压很高，却没有症状；相反，有些患者血压仅轻度升高，症状却很明显。这是因为每个人对血压升高的耐受性不同，而且脏器损害程度有时候与血压高低也不一定完全吻合。因此，凭自我感觉来估计血压的高低而使用药物往往是错误的，也容易延误治疗。正确的做法是定期主动测量血压，每周至少测量 2 次，然后再科学使用药物。

20　去医院量血压要防"白大衣现象"

白大衣高血压，是指患者仅在诊室内测得血压升高而诊室外血压正常的现象，又称诊所高血压。如果患者在医院测血压高于正常标准，而 24 小时平均血压正常，则可诊断为白大衣高血压。患者可采用以下几种方法消除"白大衣高血压"和"血压不安症"：

（1）精神放松法　被测者充分休息、尽量放松，候诊时可以看看书、听听音乐等，不要老想着："血压高了可怎么办"。

（2）注意转移法　先和患者聊聊天，话话家常，转移一下患者注意力，再给测量血压。如果遇上医生、护士"一副冷面、二话不说、三下量完、四句走人"，血压不高才怪呢。

（3）重复测量法　如果血压高，可以换个环境或者再换个时间多测量几次，取其平均值。

（4）诊所自测法　在诊所也可以由患者家属或患者自己测量血压。

（5）动态血压法　诊室血压与动态血压结果不同时应想到可能是白大衣高血压。使用全自动血压记录仪监测 24 小时动态血压，应以动态血压测量作为诊断依据。

21　高血压患者是否可以结婚

患高血压的青年人（血压在 140/90mmHg 或以上）是否可以结婚，这是患者本身及其父母最为关心的问题。一般来说，在高血压青年的婚事上可以采取以下对策：首先请医生找出高血压的病根，倘若是由于一些疾病所引起的高血压，例如是由于肾动脉狭窄、慢性肾炎、多囊肾、嗜铬细胞瘤、肾上腺皮质功能亢进症、甲状腺功能亢进症等疾病所引起，那么应该彻底治愈这些疾病后再结婚，否则会因婚事的劳累或婚后的生活而加重病情。但是，在这些疾病中，有许多病是不容易彻底治愈的，例如肾炎、多囊肾等，至少得等疾病稳定后再结婚。若经过医生的反复详细检查，难以明确疾病性因素的高血压患者，而且在短期内也不可能使血压恢复正常的患者，只要血压不太高、症状不太严重，在坚持用药的情况下还是可以结婚的，但在婚前不能过度劳累与兴奋，以防血压继续升高。血压高的人结婚以后，有的人由于新婚后心情舒畅，血压可能反会趋向正常。相反，有的人由于新婚疲劳，特别是频繁的房事，神经系统经常处于兴奋状态，血压会继续上升。所以，新婚后特别要注意在短期内调节好自己的生活规律，这样才不至于使病情发展。

22　高血压病患者房事要注意什么

科学的房事活动可以防治多种疾病，尤其是情志及性疾病、心血管疾病，如抑郁、焦虑、烦躁易怒、神经性头痛、月经不调、痛经等。对于 I 期高血压病患者，没有必要禁止性生活，每 1 ～ 2 周可进行 1 次性生活。但在房事时应避免过分激动，房事动作不可过于激烈，房事时间不宜持久，房事次数要予以控制，要避免在酒后、饱食、饱饮后房事，避免房事时的憋气动作。

II 期高血压病患者，在房事时血压可上升，如果平时基础血压值就高，性生活时血压上升也就更高；如果不在药物保护下有节制地进行性生活，就有可能诱发高血压危象或脑血管意外。每次性生活之前可先服 1 次降压药，房事次数以每 2 ～ 4 周 1 次为宜，更应避免激烈、长时间的性生活。在性生活过程中出现头痛、头晕、心慌、气急等症状时应暂停之，不可勉强，应卧床休息，并及时增服 1 次有效的降压药。对于 III 期高血压病患者，因伴有明显的心、脑、肾并发症，血压持续较高，难以下降，应停止性生活，可用爱抚来代替房事。

以上主要是针对男性高血压病患者而言，而女性高血压病患者的性生活问题则有所不同。由于女性在性生活中体力消耗比男性少，血压上升的幅度也比男性低，所以，I 期高血压病女患者可以和健康人一样过性生活，II 期高血压病女患者可以有节制地过性生活，III 期高血压病女患者可以在药物保护下有节制地过性生活；只是房事时不宜过度兴奋，不一定要达到高潮，以免血压过度增高发生意外。

23　每天梳头有利于血压稳定

梳头可促进头部血液循环，起到疏通经脉、流畅气血、调节大脑神经、刺激皮下腺体分泌、增加发根血流量、减缓头发早衰的作用，并有利于头皮屑和油脂的清除。此外，梳头还能保持头脑清醒，解除疲劳。梳头对治疗眩晕、失眠、高血压、动脉粥样硬化等疾病也有较好的疗效。梳头方法是每天早、中、晚各梳一次，用力适中，将头皮梳理一遍，每次2～3分钟；亦可用梳子反复梳头后再用木梳齿轻轻叩打头皮3～5分钟，最后再梳理一遍。若能结合头部穴位和疼痛部位叩打，则效果更佳。梳头还有利于治疗血管性头痛、偏头痛和眼病等。

24　高血压病居室要强调"一通二温三静"

生活起居与高血压病的发生、发展及预后有着十分密切的关系。因此要求高血压病患者寓健康长寿于日常生活起居之中，在生活起居中探索健康长寿的真谛，通过自然的方法来达到防病治病的目的；要求高血压病患者科学地安排每天的工作与生活，注意日常起居的保健，提高药物降压的效果。良好的生活方式对轻型高血压病患者具有肯定的降压作用，对严重的高血压病患者会提高使用药物的疗效。高血压病居室要强调"一通二温三静"。

（1）居室通风　现代住宅的封闭日趋严密，新鲜空气的补充应引起人们的重视。通风换气应根据房间条件与环境气温情况灵活掌握，如夏天门窗要经常打开，冬天则应轮流开窗。由于热空气较冷空气轻，可使进风口位于低处，出风口在高处，这样空气更易流通，不可因天冷怕风而长期关闭窗户。在住宅中最易使人感到气味不正的是卧室，在气温稍高的夜间，如果密闭房间睡觉，则异味更重。因此，高血压病患者要在凌晨即开窗户，进行通风换气。

（2）温度和湿度　高血压病患者的居室宜保持适宜的温度，一般应在 16 ～ 24℃，夏季可提高到 21 ～ 32℃。室内湿度以 50% ～ 60% 为佳，冬季最好不低于 35%，夏季不高于 70%。湿度过高时可加强通风，以降低湿度；湿度过低可喷洒水；冬季可在室内烧开水让热气蒸发，提高室内湿度。室内良好的通风、新鲜的空气可使患者心情舒畅，解除精神紧张。

（3）居室清静　科学研究证实，长期居住在噪声较大的环境下的人易患高血压病，所以高血压病患者的居室宜清静。噪声过大，会给患者带来烦恼，使其精神紧张，损害神经系统和心脑血管的功能，导致血压升高。居室内消除与减轻外界噪声污染的方法有：一是经常注意检修门窗，防止关闭时自缝隙传入噪声；二是设置窗帘。

25　居室色彩影响人的血压高低

色彩对血压有非常大的影响，须加以重视。高血压病患者不论色调的冷暖，都要以浅淡为宜，浅淡柔和的色调能给人以宁静、和谐、舒适的感觉。颜色过多或杂乱无章，往往会导致人们过度兴奋、烦躁，易引起人与人之间的争执。不同颜色的心理作用是不一样的。红色能刺激和兴奋神经系统，增加肾上腺分泌和促进血液循环，使人兴奋、暴躁，甚至心率加快和血压升高。接触红色过多，会使人产生焦虑情绪。黄色能促进消化，改善神经和内分泌系统，而金黄色却易造成不稳定的情绪。蓝色能使人产生凉爽、轻快的感觉，进而使人平静、放松，有助于减缓脉率和呼吸，降低血压，对发热患者有退热作用。绿色不但有助于消化，而且能起到镇静和松弛神经的作用，能帮助人消除疲劳和安定情绪。紫色能维持体内钾的平衡，促进机体放松，尤其可使妊娠女性情绪安定。

白色能使人心情舒适和镇静,有助于人体健康。青色使人产生亲切、朴实、舒适、客观、柔和的感觉。因此,高血压病患者应以浅蓝、浅绿或淡青白的颜色为宜。

26 高血压病患者宜谨慎行冷水浴

所谓冷水浴,就是用 5～20℃的冷水洗澡,秋季的自然水温正是在这一范围内。当身体受到冷水刺激时,皮肤的血管会急剧收缩,大量血液流向身体内部器官,使内脏血液增加。为了抵御寒冷,皮肤血管又会很快扩张,大量血液又流向体表,使皮肤变红。血管的一缩一张会使其弹性增强。所以有人称冷水浴对轻度高血压病有降低血压的作用。

实践也证明,冷水浴有助于预防高血压病,它能促使物质代谢正常,减少脂肪堆积和胆固醇在血管壁上沉积,防止动脉硬化。但需要说明的是,冷水浴只适合于健康人群和早期高血压病患者,而且冷水浴者要根据自身的情况量力而行,从夏入秋,循序渐进,不可间断。冷水浴包括:冷水擦身、冷水淋浴、冷水浸身、冬泳。冷水擦身一般不超过 5 分钟;冷水淋浴,当水温为 15℃左右时淋浴时间以 2 分钟为宜;冷水浸浴,要视水温而定。秋后的冷水浴,要充分做好准备活动,先使身体发热;浴后应立即用干毛巾擦干身体,穿衣保暖,或稍做些活动,促进全身血液循环,以使暖流全身,轻松舒适,有精神焕发之感。切勿在饥饿时或饱餐后进行冷水浴。对于中度或重度高血压病患者来说,禁忌使用冷水浴健身。

27 高血压病患者洗浴不当容易诱发猝死

有高血压病的患者在洗澡中容易诱发猝死。在医院的脑血管病区可以经常见到这样的患者,他们在洗澡过程中发生了脑出血。随着生活水平的提高,不少中老年人喜欢泡热水澡。专家认为泡热水澡的时间不宜过长。因为澡堂内的高温会使患有高血压、动脉硬化、冠心病的老年人，极易发生脑出血和心肌梗死。因此，患有高血压病的患者洗澡时间不宜过长，且水温不要过高。

过热、过凉的水都会刺激皮肤感受器，引起周围血管的舒缩，进而影响血压。故每日早晚洗漱时，宜用 30～35℃的温水洗脸、漱口。高血压病患者每周至少洗澡 1 次，水温不可过热或过凉，以免刺激皮肤细小血管的舒缩，进而影响血压。另外要特别注意安全，少到大浴池中洗澡，以防止跌倒；洗澡浸泡时间不要过长，否则会诱发中风。

28　什么是睡眠性高血压

在高血压病中，还有一种特殊的高血压，叫睡眠性高血压。这种高血压常在睡眠时或睡醒后血压升高。其发病原因可能与睡眠时呼吸浅慢、暂停、心率快慢波动、血氧饱和度下降、二氧化碳浓度升高而致的交感活性增高有关。多见于阻塞性睡眠呼吸暂停综合征的患者和鼾症伴有睡眠呼吸暂停的人。

由于睡眠时上呼吸道分泌物增多或阻塞，引起血氧饱和度下降，二氧化碳浓度升高，导致交感活性增强。而交感活性亢进可造成外周阻力小动脉发生代偿性改变，引起管壁肥厚，管腔狭窄，对血管活性物质的反应性增高，使之出现血压升高，并常因血气改变而发生各种心律失常及并发其他心血管疾病。

对睡眠性高血压的治疗，主要是矫正气道阻塞所致的呼吸暂停。在气道梗阻解除后，大多数患者的血压会明显下降，甚至降至正常。所以，睡眠时应取右侧卧位，尽量避免或减少打呼噜、憋气，以免呼吸暂停而致血压升高。同时还应注意睡前勿吸烟，不喝酒，不服安眠药，保持鼻道通畅，不用嘴呼吸。一旦发生睡眠性高血压，要及时到医院诊治。手术切除增生的扁桃体、多余的咽壁脂肪组织或行悬雍垂咽腭成形术，扩大咽部呼吸道，可达到气流通畅的目的。

29 高血压患者睡眠的两点注意

充足良好的睡眠是保证高血压病患者心身健康的重要因素。睡眠是大脑运动的休整期，是身体能量的聚积期，是身体健康的一个保证。虽说不同人睡眠时间存在着明显的个体差异，但都要以醒来全身舒适、疲劳消除、精力恢复为准，并根据季节进行有规律的调节：春夏迟睡早起，秋日早睡早起，冬日早睡迟起，每天睡眠都不少于 8 小时。除此以外，高血压病患者还要注意以下几点宜与忌：

（1）有充足的睡眠　高血压病患者每天要保证充足的睡眠，一般为 7～8 小时，老年人可适当减少至 6～7 小时；中午最好小睡片刻。研究表明，午饭后小睡 30～60 分钟，有利于机体放松；高血压病患者午后小睡片刻，可以减少脑出血发生的概率。无条件睡时，可坐在沙发上闭目养神或静坐，有利于降压。夜晚入睡前闭目静坐一会，自然入睡。晚上不要看刺激性的影视片、书刊或做剧烈活动，尽量不要养成依赖安眠药入睡的习惯。按时就寝，上床前用温水洗脚，然后按摩双足及双下肢，促进血液循环。睡眠时体位不要僵直固定，最好取躯干卷曲位，腿略抬高，这样有利于心血管系统得到更好的休息。

（2）睡醒时起床宜缓　清晨是高血压病患者脑中风的多发时刻，而最危险的时刻是刚醒来的一刹那。因此，早晨醒来的第一件事不是仓促穿衣，而是仰卧 5～10 分钟，进行心前区和头部的按摩，做深呼吸、打哈欠、伸懒腰、活动四肢，然后慢慢坐起，再缓缓下床。起床后及时喝一杯开水，以稀释因睡眠时人体代谢等而变稠的血液，使血液循环阻力下降。

30　教你制作有降压作用的药枕方

将具有降压作用的植物的花、叶、子、皮等，做成枕芯，缝在枕头中，每晚枕它睡觉，可以防治高血压病。高血压病患者在坚持服用降压药的同时辅以药枕疗法，专家认为会达到平稳降压的效果。人们最常用的荞麦皮枕也属药枕之列，因其性味甘平寒，所以去头火和清热毒的作用尤强，常年枕用，自然可收到清头火、解热毒和降血压等效果。总而言之，综合治疗一般比单一治疗功效好，在坚持服药的同时，不妨试试药枕疗法。以下介绍可采用的药枕方：

◎决明白菊枕

【组成】石决明、杭白菊、玫瑰花等。

【制法】将上述具有平肝潜阳、重镇安神的中药，混合均匀制成。

【用法】睡时枕于头部，使药物通过刺激"大椎""风池"等穴位达到降压之功效。

◎矾菊枕

【组成】白矾 300 克，杭白菊、夏枯草各 250 克。

【制法】将上述药粉碎掺匀制成。

【用法】用时枕于头部。

◎霜石磁菊枕

【组成】霜桑叶、生石膏、磁石、野菊花、青木香、白芍各适量。

【制法】上述药物粉碎，混匀制成。

【用法】保证每昼夜使用时间在 7 小时左右，这样降压效果更明显。

◎菊霜枕

【组成】野菊花、山杭白菊、霜桑叶各 250 克，冰片 25 克，红花 50 克。

【制法】上述药物混合粉碎后滴入薄荷水 30 毫升，制成。

【用法】每昼夜坚持用 7 小时，不用时最好用塑料袋密封。

◎白菊花枕

【组成】白菊花 120 克。

【制法】将白菊花冲洗干净，晒干，装进小纱布袋里，再缝进枕头当中。

【用法】每晚枕之睡觉。

【适应证】适用于高血压兼头痛。

◎晚蚕沙枕

【组成】晚蚕沙（即家蚕屎）120 克。

【制法】将药物晒干，装进小纱布袋里，再缝进枕头当中。

【用法】每晚枕之睡觉。

【适应证】适用于高血压病、患结膜炎患者，有明目作用。

◎茶叶枕

【组成】茶叶 300 ～ 400 克。

【制法】将用过的茶叶，洗净晒干，做成小睡枕。

【用法】长期枕之。

【适应证】可预防高血压病。

用于高血压病患者的药枕制作，一般需要选用透气性能良好的棉布或纱布做枕芯，不用尼龙、化纤类布料。药物一般不可潮湿，否则失效。药枕不用时最好用塑料包封，防止有效成分散发，并置于阴凉干燥处，防止霉变。一般使用 2 周后，应当置于阳光下晾晒 1 小时，以保持药枕枕形及药物的干燥度。药枕在枕前一般要求患者松衣，饮 1 ～ 2 口温开水，防止芳香类药物耗伤阴津，并要求患者全身放松，息心宁神。药枕疗法起效缓慢而持久，必须耐心坚持，决不可"三天一枕，五天不用"。一般每天至少要枕 6 小时以上，连续枕 2 ～ 3 周即可见效。药枕疗法没有禁忌证，高血压病患者使用时，如枕后出现不良反应，要及时予以处理。

急危重患者使用药枕，只能作为辅助治疗手段，主要依靠内服、静脉给药等其他疗法。药枕疗法用药当辨证论治，决不可一枕而终，应随证变枕，因人而异，即便是保健药枕亦当遵守此原则。药枕疗法在于调理人体生理的平衡，见效较慢，一般需长年使用才能获效。

31　穿衣不当影响血压

高血压病患者衣着要强调"三松"：首先，裤带宜松，最好不用收缩拉紧的皮带，宜采用吊带式；其次，穿鞋宜松，以宽松舒适为度，多穿布鞋；最后，衣领宜松，尽量不结领带，如遇必须系结领带时，应尽可能宽松。因为高血压病与动脉粥样硬化症常常伴随发生，而且动脉粥样硬化几乎涉及全身，其病理变化反应也是全身性的。过分勒紧裤带，则会进一步增加腰以下部位血液流动的阻力。为了维持人体下半身正常的血液循环，心脏这个"动力泵"不得不提高功率，血压也就随之增高。这种血压突然升高的结果，有时会产生严重的反应。对于鞋带、衣领以及手腕扣夹的表带等，都是同样的道理，均须注意宜松不宜紧，以自然、舒适为度。

32　高血压病患者排便时用力可致猝死

高血压病患者排便时急躁、屏气用力，可使血压升高，有诱发脑出血的危险。高血压病患者宜坐便，这样可持久，而蹲位易疲劳。大便秘结有害身体健康，因此最好每天排便，养成每天定时排便的习惯。有便秘的人千万不要将便秘视为小事而抱无所谓的态度。我们已经知道便秘可致高血压患者猝死，对人体的健康有百害而无一利，那么有没有保持肠道通畅的办法呢？

（1）饮水跑步通便法　中老年人每天早晨起床后，先饮 1 杯白开水，再去跑步。每天慢跑 30 分钟，有利于中老年人防治便秘，治疗疾病，强身健体。中老年人应每周最少做一次出汗运动,如跑步、体操等。

(2)按摩通便法　按摩是防治中老年人便秘的有效方法之一。中老年人要坚持每晚用热水洗脚,洗脚之后,可自我按摩足心,或每天睡觉前自我按摩腹部,可达到防治便秘的效果。

(3)饮食调养通便法　常吃富含纤维素的食物,如粗杂粮、薯类、芝麻、梨、蔬菜及水果等,纤维素是最佳的清肠通便剂,它在肠道内可吸附毒素,促进肠蠕动。常吃排毒食物,如黑木耳、绿豆汤、猪血、海藻类(对放射性物质有特殊亲和力)、绿茶、蔬菜及水果等,可以缓解便秘。

(4)食用蜂蜜通便法　蜂蜜能润燥清肠,适宜肠燥便秘者食用。《实用经效单方》中曾介绍:"一男子,61岁,左半身不遂,大便秘结,卧床已半年。以蜂蜜180克,黑芝麻30克研烂,调和,蒸熟,1日2次当点心吃。半月后,大便恢复正常,3个月后能起床,半年后,恢复如常。"

(5)服用药物通便法　常饮大黄液者比不饮者寿命长10～30年。大黄的下泻作用足以消除肠道内的有毒物质。大黄可"荡涤肠胃,推陈出新,通利水谷,调中化食,安和五脏"。对于中老年人的顽固性便秘,应在医生的指导下服药治疗。

33　长久站立容易使人血压升高

在自然条件下,四足类动物很难染上高血压病,而人和猿猴却例外。人体血管的应力反应是有一定限度的,如果一昼夜直立时间超过16小时,动脉血管的应力反应就会加大心脏负荷。人的一生中,这种应力反应的机制是逐渐形成的,与年龄成正比关系。当这种应力反应机制调节功能因长期紧张而失控时,就有可能发生高血压病。因此,既要主张每天有一定的运动量,也要提倡保证一定时间的静坐和平卧休息。人们躺下休息,不仅仅是为恢复体力和脑力,也是为了让血管张力得到休息。高血压病患者直立时间每天不要超过 16 小时，休息时可采用卧位，哪怕是 5 ～ 10 分钟也是有益的。坐位时可把双腿抬高，增加回心血量，每次 15 ～ 20 分钟，这对长期从事站立或行走工作的高血压病患者很有好处。

34 高血压病患者过度疲劳易中风

某单位中年骨干老李，中午正趴在办公室的桌子上休息。突然，他觉得一阵天旋地转，从座位上头着地跌倒在办公室的地板上。此时，老李脸色苍白。同事见状后，赶紧拨打急救中心的电话，并将他送往医院进行抢救，医院诊断后确诊为脑中风。据老李的家人介绍，老李本身患有高血压病，而且凌晨早起，为的就是能准时收看世界杯的决赛。由于熬夜和过度兴奋，看完球后就已经觉得头晕，并且浑身无力，但是因为要上班，所以一直硬撑到了中午。后来接诊的医生说，过度疲劳是高血压病患者的最大敌人之一，过度疲劳的高血压病患者往往是脑中风的后备军。

35 血压往往随着季节而变化

血压随四季更替而有所变化，一般表现为冬季血压升高而夏季血压较低的趋势。一般冬季要比夏季收缩压高 12mmHg，舒张压高 6mmHg。冬天寒冷，人体内的肾上腺素水平升高，体表血管收缩以减少热量的散发，同时肾上腺素又能使心率加快、心排血量增加，这几方面都会导致血压的升高，有证据表明气温每降低 1℃，收缩压升高 1.3mmHg，舒张压升高 0.6mmHg。夏天炎热，体表血管舒张，阻力下降，血流增加，同时也由于夏天人体出汗、血容量下降等原因使得血压下降。有些高血压患者在冬天常会因寒冷刺激，导致血压急剧上升而发生脑卒中。而另外一些高血压患者在夏天由于没有适当调整降压药物而发生低血压现象。

36 高血压病患者应注意季节交替

晚秋乍寒，中风尾随。来年早春，春寒料峭时，它又卷土重来。于是关于中风，便有"男多在晚秋，女多在早春"的经验之谈。姑且不说中风是否真的有这样的男女之别，但大约80%的中风集中于这两个季节却是事实。医学科研人员在研究时发现，晚秋和早春之所以多发中风，主要是与寒冷天气频频出现有关，而且多在气温骤降的72小时内。所以患高血压病的人应了解季节与中风的关系，注意寒冷天气，及时防寒、服药，防止脑中风发生。因为高血压病患者以中老年人居多，他们对环境温度变化的适应性较差，当遇到寒冷刺激时，体内肾上腺分泌增强，而肾上腺素增多会使血管收缩，引起血压明显上升。每当寒流过境、天气降温之时，便是中风的多发之日。因此在冬春季节交替期间，高血压病患者要做好防寒保暖。

37 情绪过度紧张不利于血压稳定

人在紧张、忧愁、愤怒、悲伤、惊慌、恐惧、激动、痛苦、嫉妒等的时候，可出现心慌、气急和血压升高现象，甚至导致脑血管痉挛或破裂、中风致死。高血压病患者的情绪变化，常常会导致血压不同程度的波动。做一些业余的手工操作，如缝纫、编织、木工、雕刻等，可以使脑力转移到较平稳的状态；练字、绘画，可使情绪稳定，精神进入一个会意的境界。当心情不佳、紧张焦虑时，改换一下环境，去郊外、公园、河边或山顶欣赏一下大自然的美景，可转移注意力，达到精神松弛的目的。遇到不满意的人和事，要进行"冷处理"，避免正面冲突，遇事要想得开，切忌生闷气或发脾气。还应培养多种兴趣，多参加一些公益活动及娱乐和运动，做到笑口常开，乐观轻松。

有的高血压病患者发现血压增高后，思想负担很重，情绪极不稳定，终日忧心忡忡，结果使血压更加增高，病情加重。有的患者出现消极沮丧、失去信心等不良心理，觉得自己给家庭和社会带来负担，成为"包袱"，不愿按时服药，不肯在食疗、体疗等方面进行配合，等待"最后的归宿"。也有的患者因降压治疗一时不理想，对治疗失去信心，变得焦躁不安，怨天尤人。虽然对高血压病的治疗目前尚缺乏治本的方法，需要长期作战，但若能在药物治疗的同时避免增加心理负担，改变生活方式，进行自我安慰，病情是可以控制的，并发症也是可以减少的。

38　舒缓悠扬的音乐可使血压下降

舒缓悠扬的乐曲容易使人恢复或保持平静，能够起到降低血压和肾上腺激素水平的作用。有科研人员对 40 名心脏病和高血压病患者及 20 名身体健康者进行医学测试。医学家让他们听各种不同曲调且均具有舒缓作用的音乐，并分别进行各种测试，结果发现，受试者在接受音乐疗法前后的血压和心电图检查结果均有所不同，但都使高血压病患者血压下降。当然，高血压患者尽量不要听旋律快速的舞曲或节奏强烈的进行曲。

39　观看刺激性强的比赛能升高血压

生活中，经常有重度高血压病患者因观看一场精彩激烈的球赛致过度兴奋而猝死的例证。具体来说，高血压病患者应该从以下几个方面加以注意：

第一，对于血压较高的 Ⅱ、Ⅲ 期患者，一般不宜参加或观看各种刺激性强的精彩比赛活动。

第二，必须参加时，最好在平时服药的基础上适当增加服药次数及剂量，如平时服用副作用小的西药或中西医结合复方制剂，外出参加活动时可加服心痛定，或者适当加服安定等镇静药。

第三，要学会不论在任何场合下，都保持镇定而乐观的情绪。

第四，随身携带急救药品，并有同事或亲友伴随。

第五，活动时间不宜过长。

40 体位性高血压要以起居调养为主

所谓体位性高血压是指患者在站立或坐位时血压增高，而在平卧位时血压正常。这种高血压在国内高血压患者中占 4.2%，国外报道占 10%。此病的特点是它一般没有高血压的特征，多数在体检或偶然的情况发现，其血压多以舒张压升高为主，且波动幅度较大。个别严重者可伴有心悸、易疲倦、入睡快等。血液检查血浆肾上腺素活性较正常人高，甚至超过一般高血压病患者。体位性高血压的发生机制，一般认为与静脉、静脉窦的"重力血管池"过度充盈有关。人体心脏水平面以下部位的静脉和静脉窦，在受到血液重力影响时，会膨胀起来，医学上将这些静脉或静脉窦称为"重力血管池"。当人平卧时这些血管池不受什么影响，但在站立或坐位时，由于淤滞在下垂部位静脉血管池内的血液过多，使回流心脏的血流量减少，心排出量降低，从而导致交感神经过度兴奋，全身小血管尤其是小动脉长期处于收缩或痉挛状态，造成血压升高。有些人对这种反应特别敏感，所以可产生体位性高血压。对于体位性高血压，一般不用降压药物治疗。若使用降压药，如利尿剂等，不但不能降压，反而会激发血压进一步升高，因此，主要治疗方法是加强体育锻炼，提高肌肉丰满度。体位性高血压一般预后较好，没有远期不良后果，但在诊断时，应明确是否为体位性高血压，以免采用不必要或错误的治疗措施，影响患者的身心健康。

41　具有降低血压作用的二十六种食物

　　饮食疗法经过几千年发展，逐步形成了一整套完整的饮食治疗理论，形成了特色明显的饮食治疗观，其中心就是药养不如食养，食养是中医学的重要组成部分，食养不仅用于预防疾病，而且可用来治疗疾病，饮食防治高血压病更是积累了丰富的经验，这些经验的继承，对人类自身健康大有裨益。生活中所谓"能降血压的食物"，是指它们能降低高血压患者的血压，但不会降低正常人的血压，正如阿司匹林只能降低发烧患者的体温，而不会影响正常人的体温一样。再说在中医药理论中，"药"与"食"本是同源的，许多食物本身也是药物。需要说明的是，食物虽然能够在一定程度上控制血压，但对于高血压病患者来说，单纯使用食物治疗是不行的，要以药物为主、食疗为辅的结合治疗方法，才能起到明显的疗效。另外，选择降压食物时，没必要吃得过多，关键在于长期食用。因为某种食物摄入过多，必然会影响其他食物的摄入。只有广泛摄取食物，避免偏食，才能获得合理营养。这是保证健康最基本的要求。现将对高血压有一定作用的食物分列如下：

　　1. 西瓜：利尿降压，减少胆固醇沉积

　　明代李时珍在《本草纲目》中指出：西瓜又名寒瓜。西瓜为清热止渴、解暑的良品，中医誉西瓜为"天然白虎汤"。西瓜，原产于非洲。埃及栽培西瓜已有五六千年的历史。汉朝时期西瓜从西域东传入中国，因为来自西方，因此中国人给它取名"西瓜"，并在元、明时期成为盛行中国的夏令水果。由于西瓜味甜多汁，凉爽可口，成为备受人们青睐的消暑佳品，古人甚至以"香浮笑话牙生水,凉入衣襟骨有风"来赞美它。中国民间有"夏吃三块西瓜，药物不要抓"，说明西瓜有防病和治病功能。

　　中医认为西瓜具有清暑、解渴、利尿的功效。医学研究证明：西瓜汁含有蛋白酶，可把不溶性蛋白质转变为可溶性蛋白质，所含糖苷具有降低血压的作用。西瓜皮（又叫西瓜翠衣）性味甘凉，有促进人体新陈代谢、减少胆固醇沉积、软化及扩张血管的功能。民间也有西瓜治疗高血压病的验方：如西瓜翠衣、决明子各9克，治高血压。凡高血压病、心血管病患者，在西瓜上市期间，最好每天食之，尤其在炎热的天气，可以西瓜代茶，持续食用，疗效自显。需要注意的是，西瓜虽有消暑解渴、治疗多种疾病之功效，但也不可一次吃得过多，以免损伤脾胃。

2.西红柿：止血、降压、降低胆固醇

西红柿原产在南美洲茂密的森林里。但是，当地人却一直怀疑它有毒，既不敢碰它，也不敢吃，还给它起了个吓人的名字——"狼桃"。16世纪英国有人从南美洲带回来一株。从此它便落土欧洲，世代相传，但仍然没人敢吃它一口。直到18世纪，法国的一位画家抱着献身的精神，决心对它尝试一下。据记载，他在吃西红柿之前就穿好了入殓的衣服，吃完以后就躺在床上等着上帝的召见。结果，这位画家不仅没死，也没有任何不适。于是，西红柿名声大扬，广为传播，以后也传入了中国。

西红柿有显著的止血、降压、降低胆固醇作用，可以阻止人体动脉硬化，防治冠心病、高血压，还可以治疗多种疾病。西红柿中的烟酸能维持胃液的正常分泌，促进红细胞的形成，有利于保持血管壁的弹性，所以众多营养学家皆主张高血压病患者食用西红柿防治动脉硬化。另外西红柿还含有一种叫果胶的食物纤维，有预防便秘的作用，这一点对于高血压病患者也尤为重要。民间的具体食疗方法为：每日早晨生吃鲜西红柿1个，15日为1个疗程，对辅助治疗高血压病、眼底出血有一定的疗效。

3.海带：减少胆固醇的吸收降低血压

海带被喻为人体肠道中的"清道夫"。过去人们只是认为海带含碘量高，对因缺碘而致的甲状腺肿及克汀病有效。目前已发现海带还含有其他药用价值。现代药理研究证实：海带中的褐氨酸有降压作用，其所含的大量不饱和脂肪酸，能清除附着在血管壁上的胆固醇；海带中的膳食纤维，能调顺肠胃，促进胆固醇排泄，控制胆固醇的吸收，可有效地防止便秘的发生。海带中的钙也有助于减少胆固醇的吸收，从而降低血压。

4. 芹菜：降压蔬菜第一号

芹菜原产于地中海沿岸。我国栽培芹菜，据说已有两千多年的历史。芹菜有唐芹和西芹两种，常吃的是唐芹，西芹只有在南方才能吃到。芹菜的特点是株肥、脆嫩、渣少。芹菜是常用蔬菜之一，既可热炒，又能凉拌，深受人们喜爱。近年来诸多研究表明，这是一种具有很好药用价值的蔬菜。

芹菜是第一号降压蔬菜。芹菜具有特殊的味道，它不仅是一种家常蔬菜，同时还有一定的药理作用，具有降压、安神、镇静的功效，对于治疗高血压病具有一定疗效。通常人们只是食用它的茎部，而把叶子和根都丢掉。其实芹菜的根、茎、叶和籽都可以当药用，故有人将其称为"厨房里的药物"，还有的人将其称为"药芹"。它含有丰富的维生素和食物纤维，有降低血清胆固醇、促进体内废物的排泄、净化血液等作用。由于芹菜的钙磷含量较高，所以具有一定的镇静和保护血管的作用。常吃芹菜，尤其是吃芹菜叶，对预防高血压、动脉硬化等都十分有益，有辅助治疗的作用。

5. 马兰头：适用于高血压病眼底出血

在江南的早春市场上，马兰头是经常出现的一种报春佳蔬。江南人喜爱马兰头，不光是为时令尝鲜，更重要的是它具有治病的功效。马兰头营养丰富，鲜马兰头中含有丰富的蛋白质、脂肪、碳水化合物、铁、钙、磷、钾，以及维生素 A、维生素 C 等。祖国医学认为：马兰头性凉味辛，无毒，具有清热解毒、凉血止血、利尿消肿的功效，适用于高血压病眼底出血、头部胀痛。由于马兰头属野生佳蔬，抗病虫性强，无须施肥料、农药，故不受农药污染，实乃是高血压病患者难得的天然保健食物。具体方法为：用马兰头30克，生地15克，煎水服用，每日2次，10天为一个疗程。

6. 香菇：宜于高血压病伴高脂血症患者

香菇又称真菌、冬菇。由于它味道鲜美，香气沁人，营养丰富，不但位列草菇、平菇之上，而且素有"植物皇后"之誉，为"山珍"之一。香菇具有高蛋白、低脂肪、多糖、多种氨基酸和多种维生素的营养特点。由于香菇中富含谷氨酸及一般食品中罕见的伞菌氨酸、口蘑酸及鹅氨酸等，故味道特别鲜美。

香菇是对人体健康最有益的食物之一，可调治体虚食少、小便频数、小儿体虚痘疹难出，并能增强免疫功能。动脉硬化、糖尿病、肿瘤患者食之均有益。由于香菇能降低血脂，降低胆固醇，所以对高血压病伴高脂血症患者尤为适用。香菇中含有有益于高血压病患者的营养素，每百克香菇中，含蛋白质37克，磷415毫克，钙124毫克，铁25.3毫克，还含有多种氨基酸和维生素，对增强人体健康有明显功效。民间应用香菇辅助治疗高血压病的具体方法为：香菇100克，水煎服，每次150毫升，日服3次。但也应注意，生活中毒菇易与其混淆，食用时应仔细鉴别。

发好的香菇要放在冰箱里冷藏才不会损失营养。泡发香菇的水不要丢弃，很多营养物质都溶在水中。长得特别大的鲜香菇不要吃，因为它们多是用激素催肥的，大量食用可对机体造成不良影响。

7. 木耳：防动脉硬化，降血压

黑木耳生于桑、槐、柳、楠、楮等朽树上，淡褐色，形似人耳，故俗谓黑木耳。黑木耳色泽黑褐，质地柔软，味道鲜美，营养丰富，可素可荤，为中国菜肴大添风采。另有白色者，生于桑树上，即白木耳，又叫银耳。

干燥木耳用开水浸泡变大，洗去泥沙，炒菜、煮羹，常食有滋补强壮、开胃益气的功效，对月经过多、大便出血、崩中漏下、痔疮出血、高血压、血管硬化、便秘等有防治效果。美国科学家实验证实，黑木耳能减少血液凝块，有防治动脉粥样硬化的作用。用清水浸泡黑木耳一夜后于笼屉上蒸 1～2 小时，再加入适量冰糖，每天服用可辅助治疗高血压病、血管硬化等；或木耳 10 克，糖少许，或加柿饼 50 克，同煮烂食之，能够辅助治疗高血压病。

需要说明的是食用木耳并非多食多益。中医认为，由于木耳得阴湿之气，由朽木所生，过量食用有衰精害肾之祸。精为人生之源，精衰则源截；肾为先天之本，肾衰则本断。因此，木耳不可不食，但又不可多食，特别是孕妇、儿童食用时更应控制数量。

8. 生姜：防止血液凝集

生姜是一味极为重要的调味品，同时也可作为蔬菜单独食用，而且还是一味重要的中药材。它可将自身的辛辣味和其他特殊芳香渗入菜肴中，使之鲜美可口，味道清香。本品为药物和食物两用植物。药用以老姜最佳。

姜有嫩、老之分，一般药用以老姜为佳。生姜、炮姜、干姜等做药用，因加工不同，其功效各异。生姜辛温，有发汗、温胃、逐寒邪作用；炮姜性涩、温，有止血作用；干姜辛热，有温中散寒、除脾胃虚寒作用。科学家通过对生姜药用价值的不断研究发现，它还有抑制人体胆固醇合成及吸收的作用，可以防止血液凝集，从而在一定程度上防止高血压病的发生。但生姜不可一次食用过多，因姜中所含姜辣素经肾脏排出体外，会刺激肾脏，并可引起口干、喉痛、便秘等症状。姜由于保管不当会变质、腐烂，此时会产生一种危害肝细胞的黄樟素，损害肝脏，所以，变质、腐烂的姜不可食用。

9. 胡萝卜：对高血压病有预防作用

胡萝卜原产于中亚，性味甘、平。元代以前传入我国后，各地广为栽培。因其颜色亮丽，脆嫩多汁，芳香甘甜而受到人们的喜爱。胡萝卜对人体具有多方面的保健功能。胡萝卜含胡萝卜素，营养价值高，民间常将其作为食疗入药。胡萝卜内含槲皮素、山茶酚，可增加冠状动脉血流量，降低血压、血脂，促进肾上腺素合成，对高血压病有预防作用。胡萝卜素和维生素 A 是脂溶性物质，故胡萝卜不宜生吃，应用油炒熟或和肉类一起炖煮后再食用，以利吸收，但不要过量食用。高血压病患者的具体食用方法：胡萝卜适量，绞取鲜汁，每次饮 120 克，每日 3 次。

10. 菠菜：对高血压、便秘有效

菠菜又叫菠棱、菠棱菜、角菜。被人喻为清热通便的常青菜。按照中医"四季侧重"的养生原则，春季通肝，春季补五脏应以养肝为先。而众多蔬菜之中，最适宜养肝的就是菠菜。中医认为菠菜性甘凉，能养血、止血、敛阴、润燥，长于清理人体肠胃的热毒。菠菜被喻为清热通便的常青菜，富含蛋白质、纤维素、蔗糖、葡萄糖、果糖和维生素 B、维生素 C、维生素 D、维生素 K、维生素 P，可作为治疗高血压病的药用食物。据有关科研人员发现，高血压病患者饮用菠菜提取液后，发现其具有"强力抗氧化活性效果"，可使其抗氧化能力提升 20%。而抗氧化剂维生素 C 可防御机体细胞膜遭遇氧化破坏并可清除体内氧自由基等代谢"垃圾废物"，从而达到防范或减少由于内脏沉积"褐脂素"而导致脏器的退行性老化和血管硬化的作用，起到防治高血压病的目的。

临床医生提示：高血压病患者如果便秘、头痛、面赤、目眩时，可以将新鲜菠菜 250 克，用开水烫熟，用盐、油拌好，每天 2 次，连续服用 10 天，可起到一定的治疗作用。但需要注意的是菠菜含草酸较多，与含钙丰富的食物（如豆腐）共烹，可形成草酸钙，既不利于人体对食物钙的吸收，又有害于胃肠消化，所以需要在加工前先用水焯，以去掉草酸。另外肾病伴有高血压者、脾虚泄泻患者不宜多食用菠菜。

11. 荠菜：对高血压眼底出血有效

荠菜又名护生草、菱角菜。以嫩叶供食。原产我国，目前遍布世界，我国自古就采集野生荠菜食用，早在公元前 300 年就有荠菜的记载。荠菜可炒食、凉拌、做菜馅、菜羹，食用方法多样，风味特殊。南宋大诗人陆游特别爱吃荠菜，曾写诗赞道："采烹墙阴荠，美若乳下豚。"古有谚语云："三月三（农历），荠菜当灵丹。"可见荠菜身价之贵。

中医认为荠菜能利尿除湿，因其性热，故还可温脾暖胃。荠菜含有大量的维生素 C，是活性很强的还原物质，参与机体重要的氧化还原过程，能增加大脑中氧含量，激发大脑对氧的利用，有醒脑提神、解除疲劳的作用。荠菜全身可以入药，含有降低血压的有效成分。但腹泻者不宜多食；病后初愈、体虚者应慎食；高血压病患者不宜食用盐腌荠菜。高血压眼底出血，可以用荠菜花 15 克，墨旱莲 12 克，用水煎服，每日 3 次，15日为一个疗程。

12. 苹果：减缓动脉硬化过程预防高血压

苹果是老幼皆宜的水果之一。有谚语说："一天一苹果，医生远离我。"也从一个侧面反映出苹果的营养价值和医疗价值，所以，苹果被越来越多的人称为"大夫第一药"。

苹果是高血压病和肾炎水肿患者的"健康之友"。锌是与记忆力息息相关的必不可少的元素，而苹果含锌最多，对增强记忆力有特殊作用，故苹果有"记忆果"之称。苹果能提高肝脏的解毒能力，降低血脂含量，减缓老人动脉硬化过程，有效地预防高血压病和冠心病。苹果富含钾、纤维素和果酸，有利于体内钠和钙盐的排泄，因而也就能有效地防治高血压。除此之外，苹果还含有极为丰富的果胶，能降低血液中胆固醇的浓度，还具有防止脂肪聚积的作用。有报告指出，每天吃一两个苹果的人，其血液中的胆固醇含量可降低 10% 以上。苹果中的这些成分皆有利于高血压病患者。

13. 茄子：可使血液中胆固醇水平不致增高

茄子又名"落苏"，原产于印度，西汉时传入我国，已有 2000 多年历史。茄子肉质柔软、味道鲜美，是夏天主要的大众蔬菜之一。因其价廉物美，老幼宜食，被称为"夏令佳蔬"。茄子在蔬菜中虽然很不起眼，但却有丰富的营养价值和神奇的医疗保健作用。

茄子含有丰富的营养物质，含有多种维生素。常吃茄子，可使血液中胆固醇水平不致增高，并能提高微血管抵抗力，因而具有很好的保护心血管的功能。医生把食用茄子降低胆固醇列为首选。因此，患高血压病或胆固醇高者，经常吃些茄子，对健康十分有益。尤其是紫茄子富含维生素 P，可改善微血管脆性，防止小血管出血，对高血压、动脉硬化、咯血、紫斑及维生素 C 缺乏症患者均有一定的防治作用。但有慢性腹泻、消化不良者，不宜多食。具体食疗方法为：茄子 1 个，洗净后切开放在碗内，加油、盐少许，隔水蒸熟食用，每日 1 次。此方对高血压病、便秘有一定的辅助治疗作用。

需要提醒的是食用茄子忌削皮。茄子有紫色或白色皮，大多数人在烧制茄子时削去皮，以使菜肴色彩干净。但营养学这家说削去茄子皮，就是扔掉了营养素。茄子含有较多的维生素 D 与维生素 P，茄皮含量最多。维生素 D 和维生素 P 的营养价值和保健价值都很显著，它可以帮助人体吸收钙质，还可以降低毛细血管的脆性和渗透性，加强细胞间的黏力而防止微血管破裂，对预防脑出血有益。患高血压病、动脉硬化症者多吃带皮的茄子也有益，如果去掉皮就会损失营养物质。

14. 香蕉：含有抑制血压升高的物质

香蕉原产于印度，香味清幽，甜蜜爽口，是人们喜爱的佳果。神话传说：佛教始祖释迦牟尼由于吃下香蕉后获得了智慧，因此把它称为"智慧之果"；另一说法是印度学者在香蕉树下讨论各种哲学问题，而且也将香蕉作为他们唯一食物，所以人们就尊称香蕉为"智慧之果"，说香蕉是智慧的源泉。香蕉除了当水果吃外，还有多种多样的吃法，如切片油炸当菜，做点心酥皮饼馅，也可以做羹烧粥，腌、煮、煎、熏当作主食，还可当作酿制啤酒和烧酒的原料。

香蕉能为人体提供降低血压的钾离子，而能升压和损伤血管的钠离子含量很低。尿钾上升，血压下降，特别是在原发性高血压中，钾对血压的影响比钠离子更大，限钠增钾，对防治原发性高血压及脑出血有明显针对性。国外科学家从香蕉中发现一种能抑制血压升高的物质——血管紧张素转化酶抑制物质。因此经常食用香蕉或香蕉皮 50 克，煎水服，对防治高血压病有益。但需要指出的是香蕉虽好，每天只能吃 2 个，多吃则不利于人体健康，尤其是脾胃虚寒的人。

15. 梨：有滋阴清热作用、可促使血压下降

梨，又叫快果，一向被认为是"百果之宗"。其中常见的有京白梨、大鸭梨、雪花梨、苹果梨等，目前在全国各地都有栽种，其共同特点是汁鲜味美，皮薄肉细，香脆适口，肉酥质丰，风味独特等，有清热、止咳化痰、生津润燥之功。中医所说肝阳上亢或肝火上炎型高血压病患者，经常食之，可起到滋阴清热、促使血压下降的作用，能够使头昏目眩减轻，耳鸣心悸好转。梨还有其他治疗作用。生梨加蜂蜜煮熟对咳嗽有良好的治疗效果；对结核病的痊愈可起到一定的促进作用；冰糖炖梨，可润肺、疗哮喘、润咽喉，对治疗慢性咽炎有一定的疗效。梨虽说甜而味美，但

也不可多食，由于其性味寒凉，不适合于脾胃虚寒的人食用。如果食用过多，不但对身体无益，还会使病情加重。对于患有便溏泄泻、脘腹冷痛之人更不宜食用。还需要说明的是梨不可与开水同用，因为梨性甘寒冷利，吃梨喝开水，必致腹泻，这是因为一冷一热刺激肠道的缘故。民间也有食梨饮热开水，必峻泻。《本草纲目》有："梨甘寒，多食成冷痢"的说法。所以生活中吃梨还是要尽量避开同时喝开水。

16. 猕猴桃：可降低血液胆固醇及三酰甘油水平

猕猴桃被称为"世界水果之王"，有很高的营养价值和医疗价值，是老人、体弱多病者的良好滋补果品，有"水果金矿"之美称。中医认为猕猴桃性味酸、甘、寒，无毒，有清热、利尿、散瘀、活血、催乳、消炎等功能。现代营养学认为猕猴桃富含维生素 C，是目前世界上所有水果中维生素 C 含量最高的果品。同时药理研究表明，猕猴桃鲜果及其果汁制品不但能补充人体营养，而且可降低血液胆固醇及三酰甘油水平，对高血压、冠心病有较为明显的食疗作用。

需要提醒的是猕猴桃性质寒凉，脾胃功能较弱的人不宜食用过多，过量食用会导致腹痛腹泻，所以每次应少食。猕猴桃中维生素 C 含量较高，易与奶制品中的蛋白质凝结成块，不但影响消化吸收，还会使人出现腹胀、腹痛、腹泻。故食用猕猴桃后不要马上喝牛奶或吃乳制品。

17. 柠檬：防止血小板的凝集

柠檬原产于东南亚，由阿拉伯人带往欧洲，15 世纪时才在意大利热纳亚开始种植，1494 年在亚速尔群岛出现。由于它富含维生素 C，因而解决了西方人远程航海致命的问题——维生素 C 缺乏症。英国海军也曾用柠檬以补充维生素 C。中医认为柠檬性平味酸，能止咳、化痰、生津健脾。现代医学认为柠檬含有蛋白质、柠檬酸和矿物质等，还含有丰富的芦丁，可减少血中胆固醇的含量，预防动脉硬化。柠檬中的柠檬酸与钙离子结合形成一种可溶性的物质，可以减弱钙离子的凝血作用，防止血小板的凝集，从而起到预防高血压病和心肌梗死的作用。具体方法为：鲜柠檬 1 只（切开），荸荠 10 只，水煎服，可以辅助治疗高血压病引起的浮肿。

18. 海米：可减少血液中的胆固醇含量

海米也称虾米或虾仁，为海产白虾、红虾、青虾加盐水焯后晒干，纳入袋中，扑打揉搓，风扬筛簸，去皮去杂而成，即经加盐蒸煮、干燥、晾晒、脱壳等工序制成的产品。因如舂谷成米，故称海米。以白虾米为上品，色味俱佳，鲜食成美。白虾须长，身、肉皆为白色，故有"曲身小子玉腰肢，二寸银须一寸肌"之咏。海米食用前加水浸透，肉质软嫩、味道鲜醇，煎、炒、蒸、煮均宜，味道鲜美，为"三鲜"之一。

海米历来被认为既是美味，可用于各种菜肴及汤类的增鲜提味，又是滋补壮阳之妙品。海米中含有丰富的蛋白质和矿物质，尤其是钙的含量极为丰富，有"钙库"之称，是缺钙者补钙的较佳途径。海米中含有丰富的镁元素，镁对心脏活动具有重要的调节作用，能很好地保护心血管系统，可减少血液中的胆固醇含量，对于预防动脉硬化、高血压病及心肌梗死有一定的作用。此外，海米还有镇定作用，常用来治疗神经衰弱、自主神经功能紊乱等症。每次 30 ～ 50 克为宜，中老年人、孕妇和心血管病患者更适合食用。海米为发物，过敏性鼻炎、支气管炎等过敏性疾病患者忌食；如正值"上火"之时也不要食用。

需要说明的是海米不宜过量食用，因为海米也是含胆固醇高的食物，每 100 克海米内含胆固醇 738 毫克，含量为猪、牛、羊肉的 10 倍左右。换句话说，每 10 克海米所含胆固醇相当于 100 克猪、牛、羊肉。海米含胆固醇较鸡、鸭肉和鱼类也高数十倍或十几倍。由此可见，中老年人吃海米补钙，每日不宜过多，而高胆固醇血症者，吃海米以限量为好，不宜过多食用。有过敏症的患者不宜食用海米。

19. 蜂蜜：保护血管、通便降压

蜂蜜是一种天然食品，味道甜蜜，所含的单糖不需要经消化就可以被人体吸收，对妇、幼特别是老人更具有良好的保健作用，因而被称为"老人的牛奶"。蜂乳即蜂王浆，是工蜂分泌出来的用来饲喂幼虫和蜂王的食物，营养比蜂蜜高得多。

蜂蜜由于其性味甘平，有润肺补中、缓急解毒、润肠通便的功效，中医将蜂蜜列为健康与保健的上品。李时珍说："蜂蜜入药之功有五：清热也，补中也，解毒也，润燥也，止痛也。生则性凉，故能清热；熟则性温，故能补中；甘而和平，故能解毒；柔而濡泽，故能润燥；缓可以去急，故能止心腹肌肉疮疡之痛；和可以致中，故能调和百药而与甘草同功。"

蜂蜜是人们生活中常用的天然营养佳品，又是人们喜欢食用的甜味品。营养学专家认为蜂蜜所含的糖 80% 是易于消化的葡萄糖和果糖，而且其比例非常合适，能直接为人体吸收利用。此外，蜂蜜还含有多种维生素和矿物质，可补充人体这方面的不足，有利于益寿延年。

蜂蜜有很强的杀菌力。科研人员把一些肠道致病细菌放入蜂蜜中，10 小时后痢疾杆菌全部死亡，伤寒杆菌、大肠杆菌 48 小时后也都死亡，说明蜂蜜的杀菌作用非常好。老年人体弱，易受病菌侵害，常食蜂蜜可以抑制有害病菌。

蜂蜜能改善血液的成分，促进心脏和血管功能，因此经常服用蜂蜜对于心血管患者很有好处。

蜂蜜中含有大量的钾元素，钾离子进入人体后有排钠的功效，能起到维持血液中电解质平衡的作用。所以，患有高血压病、心脏病、动脉硬化的老年人，常吃蜂蜜能起到保护血管、通便降压的作用。具体方法为：治高血压病，用蜂蜜 100 克，黑芝麻 75 克，先将黑芝麻蒸熟捣如泥，放蜂蜜搅拌，用温开水冲化，每日分两次服用；治血压不稳，每日早晚各饮 1 杯纯蜂蜜水，有助于血压趋于正常。

需要说明的是在食用蜂蜜时，应注意不要用开水冲调或高温煮沸。因为在高温时，蜂蜜中的很多营养素（尤其是维生素和酶类）会被破坏，且影响原有的色、香、味。故在食用蜂蜜时，只要用温开水稀释调匀就行了。食用蜂蜜时温开水冲服即可，不能用沸水冲，更不宜煎煮。由于蜂蜜含果糖量高，糖尿病患者食用要适量。要注意蜂蜜不能盛放在金属器皿中，以免增加蜂蜜中重金属的含量。蜂蜜也不宜和茶水同食，否则会生成沉淀物，有害健康。蜂乳不适合对花粉过敏者食用，低血糖的人也不宜多食。蜂蜜有润肠通便作用，患泄泻或便溏者忌食。

20. 山楂：有降低血压和强心作用

山楂是食物也是药，除了可以鲜食外，还可切片晒干、制汁、造酒，或加工成糖葫芦、山楂糕等。山楂是中国的原产植物，已有 3000 多年的悠久历史，开花结果时景色很漂亮，是观花观果的良好树种。其药材有北山楂、南山楂之分，北山楂主产于山东、河南、河北，为植物山楂的果实；南山楂主产于浙江、江苏、河南，为野山楂的果实，它生长于山坡杂林中。

中医认为，食用山楂能消积食，破瘀血，止泻痢，解毒化痰，散结消胀。现代药理学研究，山楂还有加强和调节心肌、增加冠脉血流量，降低血清胆固醇，利尿、镇静、扩张血管，降低血压和强心作用，对于高血压病、冠心病及高脂血症等有辅助治疗作用。具体方法为：山楂 120 克，或山楂花 3 ～ 10 克，水煎服，对于高血压病有较为好的疗效。

需要说明的是山楂虽为佳果良药，但也不可多食，这是因为山楂能助消化，只是促进消化液的分泌，并不是通过健脾胃的功能来消化食物的，而是通过"破气"去消积滞之物，如果食之过多，就会伤人中气。因此，脾胃虚弱之人不宜食用山楂，健康人食之也应有所节制。孕妇吃些酸味食品，可以为自身和胎儿提供较多的维生素C，既能改善女性怀孕后胃肠道不适的症状，减少恶心、呕吐，也能增加食欲，增加营养，但要注意的是，同样是酸性食物，山楂则不适宜于孕妇。因为现代医学临床证实：山楂对女性子宫有收缩作用，如果孕妇大量食用山楂制品，就会刺激子宫收缩，甚至导致流产。因此，孕妇禁忌大量食用山楂。

21. 橘子：可以降低沉积在动脉血管中的胆固醇

橘子颜色鲜艳，酸甜可口，是日常生活中最常见的水果之一，是男女老幼皆可食用的上乘果品，尤其是对老年人更为有益。橘子全身是宝，除果肉和果汁富含营养素外，橘皮还可以入药。橘子中含有多种营养成分，除少量的蛋白质、脂肪外，果肉和果汁中都含有丰富的葡萄糖、果糖、蔗糖、苹果酸、柠檬酸以及一定量的胡萝卜素，特别是维生素C和维生素P含量丰富。食用橘子，有助于使动脉粥样硬化发生逆转。所以经常吃橘子的人患冠心病、高血压病、糖尿病、痛风的概率比较低。营养学家也主张高血压病患者宜常食橘子。但是橘子性温热，一次不可吃得太多，特别是在口舌生疮、食欲不振、大便硬结等已有火症的情况下，千万不可再吃橘子上火，否则将如火上浇油。

22. 白果：对高血压病引起的眩晕有作用

白果即银杏。白果树亦称公孙树，是世界上最古老的树种之一，素有"活化石"之称。白果不仅是上好的食用佳品，还具有良好的保健功能。银杏叶可提取黄酮素，可制各种保健食品，是医药工业的重要原料，也是心血管疾病治疗和保健的良药。白果对高血压病引起的眩晕有较好的辅助治疗作用，具体方法为：白果仁3个，龙眼肉7个，同炖服，每日早晨空腹服1次。但需要指出的是白果有小毒，不能生食，更不可多食。白果中毒潜伏期为1～12小时，可见呕吐、腹泻、头痛、恐惧、惊叫、抽搐、昏迷等，甚至可以致死。白果因有收敛药性，故喘咳痰稠，不易咳出者慎用。

23.莲子：能平肝降压，宜于高血压病

莲子又名莲心，是采自荷花莲蓬里面的坚果。它是一种珍贵的纯天然高级营养保健食品，历来为朝廷宫中御膳房必备之物。莲子既可做成莲子汤、莲子羹、莲心粥、八宝粥、糖水莲子等食品，又可炖鸡、炖鸭，制作美味佳肴，是强身健体、美颜驻容、延年益寿、馈赠亲友的滋补佳品。

莲子在医疗上认为是收敛强壮的药品,能补中、安心、止泻。李时珍《本草纲目》说：莲子可以厚肠胃,治白带。中医认为莲子功能养心、安神、益智、益肾、固精、补脾、止泻、抗癌。主要适应于夜寐多梦、遗精淋浊、久痢、虚泄、崩漏带下、心悸失眠、血尿。莲子善于补五脏不足,通利十二经脉气血,使气血畅而不腐,莲子对鼻咽癌有抑制作用。这一切,构成了莲子的防癌抗癌的营养保健功能。莲子具有清心火、滋养补虚、止遗涩精的作用,对于青年人梦多,遗精频繁或滑精者,服食莲子有良好的止遗涩精作用。莲子是久病、产后或老年体虚者的常用营养佳品。另外,莲子味甘涩,有收敛之性,对脾虚便溏、腹泻者较适宜。

现代医学研究发现，莲子有降血压作用，它所含的生物碱具有显著的强心作用，莲心碱则有较强抗钙及抗心律失常的作用，还能平肝降压，宜于高血压病患者常服。具体方法为：莲子心 15 克，水煎当茶饮，对高血压病有辅助治疗作用。

需要说明的是肠燥便秘之人，吃莲子反而会加重便秘，故《本草备要》特别提出"大便燥者勿服"。吃莲子时可将莲子心去掉，不宜与莲子同用，因莲子多治疗脾虚导致的诸症，而莲子心有苦寒之性，恐有伤脾之虞。

24.大蒜：可防止高血压病血栓的形成

大蒜是烹饪中不可缺少的调味品，南北风味的菜肴都离不开大蒜。大蒜既可调味，又能防病健身，常被人们称誉为"天然抗生素"。大蒜有许多功效,近年来科学家还发现,大蒜具有明显的降血脂及预防高血压病、冠心病和动脉硬化的作用,并可防止血栓的形成。因此大蒜被列为高血压病患者宜常食的食物之一。在我国民间也有用大蒜防治高血压病、动脉硬化症的具体方法:生大蒜放醋中浸泡7日,每次吃1~2瓣,每日2次。此方对于高血压病有一定的辅助治疗作用。

需要说明的是发了芽的大蒜忌食用,其食疗效果不大。腌制大蒜不宜时间过长,以免破坏有效成分。大蒜素怕热,遇热后很快分解,其杀菌作用会降低。预防和治疗感染性疾病应该生食大蒜。大蒜能使胃酸分泌增多,辣素有刺激作用,有胃肠道疾病特别是有胃溃疡的十二指肠溃疡的人不宜吃大蒜。有肝病的人过量食用大蒜,可造成肝功能障碍,引起肝病加重。

25.葡萄酒:软化血管,降低血压

葡萄酒是以新鲜葡萄或葡萄液经发酵酿制的低度饮料酒,是佐餐酒的一种。凡掺用葡萄以外的其他水果酿制的酒类以及不经发酵和兑配的都不能称为葡萄酒。严格来讲,上等的葡萄酒应由100%新鲜葡萄原液经发酵酿制而成,而葡萄的品种、种植的地理气候条件和酿制的技艺标准决定了葡萄酒的品质。

葡萄酒已有6000多年历史,在我国,用葡萄酿酒也已有很长历史,西汉年间就有葡萄酒的正式记载,并对它有很高的评价。唐代的"葡萄美酒夜光杯"成了葡萄美酒最完善的写照;明代医学家李时珍也道出:"葡萄酒驻颜色、耐寒"的特点,可见葡萄酒已早列为保健饮品了。

葡萄酒可以色泽、含糖量、酿制方法来分类。如以色泽分类,有白葡萄酒、红葡萄酒和介于红、白中间的桃红葡萄酒,而各色泽的葡萄酒又可按含糖量分为干型、半干型、半甜型、甜型葡萄酒,而这些类型的葡萄酒又可按酿制方法分为天然葡萄酒、加强葡萄酒和加香葡萄酒。随着人们对葡萄酒的不断认识和健康理念的追求，天然的、低糖、低热量的干型葡萄酒逐渐成为人们的时尚。

科学研究证实，日饮适量葡萄酒，可使心血管病及癌症死亡率、老年痴呆症明显降低，可使衰老速度明显减缓。这是因为葡萄酒含有多种营养素，含有人体维持生命活动所需的维生素、糖及蛋白质。其所含的矿物质亦较高，有丰富的铁元素。葡萄酒的酸碱度跟胃液的酸碱度相同，可以促进消化，增加食欲，降低血脂，软化血管，对治疗和预防高血压病有一定的作用。

虽然葡萄酒有很多好处，但它还是酒，只要有酒精成分多少都会对肝脏造成威胁，所以在饮用上也是要有所节制，并且也不是人人都能喝。每日的小酌当然养生，固然可以"照顾"心脏血管，但若是肝功能不佳，或是有任何急慢性肝炎、经常的酗酒者，这时只要再多一点酒，对这些人来说都可能是毒药。慢性胃炎、痛风、糖尿病、心脏病、溃疡病等患者及哺乳期女性更要慎饮，同时要做到三忌：忌剧烈运动后饮、忌与白酒同饮、忌同时食用海鲜。此外，可根据需要对葡萄酒和啤酒加热，以减轻对胃肠的冷刺激。在迫不得已的交际应酬中，一定要以酒助兴时，若能以葡萄酒来代替其他的酒类是最好不过的，因为与其他酒类相比葡萄酒还是对人体比较有益的。若是当作保护心脏、促进体内血液循环的每日小酌，也最好以不超过 50 毫升，并且最好能在饭后饮用，切忌空腹饮酒。

26. 茶叶：抗凝血作用，能维持血管通畅

唐代陆羽于公元 758 年左右写成了世界上最早的茶叶专著《茶经》，系统而全面地论述了栽茶、制茶、饮茶、评茶的方法和经验。根据陆羽《茶经》推论，我国发现茶树和利用茶叶迄今已有四千七百多年的历史。我国人民历来就有"客来敬茶"的习惯，有以茶代酒的说法，这充分反映

出中华民族的文明和礼貌。养生家认为"茶"有十德，认为饮茶除了可健身外，还能"以茶表敬意""以茶可雅心""以茶可行道"。唐宋时期众多的文人雅士他们不仅酷爱饮茶，而且还在自己的佳作中歌颂和描写过茶叶。

高血压患者以饮绿茶较为适宜。绿茶可说已经成为茶界的明星，许多中老年人都爱喝。绿茶性凉而微寒，味略苦，但它的营养成分较之其他茶品种高，适合胃热者饮用，由于其性味偏于寒凉，所以脾胃虚寒者不宜过多饮用。另外冬天饮用绿茶容易造成胃寒，还可能影响食欲。而夏季炎热时，喝绿茶正好可以取其苦寒之性，消暑解热，生津止渴。饮用绿茶以淡茶为宜。西湖龙井是绿茶的代表品种。绿茶属于不发酵茶，所以此类茶叶内的天然物质，如茶多酚、咖啡因及大部分维生素都能得以保存，它还含有丰富的维生素 C。医学研究还发现，在降低人体胆固醇含量方面，喝绿茶较服用昂贵的药品更有效。喝起来清而涩的绿茶，可降低人体胆固醇含量，还能显著降低血清甘油三酯，可以预防和缓解脂肪肝、高脂血症、动脉粥样硬化症以及心血管病等病症。国内某科研机构曾对 5428 名 30 岁以上的人按饮茶习惯进行高血压病调查发现，不喝茶者比经常饮茶者高 1 倍，冠心病、脑血管疾病的发病率前者也比后者高 6 倍。茶叶煎煮后的茶色素具有抗凝血作用，能维持血管通畅，对高血压、动脉粥样硬化有较好的治疗作用，每天服 75～150 毫克茶色素，有效率达 85%～92.3%。但是高血压病伴有冠心病、心律失常者不宜喝浓茶，只能喝淡茶，每杯 300 克开水中放入 2～3 克茶叶，冲泡 2～3 次为宜。需要说明的是高血压患者饮茶要注意三点：

第一，饮茶不宜过浓。茶能增强心室收缩，加快心率，浓茶会使上述作用加剧，血压升高，引起心悸、气短及胸闷等异常现象，严重者可造成危险后果。由于浓茶中含大量的鞣酸，会影响人体对蛋白质等营养成分的吸收，也会引起大便干燥。因此，冠心病患者饮茶宜清淡，不宜过浓。

第二，饮茶不宜过多。过多地饮茶，入水量太多，会加重心脏和肾脏的负担，饭前、饭后大量饮茶也会冲淡胃液，影响消化功能，茶过浓会使人兴奋失眠，对一些重症高血压病、频发心绞痛的冠心病患者、神经衰弱患者，均有不利影响。老年人多便秘，茶叶泡煮太久，因其析出鞣酸过多，不但影响食欲，而且加重了便秘。所以，我们饮茶，应掌握清淡为好，适量为佳，即泡即饮的原则。

第三，睡前不宜饮茶。浓茶中含多量咖啡因、茶碱，对心脏有兴奋作用，能引起心跳加快，甚至期前收缩、失眠，使病情加重。茶叶中含有一定量的咖啡因，可兴奋中枢神经，加快心率，增加心脏负担。因此，睡前最好不要喝茶，以免影响睡眠。

42　高血压病患者不宜食用的食物

在我们每个人的一生中有不计其数的食物"穿肠而过"，那么在这么多食物中，怎样才能保证我们的选择科学与合理，却是一门重要的学问。因为有些食物与自身疾病康复是彼此相克的，有些食物则是相左的；有些是碱性食物，有些则是酸性食物；有些是热性食物，有些又是寒性食物。而这些食物对于某些疾病是有一定禁忌的，而对另一些疾病又是有帮助的。这些知识的取得有赖于我们的不断学习。

1. 鸡汤：经常喝鸡汤，会使血压持续升高，下降困难

鸡以肉质细嫩、营养丰富、品味极佳在活鲜食品市场越来越受到人们的欢迎，价格也是其他品种肉鸡的数倍。鸡的肉质细嫩，滋味鲜美，适合多种烹调方法，并富有营养，有滋补养身的作用。鸡不但适于热炒、炖汤，而且是比较适合冷食凉拌的肉类。

中医认为若有阴虚，补之以鸡羊一类温补物必将成害，从临床来看，

高血压患者多为阴虚之人，这样说并非认为现代人不能食鸡，若非刻意用之煲炖进补，仅在餐桌上食些当无大碍。若怕燥火而又一定要食炖鸡时，则要配些玉竹一类的滋阴物调和一下，不偏不颇，这样才较合防病保健之道。

从现代医学的观点来看，鸡汤的营养价值很高，是许多人喜欢的食物，但高血压病患者却不宜过量饮用。经常喝鸡汤，除可引起动脉硬化外，还会使血压持续升高，下降困难。而长期的高血压，又可引起心脏的继发性病变，如心肌肥厚、心脏增大等高血压心脏病。因此，不能盲目地把鸡汤作为高血压病患者的营养品，特别是患有较重高血压病的人，如果长期过量饮用，只会进一步加重病情，对身体有害无益。

2. 猪肝：猪肝属高胆固醇食物，高血压病患者应少食

肝脏是动物内储存养料和解毒的重要器官，含有丰富的营养物质，具有营养保健功能，是最理想的补血佳品之一。猪肝是补血食品中最常用的食物，食用猪肝可调节和改善贫血患者造血系统的生理功能。经常食用猪肝可以预防缺铁性贫血、口角炎等症。猪肝含有较多的铁质和维生素 A。维生素 A 的含量远远超过奶、蛋、肉、鱼等食品，具有维持正常生长和生殖功能的作用；能保护眼睛，维持正常视力，防止眼睛干涩、疲劳。猪肝能维持健康的肤色，对皮肤的健美具有重要的意义。经常食用猪肝还能补充维生素 B_2，这对补充机体重要的辅酶，完成机体对一些有毒成分的去毒有重要作用。猪肝中还具有一般肉类食品不含的维生素 C 和微量元素硒，能增强人体的免疫反应，抗氧化，防衰老，并能抑制肿瘤细胞的产生。

需要指出的是猪肝虽然是一种营养丰富的食物，营养学家提醒，猪肝不宜多食。因为一个人每天从食物中摄取的胆固醇不应超过 300 毫克，而每 100 克新鲜猪肝中所含的胆固醇高达 400 毫克以上。所以，高血压

病和冠心病患者应少食。另外，肝内维生素 A 含量丰富，过量食用可引起维生素 A 中毒。

3. 鱼露：高盐食物，长期大量食用会升高血压

鱼露又名鱼酱油，福建称虾油，是各种小杂鱼和小虾加盐腌制加上蛋白酶和利用鱼体内的有关酶及各种耐盐细菌发酵，使鱼体蛋白质水解，经过晒炼溶化、过滤、再晒炼，去除鱼腥味，再过滤，加热灭菌而成。味道鲜美，是可作为酱油用的调味品，产于福建、广东等地。除当地食用外，产品大部外销东南亚各国。

鱼露一般人皆可食用。但患有痛风、心脏疾病、高血压病、肾脏病、急慢性肝炎患者不宜食用。其食法与酱油相同，具有提鲜、调味的作用。鱼露含 17 种氨基酸，其中包括人体必需的 8 种氨基酸。此外还含有多种维生素和蛋白质。制作鱼露的鱼可以是淡水鱼、河虾或河蚌，也可以是海鱼。由于在制作过程中需要将盐和鱼混合起来，所以鱼露为高盐食物。长期大量食用，会增加高血压病、胃癌、食道癌的发病概率，不宜长期食用。

4. 味精：含有钠，吃多了对血压不利

味精是采用微生物发酵的方法由粮食制成的现代调味品，其主要成分是谷氨酸。味精是一种既能增加人们的食欲，又能提供一定营养的家常调味品。它能增进菜肴的鲜味，促进食用者的食欲；能够刺激消化液的分泌，有助于食物在体内的消化吸收。味精被食入后，很快在消化道被分解为谷氨酸进入血液输送到机体各部，参与多种生理必需蛋白质的合成。但常吃味精的人会有这样的体会，味精吃多了会口渴，这是因为味精中含有钠，而钠吃多了对血压不利，这与食盐的弊端近似。所以，高血压病患者不但要限制食盐的摄入量，而且还要严格控制味精的摄入。

5.精米细面：易导致大便秘结，排便时会使腹压升高，血压骤升，诱发脑出血

随着生活水平的不断提高，人们喜欢食用精米细面。精米细面做出的食品洁白晶莹，细腻可口，色、香、味俱佳，容易激起食欲，且便于咀嚼、下咽、消化。但是营养价值相对较低。因为精米细面分别是由稻米和麦粒加工而成的。稻米和麦粒一样，都是由表皮、糊粉层、胚乳和胚四个部分构成，而各种营养成分在各部分分布并不均匀。据分析，在粮粒外层的表皮、糊粉层和胚中富含着蛋白质、脂肪、多量的 B 族维生素以及粗纤维、磷、铁、钾、镁、钙等矿物质；而在粮粒内部的胚乳（即米仁或麦仁）部分，主要成分是淀粉，其他营养素却很少。在碾米或磨面时，存在于稻米或麦粒外层的维生素、矿物质、粗纤维等营养素将随表皮、糊粉层、胚芽部分的过筛，被当作米糠或麸皮而被除去，米、面加工越细，损失的营养素就越多。因此，精米细面虽然色泽洁白、口味较好，但其营养素却主要是淀粉和一部分蛋白质，矿物质、维生素和粗纤维等营养成分则较粗米粗面明显减少。

对于高血压患者而言，精米细面也有着不容忽视的弊端。一是精米细面含的营养素远不如粗米麦面丰富，尤其是维生素 B 族和粗纤维；二是精细食物可使大便干燥难排，易导致大便秘结，排便时会使腹压升高，血压骤升，诱发脑出血。所以，高血压病患者禁忌长期食用精细食物是有道理的。

6.浓茶、咖啡：容易刺激血压升高

生活中有许多高血压病患者有喝浓茶的习惯，但喝浓茶确实不利于高血压病患者的身体健康。因为饮浓茶与吸烟、饮酒和喝咖啡一样，是引起血压升高不可忽略的因素，尤其是饮茶量大且爱饮浓茶的人群更应注意。经临床观察，饮浓茶可使血压升高，这可能与茶叶中含有咖啡因活性物质

有关。在日常生活中,有些人饮茶后会头晕头痛,这也许是血压升高的缘故。另外,过量喝浓茶能加重心脏负担,产生胸闷、心悸等不适症状。

高血压病患者应避免在工作压力大的时候喝含咖啡因的饮料。研究显示,喝一杯咖啡之后,血压升高的时间可长达 12 小时;情绪紧张的时候,咖啡因会把血压推高到不利健康的程度。医学专家说,咖啡因能使血压上升,如再加上情绪紧张,就会产生危险性的效果。有家族高血压病史的人,也就是所谓的高危人群,在摄取咖啡因后,血压上升最多。一般而言,咖啡因能使血压上升 5 ~ 15mmHg,比如,原来血压是 120/60mmHg 的人,在摄取咖啡因后,可能上升至 135/75mmHg。血压若超过 140/90mmHg,对健康就有不利影响。所以,情绪紧张时喝咖啡的做法应该禁止。

43　饮食过饱和不吃早餐不利血压稳定

高血压病患者进餐不宜吃得过饱。如果进食过多的食物,特别是高蛋白、高脂肪食品,较难消化,会使腹部胀满不适,膈肌位置升高,增加迷走神经兴奋性,从而影响心脏的正常收缩和舒张;又由于消化食物的需要,饭后全身血液较多地集中在胃肠道,使冠状动脉供血更显不足,进一步加重心肌缺血、缺氧,容易诱发心绞痛、心律失常,甚至发生急性心肌梗死而危及生命。晚餐过饱时危险性更大,因为入睡后血液的流速较缓慢,如果晚餐进食脂肪较多,吃得过饱,血脂就会大大升高,极容易沉积在血管壁上,影响血管弹性,增加血管硬化病变的程度。专家建议,高血压病患者应采取少食多餐的方法,每日吃 4 ~ 5 餐,每餐以八分饱为宜。

经医学研究表明,人体能量的主要来源是血液中的糖即血糖,血糖多少决定人的身体能够产生多少能量,而能量的多少则决定人的精力和自我感觉。所以,不吃早餐是所有人的禁忌,对于高血压病患者尤为如此。

研究表明，不吃早餐的人，血中胆固醇比吃早餐的人要高33%左右；吃早餐的人比不吃早餐的人，高血压病、心脏病发作的可能性要小。临床也证实，早上起床后2小时内，心脏病发作的机会比其他时间高1倍左右，这种情况可能与较长时间没有进餐有关。科学家在研究血液黏稠度及血液凝结问题时发现，不吃早餐的人血液黏稠度增加，易引起血压增高。

44 低盐饮食能降压

大量研究证实，限盐即能有效降压和降低高血压病死亡率。研究发现，经限盐至每日4克后，约1/3中度高血压患者不需服药，降压可达有效标准；有的虽降压不明显，但头痛、胸闷等症状减轻，血压稳定；中度限盐（3～5克/日），能增强其他降压药的作用。这是因为适当地减少钠盐的摄入有助于减少体内的水钠潴留，从而降低血压。每日食盐的摄入量应在5克或酱油10毫升以下，可在菜肴烹调好后再放入盐或酱油，以达到调味而已；也可以先炒好菜，再加盐或酱油食用。在减少钠盐的同时，应注意食物中的含钠量，如挂面含钠较多而应少食。蒸馒头时，避免用碱，应改用酵母发面。另外食用钠低钾高的"低钠盐""保健盐"，可起到限盐补钾的双重作用。

45 药粥治病安全又方便

传统的药粥疗法之所以久盛不衰，沿用至今，是因为它的独特的剂型和疗效。中药剂型有丸、丹、膏、散，这些剂型制作工艺较复杂，处方固定不变，不能灵活组方配药为其不足之处；还有汤剂，虽然应用广泛，但也因药物的异味特性，而致患者难以接受。药粥则是从传统汤剂中脱颖而出的一种剂型。它的剂型简单，既可单味药与米谷同煮，也可几味药配用与米谷煮粥；还可根据病情及个体差异，灵活组方，按季节气候的变化，适时选用，适合于长服久食，便于充分吸收，经济简便，安全有效。由于药物或药汁与米谷同煮成了粥剂，既可充饥，又可食疗；既有利于药物成分的吸收，又能制约药物的不良反应。适应于长服久食，因此，深受医家推崇，民间百姓喜欢。药粥虽为滋补强壮、延年益寿的食疗佳品，然而配制方法是否科学，却直接关系到食用口感、味道及其药效的高低。因此药粥的配制，归纳起来，要注意以下几点：

（1）注意水量　煮制药粥，应掌握好用水量。如果加水太多，则无端地延长煮煎时间，使一些不宜久煎的药物失败。况且煎汁太多，患者难以按要求全部喝下。加水太少，则药物有效成分不易煎出，粥米也煮不烂。用水的多少应根据药物的种类和用米的多少来确定。

（2）注意火候　煮药粥要掌握一定的火候，才能使煮出来的药粥不干不稀，味美适口。在煮粥过程中，如果用火过急，则会使汤液沸腾外溢，造成浪费，且容易煮干；若用小火煎煮则费工费时。一般情况下，是用急火煎沸，慢火煮至成粥的办法。

（3）注意时间　药粥中的药物部分，有的可以久煮，有的不可以久煮。有久煮方能煎出药效的，也有的煮久反而降低药效的。因此把握好煎煮粥的时间亦极为重要。煎粥时间常是根据药物的性质和功用来确定的。因此把握好煎煮粥的时间亦极为重要。

（4）注意容器　选择能够供煮粥的容器有砂锅、搪瓷锅、铁锅、铝制锅等。依照传统习惯,最好选用砂锅。为使药粥中的中药成分充分析出，避免因用金属（铁、铝制锅）锅煎熬所引起的一些不良化学反应，所以，用砂锅煎煮最为合适。新用的砂锅要用米汤水浸煮后再使用，防止煮药粥时有外渗现象。刚煮好后的热粥锅，不能放置冰冷处，以免砂锅破裂。

46 学做降低血压的十五道粥

药粥疗法集医学理论、民间医疗经验于一体，简单易学，不受任何条件限制，不需要掌握高深的理论，只要通过实践，即可自己为之。对高血压病，药粥疗法强调整体调理，有单纯药物所不及的独特之处。更为重要的是，药粥疗法能将治疗寓于美食之中，长期坚持能达到其他一些疗法达不到的治疗效果；而对于无病之人还可以起到强身健体的作用，且无副反应，用料简单易寻，可根据自己的口味选用，如能长期坚持食用，大有裨益。

◎荷叶冰糖粥

【配方】新鲜荷叶 1 张，粳米 100 克，冰糖适量。

【制法】将鲜荷叶洗净煎汤，再用荷叶汤同粳米、冰糖煮粥。

【用法】可作夏季清凉解暑饮料，或作点心供早晚餐，温热食。

【功效】清暑利湿，升发清阳，止血，降血压，降血脂。适用于高血压病、高脂血症、肥胖病以及夏天感受暑热致头昏脑涨、胸闷烦渴、小便短赤等。

◎决明冰糖粥

【配方】决明子（炒）10～15 克，粳米 100 克，冰糖适量。

【制法】先把决明子放入锅内炒至微有香气，取出，待冷后煎汁，去渣，放入粳米煮粥，粥将熟时，加入冰糖，再煮一二沸即可食。

【用法】适合春夏季食。每日 1 次，5～7 天为 1 疗程。

【功效】清肝，明目，通便。适用于高血压病、习惯性便秘者等。

【禁忌】大便泄泻者忌服。

◎葛根粉粥

【配方】葛根粉 30 克，粳米 100 克。

【制法】粳米浸泡一宿，与葛根粉同入砂锅内，加水 500 克，用文火煮至米开粥稠即可。

【用法】当半流质食料，可不时稍温食。

【功效】发表解肌，清热除烦，生津止渴，透疹止泻。适用于高血压病、冠心病、老年性糖尿病、慢性脾虚泻泄、夏令口渴多饮等。

【禁忌】脾胃虚寒者忌食。

◎胡萝卜粥

【配方】新鲜胡萝卜、粳米各适量。

【制法】将胡萝卜洗净切碎，与粳米同入锅内，加清水适量，煮至米开粥稠即可。

【用法】早晚餐温热食。本粥味甜易变质，需现煮现吃，不宜多煮久放。

【功效】健脾和胃，下气化滞，明目，降压利尿。适用于高血压病以及消化不良、久痢、夜盲症、小儿软骨病、营养不良等。

◎豆浆粥

【配方】豆浆汁 500 克，粳米 100 克，砂糖或细盐适量。

【制法】将豆浆汁、粳米同入砂锅内，煮至粥稠，以表面有粥油为度，加入砂糖或细盐即可食用。

【用法】每日早晚餐，温热食。

【功效】补虚润燥。适用于动脉硬化、高血压病、高脂血症、冠心病及一切体弱患者。

◎芹菜粥

【配方】芹菜连根 100 克，白米 50 克。

【制法】芹菜连根洗净后切碎，加米同煮。

【用法】早晚服食。

【功效】凉肝平热，降低血压，醒脑安神，润肺止咳。常吃此粥对高血压病有辅助治疗作用。

◎莲子红糖粥

【配方】莲子粉 15 克，粳米 30 克，红糖适量。

【制法】将上三味同入砂锅内煎煮，煮沸后即改用文火，煮至黏稠为度。

【用法】可随意服食。

【功效】补脾止泻，益肾固精，养心安神。适用于高血压病所致心悸、虚烦失眠等。

【禁忌】凡有外感或实热证者不宜服。

◎松花淡菜粥

【配方】松花蛋 1 个，淡菜 50 克，粳米 50 克。

【制法】松花蛋去皮，淡菜浸泡洗净，同粳米共煮作粥，可加少许盐调味。

【用法】空腹服用。

【功效】具有清心降火之功，可治高血压病和耳鸣、眩晕等症。

◎发菜蚝豉粥

【配方】发菜 3 克，牡蛎 60 克，瘦猪肉 60 克，粳米适量。

【制法】发菜、牡蛎水发洗净。瘦肉剁烂成肉泥。用砂锅加适量清水煮沸，加入粳米，放进发菜、牡蛎同煲，至大米开花为度，再放入肉泥煮熟，吃肉食粥。

【用法】早晚服食。

【功效】具有降压，通便之功。适用于高血压病，动脉硬化及老年性便秘者。

◎山楂粥

【配方】山楂 50 克，粳米 100 克，白糖适量。

【制法】先将山楂煎取浓汁、去渣，再加入粳米及适量开水熬粥，然后加砂糖调味即可。

【用法】当点心服用，但不宜空腹服用。

【功效】降血压，降血脂，促消化，散瘀血。适用于高血压病、高脂血症、冠心病、食积停滞者。

◎桃仁粥

【配方】桃仁 9 克，粳米 100 克。

【制法】先将桃仁捣碎，加水研汁去渣，加粳米熬为稀粥。

【用法】每日 1 次，温服，7 天为 1 疗程。

【功效】活血通经，散瘀止痛。适用于高血压病及冠心病患者。怀孕妇女及腹泻者不宜服用。

◎大蒜粥

【配方】紫皮蒜 30 克，粳米 100 克。

【制法】置沸水中煮 1 分钟后捞出蒜瓣，再将粳米煮粥，待粥煮好后，将蒜放入粥中略煮。

【用法】可早晚食用。

【功效】降血脂。适用于冠心病并高脂血症、高血压者。

◎首乌粥

【配方】粳米 100 克，红枣 3～5 枚，制首乌 30 克，红糖或冰糖适量。

【制法】将制首乌煎取浓汁，去渣，与粳米、红枣同入砂锅内煮粥，粥将成时放入红糖或冰糖调味，再煮沸即可。

【用法】每日服 1～2 次，7～10 日为 1 疗程，间隔 5 日再服。

【功效】降血脂，促消化，散瘀血。适用于高血压病、高脂血症、冠心病者。

◎萝卜粥

【配方】新萝卜适量（约半斤），粳米 100 克。

【制法】新萝卜洗净切片，同粳米煮粥。

【用法】可早晚食用。

【功效】具有消食利膈，化痰止咳，醒酒利尿，散瘀补虚的作用。可治高血压病、高脂血症等。

◎菠菜粥

【配方】鲜菠菜适量，粳米 100 克。

【制法】将鲜菠菜放入沸水略烫数分钟，捞出后切细，同粳米煮粥。

【用法】早晚服食。

【功效】通血脉，开胸膈，下气调中，止渴润燥。适用于老年人习惯性便秘、高血压病等病症。

47 学做降低血压的十三道药茶

药茶是中医的传统治疗方法之一，有着悠久的历史。有的药茶是由茶或药物组成，经加工制成，是可供饮用的具有治疗作用的特殊饮料，它们既可供人们工余、饭后饮用解渴，又可以防治疾病，缓衰抗老。有的药茶是以"茶"的形式出现，与平时所说的茶饮不完全相同，可以说只是饮用形式相同。但不管药茶是以何种形式出现，从疗效上看，药茶的有效成分溶出量大，药液质量好，具有携带方便，冲泡饮用易于接受等优点，便于长期饮用等优点。正由于药茶具有方便、有效、天然、节约的优点，而且既有针对性，又有灵活性，所以也就决定了药茶在临床运用上的广泛性，受到了人们欢迎。在中国的古代医籍里，有关药茶治病的方法随处可见。药茶一般作用持久而缓和，并无呆滞中焦脾胃之弊，还可以减少服药的精神负担，是一种既有汤剂之优点，又十分方便的剂型，有利于患者的调养和治疗。尤其是那种素有饮茶嗜好的患者，更容易接受。如果经常坚持饮用，辅以饮食疗法，可以达到治疗疾病，控制症状的效果。但药茶不同于一般的茶饮，需要根据高血压病患者的症状，依据药物的性能特点进行配方，并依据药茶的浸泡特点进行操作。药茶应用于临床，使用方便，口味清甜，疗效可靠，具有既可治病又可养生之优点，深受患者欢迎。现介绍几种能降压的药茶方，以供选用。

◎山楂茶

【配方】取生山楂 30 克，何首乌 20 克。

【制法】水煎，代茶饮。

【功效】山楂能改善冠状动脉供血，具有促消化、增进食欲、降低血脂作用。

【适应证】高血压病、冠心病者长期服用效果佳。

◎菊花茶

【配方】取白菊花 20 克。

【制法】沸水泡，代茶饮。

【功效】清热解毒、平肝降压。

【适应证】对早期高血压病、头痛、头晕、耳鸣效果佳。

◎荷叶茶

【配方】荷叶 100 克。

【制法】水煎，代茶饮。

【功效】有清热解暑，扩张血管，降低血脂，降血压作用。

【适应证】肥胖兼有高血压病者。

◎钩藤茶

【配方】取钩藤 15 克，天麻 15 克。

【制法】水煎 15 分钟（不可超过 20 分钟，否则有效成分被破坏，影响降压效果）后服用。

【功效】平肝潜阳，镇静安神。

【适应证】高血压病。

◎三七茶

【配方】取三七 15 克，红花 15 克。

【制法】水煎，代茶饮。

【功效】活血化瘀，改善心肌供血。

【适应证】高血压病。

◎玉米须茶

【配方】取玉米须 50 克，益母草 30 克。

【制法】水煎，代茶饮。

【功效】玉米须有健胃、利尿、消肿作用。

【适应证】肾炎及心脏病引起的水肿。

◎夏枯草茶

【配方】取夏枯草 30 克，芹菜根 50 克。

【制法】水煎，代茶饮。

【功效】可平肝阳。

【适应证】降血压，治目赤、头晕。

◎车前子茶

【配方】取车前子 30 克，白茅根 50 克。

【制法】水煎，代茶饮。

【功效】有明显的利尿降压作用。

【适应证】高血压病、慢性肝炎水肿者，长期服用。

◎决明子茶

【配方】取决明子 30 克，枸杞 30 克。

【制法】水煎，代茶饮。

【功效】祛风散热，平肝明目，利尿。

【适应证】高血压病、便秘、高脂血症者。

◎西瓜翠衣茶

【配方】取西瓜翠衣 150 克，冬瓜皮 100 克。

【制法】水煎加冰糖少许，代茶饮。

【功效】清热解暑，利尿，降压。

【适应证】高血压病。

◎菊花乌龙茶

【配方】杭菊花 10 克，乌龙茶 3 克。

【制法】开水冲泡，代茶饮用。

【功效】清热明目，平肝降压。

【适应证】高血压病。

◎糖醋降压茶

【配方】冰糖 500 克，醋 500 毫升。

【制法】将冰糖 500 克溶于 500 毫升醋中。

【用法】每日服冰糖醋液 3 次，每次少量服用。

【适应证】高血压病偏于阴虚和血脉瘀滞者。

【禁忌】溃疡病胃酸过多者不宜用。

◎菊楂决明茶

【配方】菊花 10 克，生山楂片 15 克，决明子 15 克，白糖适量。

【制法】将决明子打碎，同菊花、生山楂片水煎 20 分钟，后加白糖。

【用法】代茶饮。

【适应证】疏风散热平肝，润肠通便降压。适用于高血压兼有冠心病患者，对阴虚阳亢、大便秘结等症更有效。

　　制作药茶选用药材的禁忌，不同的食物都有不同的属性和作用。因此，在医生的指导下辨证、辨病的进行食物的选用，合理确定处方。同时要注意食物、食物与药物之间的配伍禁忌。按照传统的习惯，有些食物不能合用，如鸡肉忌糯米、芥末，猪肉忌荞麦、黄豆等。这些虽然没有充分的道理，但是民间长期流传的一些忌讳，仍宜慎重为宜。目前临床应用的 5000 多种常用中药中，有 500 余种可作为药茶原料，如冬虫夏草、人参、当归、天麻、杜仲、枸杞子等。这些药物在与食物配伍、炮制和应用时都需要遵循中医理论，使它们之间的作用互相补充、协调，否则就会出现差错或影响效果。因此，在家中配制药茶对药物的选用有严格的禁忌。自行配制使用药茶时，药物配伍禁忌，一般要参考中药"十八反"和"十九畏"。"十八反"的具体内容是：甘草反甘遂、大戟、海藻、芫花；乌头反贝母、瓜蒌、半夏、白蔹、白芨；藜芦反人参、沙参、丹参、玄参、苦参、细辛、芍药。"十九畏"的具体内容是：硫黄畏朴硝，水银畏砒霜，狼毒畏密陀僧，巴豆畏牵牛，丁香畏郁金，川乌、草乌畏犀角，牙硝畏三棱，官桂畏赤石脂，人参畏五灵脂。以上配伍禁忌，可作为用药参考，但非绝对如此，最好避开使用。

48 不要忽视醋疗对血压的作用

醋对老年人动脉硬化、脑出血、心肌梗死及高血压病等病症，均有预防效果。每天饮一点醋，可预防与治疗肝炎、糖尿病，对神经痛、关节炎等老年人病症亦有效。此外，醋还可增加食欲，帮助消化，促进营养素在体内的代谢，并提高热能利用率，消除疲劳。烧菜时加些醋，可以促进菜中钙、磷、铁等成分的溶解，并被充分吸收利用；用醋烹调菜肴时可增加鲜、甜及香气。食醋不仅能防止食品中腐败菌的繁殖，而且对病原菌也有杀灭能力。对于肾结石、膀胱结石及胆结石具有防治的作用。上述作用皆为其醋酸的作用使然。民间有用醋浸泡食物防治高血压病的经验。

◎醋泡花生

【配方】花生米 500 克，醋适量。

【制法】用醋浸没花生米，连泡 7 天以上，时间越长越好。浸泡期间每日搅动 2 次。

【功效】活血化瘀、降血压。用于预防高血压病和动脉硬化。

【用法】每晚 1 次，嚼食花生米 10 粒。

◎醋泡黄豆

【配方】黄豆 500 克，醋 1000 克。

【制法】先将黄豆炒 20 ～ 25 分钟，不能炒焦，冷后浸入盛醋的容器中，密封 10 天以上即可。

【功效】降血压、降血脂。用于预防高血压病及高脂血症等。

【用法】每日早晚服 5 ～ 6 粒醋黄豆，经常服用效果好。

◎醋蒸鸡蛋

【配方】鸡蛋 1 个，醋 60 克。

【制法】鸡蛋打入碗中，用醋搅匀，加水蒸熟食之。

【功效】降血压、降血脂。用于预防高血压病。

【用法】每日 1 剂，晨起空腹服用，7 天为 1 疗程，可连用数个疗程。

◎冰糖醋

【配方】冰糖 500 克，醋 100 克。

【制法】二味混合，使冰糖溶化即成。

【功效】散瘀，降血压、降血脂。用于治疗高血压病。

【用法】每日 3 次，每次 10 克，饭后服用。10 日为 1 个疗程，可连用 3 ～ 5 个疗程。

◎醋磨木香 、

【配方】青木香 10 克，米醋 20 克。

【制法】醋磨青木香，取汁备用。

【功效】行气止痛，降血压。用于治疗高血压病和冠心病、心绞痛等病症。

【用法】每日 1 剂，顿服。

◎醋浸海带

【配方】海带 250 克，醋 500 克。

【制法】将海带切成细条放于容器中，加食醋浸泡，放冰箱冷藏 10 天，即可食用。

【功效】强化骨骼、牙齿，防止软骨病，改善高血压病症状等。

【用法】每日 1 剂，顿服。

◎醋浸香菇

【配方】香菇 250 克，醋 500 克。

【制法】将香菇去根柄，用清水洗净放入广口瓶，倒入醋，放冰箱冷藏半月后即可食用。

【功效】降低胆固醇，改善高血压病的动脉硬化症状。主治高血压病。

【用法】每日 1 剂，顿服。

49 学做能降低血压的六道美味汤

汤羹保健是中国饮食文化与中医药文化相结合的产物。厨师调五味，医生亦调五味，两者既有共性又有不同之处，食疗即是将两者巧妙地结合在一起。从历史源流、方药构成、制作过程、科学分析各个方面来看，汤羹保健是饮食与医药的精华所在。但需要说明的是，作为高血压病患者的保健汤羹，首先要满足食物应该具有的色、香、味、形、触等基本要求；而从作为药的一方面来说，则应尽量发挥食物本身的功效，并进行合理搭配，辨证用膳，即使需要加入药物，药物的性味也要求尽量甘、淡、平和、无异味，不能因用药就丢了膳。因此，正确的选配、烹调合适的膳食，使其与享用者的身心特质相结合，使食疗和美味紧密地结合在一起，是一项需要高度技术与高度艺术的工作。在古代，仅有帝王与贵族方可享用这般精致与灵妙。

◎大枣冬菇汤

【配方】大枣 15 枚，干冬菇 15 个，生姜、熟花生油、料酒、食盐、味精各适量。

【制法】先将干冬菇洗净泥沙，大枣洗净，去核；然后将清水、冬菇、红枣、食盐、味精、料酒、姜片及熟花生油少许，一起放入蒸碗内，盖严上笼蒸 60 ～ 90 分钟，出笼即成。

【用法】佐餐食用。

【功效】益气、开胃。适用于各种虚症、食少、高血压病、冠心病、癌症及胃、十二指肠溃疡等病症。

◎丝瓜豆腐肉丝汤

【配方】猪瘦肉 75 克，豆腐 150 克，丝瓜 200 克，湿淀粉 50 克，精盐、味精、香油各适量。

【制法】把猪肉洗净，切丝，纳碗内，放少许精盐、味精拌匀入味，再加湿淀粉抓匀上浆；豆腐切条，丝瓜刮去外皮，洗净，切丝。锅里放适量水，放入豆腐、丝瓜，烧开后撒入肉丝，稍煮调味即成。

【用法】佐餐食用。

【功效】益气和中，清热生津。适用于动脉粥样硬化，冠心病，高血压病属气阴两虚兼有热者，症见心悸气短，倦怠懒言，面色无华，头目眩晕等。亦可用于暑热病后体倦乏力，饮食减少，心烦口渴者。

◎枸杞雏鸽汤

【配方】雏鸽 3 只，枸杞子 30 克，清汤、料酒、生姜、葱、味精、精盐各适量。

【制法】将雏鸽宰杀后去毛及内脏，洗净，每只剁为4块，然后入开水中氽透捞出备用。将枸杞子洗净。姜、葱洗净切片、段。将鸽肉块放在盘中，再放上枸杞子、姜、葱、料酒，加入清汤适量，蒸熟后，去姜、葱，调入味精、精盐即成。

【用法】佐餐食用。

【功效】滋阴平肝。

◎玉米须西瓜皮汤

【配方】玉米须60克，西瓜皮60克（鲜品用250克），香蕉8只去皮。

【制法】清水4碗，加入上述食物，煎至一碗半，加冰糖适量调味。

【用法】佐餐食用。

【功效】平肝，泄热，利尿，润肠。可用于高血压病的辅助治疗。

◎白鸽黄精汤

【配方】白鸽1只，黄精30克，枸杞子25克，味精、精盐各适量。

【制法】将白鸽宰杀后，去毛、内脏，洗净后切成小块，与黄精、枸杞子同入砂锅，加水适量，先用武火烧开，后以文火慢炖至鸽肉熟烂，加入味精、精盐调味即成。

【用法】佐餐食用。可常服。

【功效】滋阴补血，平肝祛风。

◎冬瓜玉米汤

【配方】胡萝卜375克，冬瓜600克，玉米2个，冬菇（浸软）5朵，瘦肉150克，姜2片，盐适量。

【制法】胡萝卜去皮洗干净，切块。冬瓜洗干净，切厚块。玉米洗干净，切块。冬菇浸软后，去蒂洗干净。瘦肉洗干净，氽烫后再洗干净。煲滚适量水，下胡萝卜、冬瓜、玉米、冬菇、瘦肉、姜片，煲滚后以慢火煲

2 小时，下盐调味即成。

【用法】佐餐食用。

【功效】利尿，降胆固醇，降血压。

50　运动利于防治高血压病

实践观察发现，绝大多数高血压病患者，尤其是早、中期高血压病患者，经过一个阶段运动疗法的锻炼之后，头晕、头痛、头胀、目眩、失眠、心悸等症状便会减轻，甚至能完全消失，同时血压也会出现不同程度的下降。科学家认为运动疗法的有利作用可能与下列因素有关：

第一，运动可使高血压病患者情绪安定，心情舒畅，使工作和生活中的紧张、焦虑和激动得以缓解，可改变大脑皮质、血管运动中枢等的功能失调，能加强大脑皮质对皮质下血管运动中枢的调节功能，使全身处于紧张状态的小动脉得以舒张，从而促使血压下降。

第二，坚持运动可使肌肉纤维逐渐增大增粗，使冠状动脉的侧支血管增多，血流量增加，管腔增大，管壁弹性增强，这些改变均有利于血压下降；运动还能产生某些化学物质，这些化学物质进入血液后，能促使血管扩张，加快血液循环，并有利于血液中胆固醇等物质的清除，使血管保持应有的弹性，因此可有效延缓动脉硬化的发生和发展，防止高血压病的加重。

第三，长期坚持运动可调整自主神经功能，降低交感神经的兴奋性，改善血管的反应性，引起外周血管的扩张和血压下降。

有人调查发现，坚持运动锻炼或坚持体力劳动的人与相同年龄组不坚持运动锻炼或很少参加体力劳动的人相比，后者的高血压病发病率为前者的 3 倍。有人曾在 50 例确诊为高血压病的患者进行散步、慢跑 3 ～ 4 个月后观察发现，85% 的患者血压恢复至正常，其中 38 例患者还完全停用各种中西医降压药物，完全依靠运动疗法来巩固效果。

51 应忌运动的高血压病患者

高血压病患者如合并有严重心律失常、心动过速、脑血管痉挛（有晕眩、头痛、恶心、呕吐等症状）、明显的心绞痛、心功能失代偿等，不应进行运动。出现下列症状之一者禁忌进行体育运动：未控制的过高血压 210/110mmHg（28.0/14.7kPa）或对运动出现异常反应，包括末梢运动即出现血压过高反应，特别是舒张压升高至 133mmHg（17.3kPa）或运动后血压不升高或始终低于 140/133mmHg（18.7/17.7kPa）者。血压超过 220/110mmHg，并发主动脉夹层动脉瘤或急性脑血管病的患者禁忌运动。

52 运动后不要立即坐地休息

有些高血压病患者习惯于在进行运动锻炼后坐在地上，或是直接躺下来休息，认为这样可以加速疲劳的消除。其实，这样不仅不能尽快地恢复身体至常态，反而会对身体产生不良影响。因为人体在进行运动时，心血管功能活动加强，骨骼肌等外周毛细血管开放，骨骼肌血流量增加，以适应身体功能的需要；而运动时骨骼肌的节律性收缩，又可以对血管产生挤压作用，促进静脉血回流。当人体在运动结束后，如果停下来不动，或是坐下来休息，静脉血管失去了骨骼肌的节律性收缩作用，血液会由于受重力作用滞留在下肢或外周静脉血管中，导致回心血量减少，心排血量下降，造成一过性脑缺血，出现头晕、眼前发黑等一系列症状，严重时会造成休克。因此，高血压病患者运动锻炼后应做一些整理活动，这样一方面可以避免头晕等症状的发生，另一方面还可以改善血液循环，尽快消除疲劳，提高锻炼效果。

53 高血压病患者的治疗原则

高血压病患者治疗的主要目的是最大限度地降低心血管病的死亡和病残的总风险，将血压控制在一个适当的水平，消除高血压带来的种种不适感，保证患者的生活质量。由于高血压病患者的年龄、病变性质、病变严重程度各不相同，有的患者甚至还有其他严重并发症，所以，治疗方案也不尽相同。也就是说，治疗高血压病不会有一个固定的模式，而只能有下列一些基本原则：

（1）早期治疗 美国学者对 400 万份健康保险者的资料分析表明，轻度高血压病者，舒张压在 88 ～ 92mmHg（11.7 ～ 12.3kPa）的人比舒张压在 80mmHg（10.7kPa）左右的人预期死亡率高 30%；舒张压在 98 ～ 102mmHg（13.1 ～ 13.6kPa）的患者死亡率是舒张压 78 ～ 82mmHg（10.4 ～ 10.9kPa）的健康人的 2 倍。因此，轻度高血压病是否需要治疗的答案是肯定的。

（2）预防并发症 高血压病的治疗要尽量减少高血压对心、脑、肾等重要器官的损害，并且逆转已经形成的损害。事实证明，高血压病患者经过降压治疗后，心、脑、肾并发症明显减少，而对已有的并发症进行治疗，又可明显延长患者的生命。在降压治疗的同时，要防治心、脑血管并发症的其他危险因素和症候，如左心室肥厚、高脂血症、糖尿病、高胰岛素血症和肥胖等。

（3）因人而异 由于高血压病的病因复杂，发病原因各不相同，高血压病患者的具体情况也有所不同，所以其治疗的一个重要原则是要强调原则性与个体化相结合，不同的患者应当采取不同的方法，治疗方案应切实可行。在治疗时要全面考虑，并在医生的指导下进行。治疗方案应尽量简便，容易被患者接受，能够坚持长期治疗。无论是药物治疗，还是非药物治疗，均应如此。

54 足部按摩能降压

中医经络学指出，脚心是肾经涌泉穴的部位，手心是心经劳宫穴的部位，经常用手掌摩擦脚心，有健肾、理气、益智、交通心肾，使水火相济、心肾相交、防治失眠、多梦等功效，对高血压病也有很好的疗效。因为足部与全身脏腑经络关系密切，承担身体全部重量，故有人称足是人类的"第二心脏"。有人观察到足与人整体的关系类似于胎儿平卧在足掌面，头部向着足跟，臀部朝着足趾，脏腑即分布在跖面中部。根据以上原理和关系，刺激足穴可以调整人体全身功能，治疗脏腑病变。人体解剖学表明，脚上的血管和神经比身体大多数部位多，无数的神经末梢与头、手、身体内部各组织器官有着特殊的联系。所以，单纯对足部加以手法按摩，就能治疗许多疾病。

涌泉穴位于脚底部，在脚前部凹陷处，第二、三趾趾缝纹头端与脚跟连线的前 1/3 处。按摩涌泉穴简单、实用。方法之一是取坐位，将一条腿放在另一条腿上，同侧手托住脚踝，对侧手用小鱼际部在涌泉穴做上下推擦，直到脚心发热为止，再换另一条腿。方法之二是坐床上，两脚心相对，用两手拇指指腹自脚跟往前推至涌泉穴，由后往前反复 36 次，推至脚心发热为止。按摩涌泉穴动作要缓和、连贯，轻重要合适。刚开始速度要慢，时间要短，等适应后再逐渐加快按摩速度。在按摩脚心的同时，还要多动动脚趾。每日 1 ～ 2 次。

大脚趾是血压反射区所在，随兴用手上下左右旋转揉搓它即可。当血压突然升高时，立即用手指甲掐住大脚趾与趾掌关节横纹正中央，2 分钟左右血压便会下降。

55 高血压病患者宜用卵石行走降压

俗话说："双脚如树根，治脚治全身。"运用卵石摩脚，来刺激其皮肤神经末梢感受器，通过中枢神经起到调节内脏器官的作用，促进血液循环，加速新陈代谢，可以预防和治疗疾病。足踩鹅卵石对Ⅰ、Ⅱ期高血压病患者有益，患者可赤脚在凹凸不平的鹅卵石小径上踩踏或小步跑；亦可用布袋装上小半袋鹅卵石，平放在地上赤脚在上面来回不停地踩踏；或者用挑选过的鹅卵石，固定在 0.5 平方米的湿水泥上，制成鹅卵石水泥板，赤脚在上面有节奏地踩踏。踩踏鹅卵石的时间一般安排在早晚进行，每次 15 分钟以上，踩踏时须防止跌倒，天凉时要防止感冒。

56 高血压病患者头部按摩降压方法

中医认为"头为诸阳之会"，人体十二经脉和奇经八脉都聚会于头部，头部就有几十个穴位。正确的按摩并养成一些日常良好习惯对高血压病患者可以起到意想不到的保健作用，同时可以解除高血压病引起的头晕等症状。

（1）高血压病患者宜行推发降压

①两手虎口相对分开放在耳上发际，食指在前，拇指在后，由耳上发际推向头顶，两虎口在头顶上会合时把发上提。反复推发 10 次，操作时稍用力。此外，两掌自前额像梳头样向脑部按摩，至后颈时两掌手指交叉以掌根挤压后颈，有降压的作用。

②两手食指自印堂穴向上延眉梢左右向外按摩至两侧太阳穴，并揉摩拍击印堂、太阳穴各十余次，并按摩风池等穴各十余次，能缓解高血压病引起的头晕、头胀、头痛。

（2）高血压病患者宜叩头降压　双手五指分开成半屈状，用指端由前发际向后叩击，反复叩击 12 次，叩时要稍用力并用力均匀。也可用右手（左手也可）五指并拢，用掌指击百会穴 36 次。要求击时手掌动作要半起半落，力量尽可能均匀。此法可以缓解高血压病的头部症状。

高血压病患者的按摩降压，一是要熟练掌握常用手法的基本要领，动作准确，用力均匀，动作柔和，避免缓急不匀、轻重不均现象。初次进行按摩时，应尽量采用轻手法，以后根据患者适应情况逐渐加大手法力量。二是按摩操作时应摆好患者体位，以患者舒适、不易疲劳、操作方便为宜，冬季注意保暖，避免受凉。个别患者按摩后第 2 天出现皮肤不适，说明手法过重，可改用轻手法。三是对高血压病的治疗要有一定的时间，每次按摩时间必须符合要求，每个疗程的按摩次数必须得到保证，敷衍了事、任意缩短时间、减少次数都会影响疗效。

57　高血压病患者服用降压药十点要求

世界卫生组织（WHO）及全球高血压联盟的专家认为，高血压病是一种可以控制但不能根治的严重心脑血管慢性疾病，只有坚持长期降压治疗，并结合非药物治疗措施，才能有效地控制血压。而长期控制血压的目的，不仅仅是为了控制症状，更重要的是为保护心、脑、肾等重要脏器免受损害，从而最大限度地减少脑中风、心肌梗死、尿毒症等严重并发症的发生。

（1）早期用药宜谨慎　由于治疗高血压病的药物作用和药理不尽相同，所以在用药时须谨慎考虑。早期轻度高血压病不一定开始就以降压药物治疗。这主要是因为长期药物治疗带来的危害可能超过轻度高血压病本身的危害，两者之间需要加以权衡。现在在疗效更好、副作用更小的降压药不断问世的形势下，这一观念或许会发生改变，但目前还应坚持对轻度高血压病不急于用降压药的观点，采用非药物治疗一段时间，观察其疗效后再决定是否用药物治疗。

（2）忌擅自停药　有的高血压病患者在应用降血压药物治疗一段时间后，血压降至正常，即自行停药。结果在不长时间后血压又升高，再使用药物降压。这样不仅达不到治疗效果，而且还会由于血压较大幅度的波动，引起心、脑、肾发生严重的并发症，如脑出血等。正确的服药方法是服药后出现血压下降，可采用维持量，继续服药；或者在医生的指导下将药物进行调整，而不应断然停药。

（3）服药宜注意时间　研究表明，高血压病患者的血压在清晨醒后变化最大，可以在数分钟之内上升 $2 \sim 5kPa$。中午过后，血压会自行下降。这种血压变化规律致使患者容易在早晨和夜间发生脑中风（早晨容易发生脑出血，而夜间则容易发生脑缺血）。传统的每日 3 次的服药方法没有考虑患者的血压变化规律，只是一味地考虑降低血压，结果使清晨时的血压控制不理想，而常使下午和夜间血压偏低。所以高血压病患者应该在医生的指导下采用科学的服药方法，从而有效地防止清晨醒后或夜间的血压剧烈变化，使血压处于比较平稳状态。

（4）忌一味追求血压正常　有的高血压病患者不根据具体情况，一味追求血压达到正常水平，其实这是不对的。60 岁以上的老年人，均有不同程度的动脉硬化，正常偏高的血压有利于心、脑、肾等脏器的血液供应。如果不顾年龄及患者的具体情况，而一味要求降压到"正常"水平，势必影响上述脏器的功能，得不偿失。正确的做法是根据患者的年龄、脏器的功能情况，将血压降到适当的水平，特别是老年人，不可过度降低血压。另外，高血压病患者服药忌降压过快或过低，因为血压降得过快或过低会使患者感到头晕、乏力，还可诱发脑血栓形成等严重后果。

（5）忌单纯依赖降压药　高血压病患者忌单纯依赖降压药而不做综合性治疗。高血压病的病因较多，因此治疗也需要采取综合性的措施，否则就不可能取得理想的治疗效果。正确的做法是除选择适当的药物外，还要注意劳逸结合，饮食宜少盐，适当参加文体活动，避免情绪激动，保证充足睡眠，肥胖者应减轻体重，重视治疗糖尿病等疾病。

（6）忌无症状就不治疗　没有症状就不需要治疗，这是高血压病患者普遍存在的误解。由于一半以上高血压病患者并无明显不适，大多数人不测量血压，以致长期漏诊而得不到治疗。这些患者多数是在查体或因其他病就诊时才发现有高血压病。其实，当血压超过正常范围 140/90mmHg 时就应进行降压治疗，而且无症状高血压病比有头痛、头晕等症状的高血压更具有危险性。当然在这段时间不一定都要服药，只要注意生活方式，消除引起高血压病的各种因素，大多数人血压能恢复正常。

（7）忌用药不规律　有些人患高血压病的早期症状并不十分明显，血压每每是忽而高，忽而平稳，常常不能引起患者及家属的重视。同时，患者自以为是神经性的症状无碍大事，甚至想自己压根就没有病，更谈不上定期复查血压和注意生活方式了。因而在用药治疗上也很不规律。最新科研资料证明，不规律的用药可致高血压病患者诱发脑出血。医生认为，由于高血压病患者均有程度不同的动脉硬化，一旦不按规律服药，可使血压在短期内上升，如果血压超过了安全范围，势必诱发脑出血。据此提醒高血压病患者，一定要在医师的指导下坚持正规治疗，按要求服用抗高血压药。

（8）降压忌依赖中成药　有些高血压病患者认为中药治本，所以只服中药。殊不知一些治疗高血压的中药胶囊制剂里也掺有一定成分的西药，停药后血压还是会反弹的。中医中药应当是辨证施治的，高血压病也应分型辨证治疗才能有效。经中医治疗后，如果不能控制血压，还应使用使西药降压来维持巩固疗效，才能防止出现并发症。

（9）忌频繁更换降压药　有些高血压病患者服用降压药物后血压长

年稳定，未见不良反应，但顾虑长期用一种药物是否会有副作用，或者听说某药效果特别好，于是自作主张更换药物。其实这是一大误区。服用一种降压药，疗效满意，没有不良反应，忌自作主张更换。如果是降压疗效不好，血压未降到正常，但是没有不良反应，确定是剂量不足时，就应适当增加剂量；如果剂量已达足量，不能再增加，就要加服另一种降压药，二药合用。另外，每个人对药物的适应性各不同，对别人效果好的药不一定对自己合适。那么什么情况才可更换降压药呢？只有在用了某种降压药后，疗效不佳，经医生诊查后，再在指导下换药为妥；或者有不良反应，且无法耐受，那就必须停用，在征询医生后，改用其他类降压药。

（10）服用降压药宜据季节调整　高血压病患者服用降压药需要根据季节加以调整。一般地说，冬季是一年中血压最难控制的季节，往往是用药量最大的时期，通常冬季很难调减降压西药。服用中药治疗更应根据季节调整，春宜疏肝养肝，夏宜养阴清肝泻火，秋宜养阴润肺以制肝，冬宜补肾活血以滋水涵木。

58　高血压病使用 3 类药物要注意

药物可以治病，也可以致病。通常把药物导致的高血压称为药源性高血压。虽然药物性高血压比较少见，但由于可以导致高血压的药物很多，因此医生和患者更要重视。那么，哪些药物可以引起高血压呢？

（1）激素类　糖皮质激素类，包括氢化可的松、可的松、强的松、地塞米松等；性激素比如甲基或丙基睾丸素等。这些药物可引起水钠潴留，导致循环血量增加，而发生高血压。甲状腺激素类药物则能兴奋神经系统，引起血压升高。

（2）止痛药　非类固醇类解热镇痛药包括水杨酸类（如阿司匹林）、

乙酰苯胺类（如非那西丁、扑热息痛）、吡唑酮类（如保泰松）、吲哚类（如消炎痛）药物。它们主要通过引起水钠潴留，激活肾素血管紧张素系统，抑制前列腺素合成，诱发动脉粥样硬化，增强交感神经活性，损害肾脏等几条途径引起高血压。

（3）避孕药 通过增进肾素－血管紧张素系统的活性，可使血管收缩，并刺激肾上腺皮质激素释放而造成高血压。

（4）其他药 肾上腺素、去甲肾上腺素、利他林（哌甲酯）、多虑平（多塞平）及中药麻黄、甘草类制剂等。另外，某些降压药也可引起高血压，如常用的甲基多巴、胍乙啶等，当静脉注射时就有引起高血压的可能。特别值得注意的是，在服用降压药物优降宁（帕吉林）时，如果进食含有酪胺的食物，如干酪、动物肝脏、巧克力、牛奶、红葡萄等，血压不但不降，反而会大大升高，甚至发生高血压危象、脑出血；而突然停用某些降压药物，如心得安（普萘洛尔）、氯压定（可乐定）、甲基多巴等，也可引起同样严重后果。

59 短效降压药与长效降压药的优缺点

短效降压药服用后吸收快、起效快、维持时间短，如硝苯地平（心痛定）等。相反，长效降压药吸收慢、起效慢、维持时间长，如倍他乐克等。那么，患者该选用哪种降压药好呢？

其实，无论是老年人还是中、青年高血压病患者，在降压治疗时均切忌血压急剧下降。因为，短效降压药有很多弊端，如服用繁琐，短效药一天需几次用药，患者不容易坚持，少服、漏服现象较普遍。高血压病的有效治疗应保证 24 小时平稳降压，对比之下，选择长效降压是最理想的，它具有以下特点：血压波动小，由于长效药在 24 小时内平稳释放药效，故不会导致血压忽高忽低，副作用小，患者容易承受；长效药降低了全天 24 小时平均血压水平，包括"早晨危险时刻"和夜间的血压，减少了高血压病患者发生心、脑血管病的危险；服用方便，长效药每天只需服用 1 次，患者的依从性好，保证了治疗的规律化和长期性。

血压得不到控制，会导致卒中、冠心病和肾功能衰竭等严重并发症。但服用短效降压药，会使血压波动较大。血压很高时，服用短效降压药，血压会降至很低；药效过后，血压又会升高。如此这般，血压忽高忽低，同样会产生上述危害。这就像橡皮筋，一会儿绷紧，一会儿松开，就会变得脆弱、易断裂。由于高血压病患者的血压自动调节功能不正常，血压大幅度下降和升高都会使患者不能忍受，引起脑供血不足、缺氧、头晕等症状。

现代医学认为，高血压病对心脏、脑、肾脏等脏器的损害程度的大小，与全天 24 小时中血压升高的程度和时间密切相关。也就是说，24 小时平均血压水平越高，对人体损害越大，如果白天、夜间血压都高，对人体损害也大。清晨醒来是高血压病患者易发生各种心、脑血管病的高峰时间，被称为"早晨危险时刻"。短效降压药往往不能有效控制"早晨危险时刻"及夜间的血压。

当然，在急诊治疗高血压病时，为了使患者在较短时间内降低血压，以免引起卒中、心力衰竭、肾功能衰竭等并发症，医生一般会采用起效快的短效降压药，如卡托普利（开搏通）、硝苯地平等。这类药物一般在 15 分钟左右起效，使血压下降，以便进一步治疗。但在日常治疗中，还是服用长效药为好。

60　高血压病患者如何选用复方降压药

复方降压药由小剂量多种相辅相成的药物组成，副作用较轻，服用方便、经济，已在我国广泛使用。高血压患者为了取得满意的降压效果又避免不良反应，应该了解一点常用的复方降压药的组成成分。复方降压片由利血平、双氢克尿噻（氢氯噻嗪）、双肼苯哒嗪（双肼屈嗪）组成。常药降压片由可乐定、双肼苯哒嗪、双氢克尿噻组成。珍菊降压片含有可乐定、双氢克尿噻、野菊花、珍珠母、槐米等成分。安速降压片由心得安、双肼苯哒嗪、速尿（呋塞米）等组成。复方罗布麻片含有胍乙啶或胍生、罗布麻、双氢克尿噻、双肼苯哒嗪、汉防己等成分。那么高血压患者如何合理选用复方降压药呢？

有溃疡病及精神抑郁症者不宜选用含利血平的复方降压片、新降片，因为利血平能增加胃酸分泌与加重抑郁，使溃疡及抑郁症病情加重。这类患者可选用含可乐定的珍菊降压片、常药降压片或复方罗布麻。

有肾脏病或合并动脉硬化者宜选用增加肾血流量及有扩张血管作用的安速降压片、珍菊降压片。

有哮喘及糖尿病者不宜选用含 β 受体阻断剂心得安的安速降压片。因为心得安易使支气管痉挛还可掩盖血糖降低的反应，加重哮喘与糖尿病。而对合并心绞痛、心律不齐及有偏头痛、青光眼者可选用安速降压片。

老年高血压患者一般肾素水平较低，心得安对低肾素水平者效果差，可选用含可乐定或利血平的常药降压片或复方降压片。

61 防治高血压病的中成药有哪些

中医主张对早期高血压病患者用中成药治疗。一般根据辨证施治可选用牛黄降压丸、天麻钩藤颗粒、六味地黄丸等中成药，也可选夏枯草、黄芩、葛根等有明确降压作用的中药配以其他随证中药治疗。服药期间应监测血压，若血压稳定且维持了一段时间，可停药 7 ～ 10 天，若此时血压仍不高，可以停药。如果血压控制得不好，应考虑改用西药，或者在医生指导下，中西药合用。

（1）龙胆泻肝丸　龙胆泻肝丸具有清肝火、泻湿热的作用，适用于年龄较轻，病程较短，见头痛、头胀、头热、小便短赤、舌红苔黄等肝经实热的高血压病患者。按肝火症状的轻重适量服用，口服每次 6～9 克，日服 2～3 次。但需要注意的是龙胆泻肝汤的关木通剂量较大，多为 9 克。而近期国内有临床报道说，使用关木通 10 克，一次即可引起肾中毒。由此提示，使用按近期中国药典中龙胆泻肝丸处方所生产的该药品是较为安全的，但依然不宜长期服用。如果以超过药品使用说明书的用药剂量服用龙胆泻肝丸，短期内也有引起肾脏中毒的可能性。

（2）当归龙荟丸　当归龙荟丸最早见于《丹溪心法》，为元代名医朱丹溪所记载。早在二十世纪六七十年代，人们就开始使用该药来治疗高血压病，起到了较好的治疗效果。当归龙荟丸具有清肝泻火、通便导滞的作用，适用于体质壮实、面红目赤、烦躁不安、大便秘结、头痛头晕较剧，甚至呕吐抽搐等肝火较盛的高血压病。每次 6 克，日服 2～3 次，饭后温开水送服。

龙胆泻肝丸和当归龙荟丸皆有清肝泻火、治疗高血压病的作用，这是它们的相同点。但也有不同之处，前者泻湿热从小便而出，方药的组成泻中有补，作用较缓和；而后者使湿热从大便而泻，药性大苦大寒，泻火通便作用较强，故非实热症急的高血压病不可轻用。孕妇禁用。

（3）脑立清降压　脑立清主要成分有磁石、赭石、珍珠母、清半夏、酒曲（炒）、牛膝、薄荷脑、冰片、猪胆汁（或猪胆膏、猪胆粉）等。具有镇肝潜阳降逆作用，用于气血上逆的头目眩晕及头昏脑涨的高血压病，每次 10～15 粒，口服 2～3 次，饭后温开水送服。但需要注意，孕妇及体弱虚寒者忌服；脾胃虚弱之食欲不振、大便溏稀者忌服。脑立清可引起过敏性药疹。

（4）清脑降压片　清脑降压片为糖衣片，除去糖衣后显黑棕色，味微苦。主要成分为：黄芩、当归、槐米、地龙、水蛭、珍珠草、夏枯草、磁石、牛膝、地黄、丹参、钩藤、决明子。具有滋阴清肝、潜阳降压的综合作用，适用于头目眩晕、失眠烦躁、耳鸣耳聋、舌红少苔等肝阴虚、肝火旺的高血压病。口服每次4～6片，1日3次。孕妇忌服。

（5）杞菊地黄丸降压　杞菊地黄丸是在六味地黄丸的基础上加枸杞和菊花而成。具体组成为：熟地黄、山萸肉、干山药、泽泻、牡丹皮、茯苓（去皮）、枸杞子、菊花，具有滋肾阴、清肝热的作用。适用于肾阴虚引起的头目眩晕、眼花目涩、五心烦热、腰膝酸软、年老体弱、病程较久的高血压病。每次9克，日服2次，适于长期服用。相同功效的还有明目地黄丸、石斛夜光丸。

第3章　高脂血症

随着社会的发展与进步，人们的生活健康水平有了很大的提高，人们对健康也有了更高的要求。然而，由于不健康的生活方式：不合理膳食，缺少运动，工作节奏快，高强度的工作及竞争压力，心理失衡，吸烟酗酒等，导致血脂异常的发生率与日俱增，有近1/5的成年人患上了血脂异常病症。血液是我们赖以生存的生命之河，您是否在意过它的质量？如果血液的河床在渐渐地抬高，血液的循环在渐渐地拥堵，您是否采取过有效措施阻止险情的临近？本书所讨论的即人体的"隐形杀手"——医学上叫高脂血症，俗称高血脂。近年来，高脂血症已成为严重威胁人类生命的又一大杀手。然而人们对血脂异常的危害缺乏足够的认识，知晓率和治疗率不足1/3，治疗满意控制率不足1/10。有专家预测，未来20年内，我国高脂血症将大规模暴发。因此，保卫血液健康之战必须早日打响。从现在开始，不管处于什么年龄段，都必须关注自己的血液健康。

01　血脂到底是怎么一回事

血浆中所含脂类统称为血脂。血脂包括三酰甘油、少量二酰甘油和一酰甘油、磷脂、胆固醇和胆固醇酯及非酯化脂酸（游离脂酸、自由脂酸）。血脂的来源有二：一是外源性的，即消化道吸收来的；二是内源性的，即由体内组织动员或由肝脏合成而来。在正常情况下，它易受食物成分及体内代谢的影响。胆固醇大部分由人体合成，少部分来自饮食。而三酰甘油正好相反，大部分从饮食中吸收，少量为人体合成。

胆固醇和三酰甘油都不溶于水，在血液中不是以游离的形式存在，而是与特殊的蛋白质即载脂蛋白结合形成脂蛋白。这样血脂才能被运输到组织进行新陈代谢。

通过超速离心方法，可将血浆脂蛋白分为：乳糜微粒（CM）、乳糜微粒残粒（CM 残粒）、极低密度脂蛋白（VLDL）、低密度脂蛋白（LDL）、中间密度脂蛋白（IDL）、高密度脂蛋白（HDL）。这些脂蛋白各自的脂质成分、载脂蛋白种类、来源及生理功能都有所不同。其中，对判断血脂中的胆固醇状况起着关键作用的为低密度脂蛋白和高密度脂蛋白。

02　人体不可缺少胆固醇

早在 18 世纪初期，科学家们第一次从胆汁中提取出一种物质，把它称为胆固醇。胆固醇是人体生命活动中不可缺少的重要物质。那么，如何科学认识胆固醇的作用呢？

胆固醇是细胞膜和细胞器的重要构成成分，它不仅关系到膜的通透性，而且是某些酶在细胞内有规律分布的重要条件。胆固醇参与生成所有的细胞，参与维护、修复或者再生细胞膜。

胆固醇还是血浆脂蛋白的组成成分，可携带大量三酰甘油和胆固醇酯在血浆中运输。胆固醇是体内合成维生素 D_3 的原料，维生素 D_3 缺乏时成年人可发生骨软化症，婴幼儿可得佝偻病。胆固醇在肝脏可氧化成胆汁酸，帮助脂类的消化与吸收，缺乏时会引起脂溶性维生素缺乏症。

胆固醇为类固醇激素合成的原料，在体内可转变成多种具有主要生理作用的物质。在肾上腺皮质可以转变成肾上腺皮质激素，如皮质醇、醛固酮；在性腺可转变为性激素。血液中正常的胆固醇含量有一定的抗癌功能。

03 胆固醇异常影响健康

胆固醇是从食物摄入或在体内合成的，由于血液中过高的胆固醇可能引起动脉粥样硬化，所以相当多的人谈起胆固醇都认为它完全是一种有害物质。其实这种认识是错误的。过多的胆固醇有害，但过少也不行，胆固醇以保持在正常水平为宜。当其在体内过量时便会导致高胆固醇血症，对机体产生不利的影响。现代研究已发现，静脉血栓形成、胆石症、高血压病、冠心病、糖尿病等与胆固醇升高有密切的相关性。现在人们之所以"谈胆固醇色变"，是因为随着人们生活水平的提高，高胆固醇血症的患者也越来越多，心脑血管主要疾病也因之相应增加，所以人们一提起胆固醇就有点儿恐惧心理。其实，胆固醇如水一样，能浮舟也能覆舟。如果摄入过少，同样会影响人体健康，譬如抑郁症病因之一就与体内胆固醇过低有关，所以应对胆固醇有一个全面的认识。事实上只有胆固醇过高症患者才需要限制胆固醇的摄入。

04 胆固醇无好坏之分

有的人认为胆固醇有好坏之分，这样说过于简单了。其实，胆固醇只有一种。只是它借助结合于其中的两种不同的工具——LDL（低密度脂蛋白）和 HDL（高密度脂蛋白），分别把它运往不同的方向，从而产生不同的生化结果。

LDL（低密度脂蛋白）把存在于其中的胆固醇运往组织细胞，释出的胆固醇参与细胞膜的生成。此外，经过酶的作用，使胆固醇生成胆固醇酯而贮存。

HDL（高密度脂蛋白）经过复杂的机制，将肝外组织细胞中的游离胆固醇转移至自身中。胆固醇经酶的催化，生成胆固醇酯，经血液转运到肝脏，以便进行消化或者循环。

由上述可知，在正常情况下，LDL 为胆固醇参与细胞膜生成之必需，HDL 则起着胆固醇体内循环的作用。然而，就动脉壁上细胞而言，应防止过多的胆固醇的存在，所以最理想的状态是 HDL（高密度脂蛋白）的数量超过 LDL（低密度脂蛋白）的数量。

05 血脂升高与脂蛋白有关

高脂血症患者通常高密度脂蛋白低于正常值，低密度脂蛋白高于正常值，也就是说血液运行中搬运胆固醇运向肝外细胞的"搬运工"多了，超过了正常，再加上相当多的人日常摄入胆固醇过量，在动脉壁上形成斑块，以致造成血道阻塞。而血脂正常的人，低密度脂蛋白与高密度脂蛋白处于正常值，都是起着正常作用的"搬运工"，只是方向不同；与此同时，还有其他的生化机制起着作用。从而说高密度脂蛋白（HDL）对高脂血症患者来说就是能够引起胆固醇下降的因子；低密度脂蛋白（LDL）就是能够引起胆固醇上升的因子。

06 高脂血症是一种什么病

高脂血症是指血中总胆固醇浓度或（和）三酰甘油浓度超过标准值，称为高脂血症。它实际上是指血浆中某一类或某几类脂蛋白水平升高的表现，严格来说应称为高脂蛋白血症。近年来，逐渐认识到血浆中高密度脂蛋白异常也是一种血脂代谢紊乱。因而，有人建议采用脂质异常症统称之，并认为这一名词能更为全面准确地反映血脂代谢紊乱状态。但是，由于高脂血症使用时间长且简明通俗，所以至今仍然广泛沿用。

07　高脂血症是如何确定的

目前，国内一般以成年人空腹血清总胆固醇超过 5.72mmol/L（毫摩尔／升）、三酰甘油超过 1.70mmol/L，诊断为高脂血症。将总胆固醇在 5.2 ～ 5.7mmol/L 者称为边缘性升高。根据血清总胆固醇、三酰甘油和高密度脂蛋白－胆固醇的测定结果，通常将高脂血症分为以下四种类型：

（1）高胆固醇血症　血清总胆固醇含量增高，超过 5.72mmol/L，而三酰甘油含量正常，即三酰甘油 <1.70mmol/L。

（2）高三酰甘油血症　血清三酰甘油含量增高，超过 1.70mmol/L，而总胆固醇含量正常，即总胆固醇 <5.72mmol/L。

（3）混合型高脂血症　血清总胆固醇和三酰甘油含量均增高，即总胆固醇超过 5.72mmol/L，三酰甘油超过 1.70mmol/L。

（4）低高密度脂蛋白血症　血清高密度脂蛋白－胆固醇（HDL-胆固醇）含量降低，<9.0mmol/L。

08　高脂血症对健康有哪些危害

据调查我国中老年人血脂升高者日益增多，目前中老年人高脂血症的发病率在 30% ～ 50%，但是还有很多人并不了解高脂血症，高脂血症的知晓率少得可怜，而另一部分人知道自己患了高脂血症却不知道如何治疗，甚至有一些人患了高脂血症也不当回事，给身体健康带来很大的威胁。因为，当血脂轻度升高时，患者可能没有任何不适，但医学专家却认为，即使轻度的血脂升高也可能成为潜在的健康"杀手"，因为血脂长期处于高水平状态，非常容易导致心脑血管疾病，也就是说高脂血症是引起冠心病、高血压病、动脉硬化等的直接原因，医学专家称其为导致心脑血管疾病的"导火线"。同时大量研究资料表明，高脂血症还是脑卒中、心肌梗死、心脏猝死独立而重要的危险因素，此外高脂血症还可导致脂肪肝、肝硬化、胆石症、胰腺炎、周围血管疾病、跛行、高尿酸血症。高脂血症直接损害是加速全身动脉粥样硬化，因为全身的重要器官都要依靠动脉供血、供氧，一旦动脉被粥样斑块堵塞，就会导致严重后果。除此以外，高脂血症还可造成一些鲜为人知的危害。

（1）高脂血症危害人的视力　研究表明，在高血压病、糖尿病和高脂血症三种疾病中，高脂血症是引起视网膜血栓形成的最常见的原因。高脂血症在眼睛内部引起的病变，其后果比皮肤或肌腱等部位的黄色瘤严重得多。当患者有严重高脂血症时，血液中含有大量富含三酰甘油的脂蛋白可使视网膜血管颜色变淡而近乳白色。而这些脂蛋白有可能进一步从毛细血管中漏出，这就是视网膜脂质渗出，在视网膜上呈现出黄色斑片。如果脂质渗出侵犯到黄斑则可严重影响视力。

高脂血症引起的视网膜静脉血栓形成，后果更加严重，而且不易被及早发现。高浓度的血脂可以导致血管内皮损伤、血小板过度活化，使其释放多种凝血因子，造成血小板聚积性增高，以及凝血纤溶系统功能紊乱，导致血管内血栓形成。若血栓发生于眼睛内，可以造成视网膜血管阻塞。中央静脉阻塞可表现为视盘周围环状出血和渗出及视网膜静脉扩张。这种情况可引起视力严重下降，在老年人严重的视力下降可造成双目失明。

（2）高脂血症危害人的听力　许多人都知道心脑血管疾病与长期血脂过高有一定关系，但高脂血症可致耳聋却是鲜为人知的。现代医学研究证明，中老年人耳聋与血脂增高密切相关。科学家说，之所以如此，是因为人体内耳的耳蜗上的细胞，能感觉声波的振动使人听到声音。如果长期患有高脂血症，血液中过多的脂类就会沉积于血管壁上，过氧化脂质增加，直接导致内耳细胞损伤，同时导致内耳血管更加狭窄，发生供血障碍，造成内耳缺血缺氧，导致耳聋的发生。因此中老年人如果出现听力减退，应及时去医院耳鼻喉科就诊，并化验血脂。如果是因为血脂高引起的耳聋，要在医生指导下及时应用降低血脂、降低血液黏稠度、扩张微血管和营养神经的药物。如此方可有利于听力的恢复。

（3）高脂血症危害人的记忆力　人的脑部需要足量的葡萄糖才能发挥功能。高脂血症会引起中老年人记忆力下降，大概是由于当体内葡萄糖的代谢功能，受到饱和脂肪酸影响而减缓时，大脑就会欠缺养分，同时，高脂血症易导致脑动脉硬化，脑组织供血不足。从而出现记忆力减退。临床实践中也发现糖尿病患者，也有由于三酰甘油较高而造成记忆力减退的问题。所以有足够的证据证明，高脂血症对人的记忆能力会产生不良的影响。

09　高脂血症的发病因素有哪些

原发性高脂血症是指原因不明的高脂血症，目前认为它与环境及遗传两大因素有关。轻及中等血脂异常多是由于环境因素所致，最常见的原因是高饱和脂肪及高胆固醇饮食；明显的血脂异常多数是遗传因素所致。一般来说，先天的遗传因素和后天的生活环境、生活方式是主要的致病因素。

继发性高脂血症是继发于其他疾病引起的高脂血症，如糖尿病、肾病综合征、甲状腺功能低下、慢性阻塞性肝病（如原发性胆汁硬化）、酒精中毒、胰腺炎及痛风等。继发性高脂血症在临床上相当多见，如不详细检查，则其原发疾病常可被忽略，治标而未治其本，不能从根本上解决问题，于治疗不利。那么，常见的血脂增高与哪些具体因素有关呢？

（1）高脂血症与遗传有关　许多高脂血症具有家族聚积性，有明显的遗传倾向。这些高脂血症统称为家族性高脂血症。一些家族性高脂血症的遗传基因缺陷已基本清楚。如家族性高胆固醇血症，它是一种染色体显性遗传性疾病，由于基因突变使细胞膜表面的低密度脂蛋白受体缺如或异常，导致血液中低密度脂蛋白清除受阻，而导致堆积，造成血浆总胆固醇水平和低密度脂蛋白胆固醇水平明显升高。但是临床上最常见的高脂血症即普通（"多基因的"）高胆固醇血症，是多个基因异常和膳食以及其他环境因素之间的相互作用的结果。此时的高脂血症是在一定的遗传背景下，通过环境的影响而发生的。但需要说明的是少数由于遗传因素所导致的严重高脂血症如家族性高脂血症、严重的多基因高胆固醇血症和家族性混合型高脂血症，通过各种综合治疗措施，可以使脂质代谢异常得到控制和改善，并减轻临床症状。因此，并非不可治。

（2）高脂血症与过量吸烟有关　科学研究发现，嗜烟者高脂血症的发病率是不吸烟者的 2 ～ 6 倍。原因是吸烟可导致血清中总胆固醇及三酰甘油水平升高，高密度脂蛋白水平降低。科学家经过多年研究发现，推测血中总胆固醇水平高可能与血中一氧化碳浓度有关。因为，每日吸烟超过 25 支者平均血清高密度脂蛋白胆固醇水平较每日吸烟 1 ～ 14 支者低。且吸烟者的血清高密度脂蛋白胆固醇水平与三酰甘油水平呈负相关。香烟中含有大量的尼古丁和一氧化碳，通过刺激交感神经释放儿茶酚胺，使血浆游离脂肪酸增加，游离脂肪酸最终被脂肪组织摄取而形成三酰甘油，儿茶酚胺又能促进脂质从脂肪组织中释放，这也同样会导致三酰甘油水平升高，引起高脂血症。

（3）高脂血症与过量饮酒有关　科学研究发现，适量饮酒，可使血清中高密度脂蛋白明显增高，低密度脂蛋白水平降低。因此，适量饮酒可使高脂血症的发病率下降。大量饮酒虽不一定都会引起明显的高脂血症，但如果长期饮酒者患高脂血症的概率则明显增加。因饮酒量增多，极易造成热能过剩而肥胖，同时酒精在体内可转变为乙酸，乙酸使得游离脂肪酸的氧化减慢（竞争氧化），增加的脂肪酸促使在肝内合成三酰甘油增多，而且极低密度脂蛋白的分泌也增多。有的人适应能力很强，极低密度脂蛋白分泌增多时，三酰甘油的清除也增快，因此，持续饮酒数周后，血清三酰甘油水平可恢复正常。但有一些人适应能力差，长期大量饮酒，就会出现严重的高脂血症。

（4）高脂血症与饮食习惯有关　科学研究发现，饮食不当是引起血脂异常的主要原因之一。饮食因素作用比较复杂，高脂血症患者中有相当大的比例是与饮食因素密切相关的。糖类摄入过多，可影响胰岛素分泌，加速肝脏极低密度脂蛋白的合成，易引起高三酰甘油血症。胆固醇和动物脂肪摄入过多与高胆固醇血症形成有关，其他膳食成分（如长期摄入过量的蛋白质、脂肪、糖类以及膳食纤维摄入过少等）也与本病发生有关。所以控制饮食、改变饮食习惯被列为防治高脂血症的主要内容之一。

（5）高脂血症与过度肥胖有关　经常有人问："肥胖与高脂血症之间，究竟有没有关系？"研究发现，血浆中血脂水平的变化，主要与体内脂肪含量的多少和机体对脂肪的利用情况有关。例如在高脂肪饮食或从事剧烈运动后，体内的血脂水平都会升高。平时喜食糖类食物者体内的三酰甘油水平亦经常保持在较高水平。也有研究发现，肥胖者的血脂水平明显高于正常人，并且随着肥胖程度的增加，血脂水平亦呈上升趋势。因此科学家认为，血脂过度与过度肥胖有一定关系。

小贴士

　　在不少人的印象里，高脂血症是胖人的事情。然而，事实不全是这样。瘦人同样也会出现高脂血症。例如有一种病叫"家族性高胆固醇血症"，这是一种发生在常染色体上的显性遗传病，患者虽然不胖，有的患者甚至很瘦，但是血脂水平非常高。这是由于患者

的细胞膜表面的低密度脂蛋白受体出现异常或缺失，导致体内低密度脂蛋白的清除发生障碍，最终导致总胆固醇和低密度脂蛋白胆固醇水平"超标"。所以说高脂血症并非绝对与瘦人无缘，只是相对于肥胖者较少而已。

（6）高脂血症与雌激素有关　流行病学资料显示，绝经期前女性血清胆固醇、三酰甘油、低密度脂蛋白水平均较男性明显为低，而高密度脂蛋白-胆固醇水平较男性明显增高。绝经期后女性的血脂代谢发生紊乱，表现为血清总胆固醇、三酰甘油和低密度脂蛋白-胆固醇水平增高，高密度脂蛋白-胆固醇水平明显下降。为什么会发生这些变化呢？现已知这与绝经期后女性雌激素水平下降有关。

雌激素可以使血清总胆固醇、低密度脂蛋白-胆固醇水平减低，使高密度脂蛋白-胆固醇水平上升。绝经期后女性卵巢分泌雌激素的功能停止，血中雌激素水平下降。因此绝经期女性容易发生脂肪代谢紊乱。维持血液中雌激素在正常水平有利于绝经期后女性防止动脉粥样硬化的发生和发展。

（7）高脂血症与年龄有关　调查显示，高脂血症已成为中老年人的常见病。血脂和脂蛋白通常随年龄增长而增高，这是因为老年人血脂和脂蛋白的代谢全面降低的结果。一般来说，男性到 50 岁，女性到 65 岁左右，胆固醇和三酰甘油达到峰值，有人曾对多名老年人的血脂及脂蛋白调查结果：发现老年组的血清脂质显著高于青年组。老年人的血脂浓度随体重的增加、活动的减少、伴有高血压病及冠心病而有所增高。

（8）高脂血症与肝脏疾病有关　肝脏是脂肪酸合成与氧化、胆固醇合成、蛋白质合成以及清除异常脂蛋白的主要场所，不少肝脏疾病都可引起脂代谢异常。患肝脏疾病时，脂代谢可受几方面的影响，肝实质细胞损害（如慢性活动性肝炎、肝硬化）通常可引起血脂水平的降低；患胆汁郁积症时，如阻塞性黄疸，血清胆固醇和磷脂都升高，而中性脂不高；脂肪肝患者主要是血清游离脂肪酸和三酰甘油增高。砷中毒和某些药物引起的肝炎可使血清胆固醇升高，也可有极低密度脂蛋白（VLDL）或低密度脂蛋白（LDL）增高。

（9）高脂血症与糖尿病有关　在生活中，许多糖尿病患者常伴有血脂异常症。血脂异常症是引起糖尿病并发症的重要原因；相反，血脂异常症患者其血糖也很容易升高，甚至容易患上糖尿病。由此可见，血糖和血脂密切相关，血糖降低后，血脂（尤其是三酰甘油）水平会显著下降。所以，有糖尿病的人，生活中首先要控制好血糖，其次就是调节血脂水平，如此才能保证健康。

（10）高脂血症与内分泌有关　内分泌或代谢因素同样可以导致血脂异常，如甲状腺功能减退可引起高脂血症，甲状腺激素一方面促进肝脏胆固醇的合成，另一方面促进胆固醇及其代谢产物从胆汁中的排泄。因此，甲状腺激素影响血清胆固醇的产生和降解。也就是说，甲状腺激素不足时，虽胆固醇合成降低，但其排出的速度更低，血中总胆固醇浓度增加。因此，甲状腺功能减退症患者脂质的合成、动用和降解均可降低，而以后者为主，总的结果是使血脂浓度增高，但三酰甘油显著增高较少见。

（11）高脂血症与肾病有关　肾病综合征时发生高脂血症的机制尚不十分清楚。目前认为肾病综合征时，低蛋白血症所致的胶体渗透压降低及（或）尿内丢失一种调节因子而引起肝脏对胆固醇、三酰甘油及脂蛋白的合成增加。再者，肾病综合征时脂蛋白脂酶活性降低，致使脂类清除障碍。同时，在实验性肾病综合征发现溶血脂酰基转移酶活性增加，此酶可催化溶血卵磷脂乙酰化为卵磷脂，使血中磷脂升高。如此导致了肾病综合征的高脂血症。

10　高脂血症容易盯上哪些人

虽然高脂血症有很强的隐匿性，但我们同样可以通过高脂血症相关发病因素的分析，判断哪些人属于高脂血症的高危险群：

（1）有不良生活习惯的人群：如饮食不当（高热量、高胆固醇）、过于肥胖、运动量不足、压力过大、过量吸烟都会导致总胆固醇、低密度脂蛋白、三酰甘油上升和高密度脂蛋白下降。

（2）35岁以上男性或绝经后女性。

（3）患有甲状腺机能低下、糖尿病、肾病综合征、阻塞性黄疸、女性更年期综合征等疾病，若没有获得良好的控制，高脂血症将有可能伴随而生。

（4）存在其他一些疾病危险因素的人群：如存在发生高血压病、冠心病等的其他危险因素者，尤其是直系亲属有早发病或早病逝者。

（5）应用一些特殊药物的人群：有些药物可引起人体血脂代谢的紊乱，常见的药物有类固醇和避孕药。

11　高脂血症的早期报警信号

单纯的高脂血症没有明显的症状，因此不易被发现，这也是不少人忽视它的原因。一般情况下如果你感到头晕、头痛、失眠、胸闷气短、记忆力下降、注意力不集中、健忘或体形偏胖、四肢沉重或肢体麻木，都有可能是高脂血症的前兆。那么高脂血症有哪些可供人们注意的报警信号呢？

1. 皮肤黄色瘤可能与高脂血症有关

黄色瘤是高脂血症的报警信号之一。黄色瘤是一种异常的局限性皮肤或肌腱处隆起，其颜色可分为黄色、橘黄色或棕红色，多呈结节、斑块或丘疹形状，质地一般柔软，主要是由于真皮聚集了吞噬脂质的巨噬细胞即黄色瘤细胞所致。根据黄色瘤的形态、发生部位，可分为：

（1）肌腱黄色瘤　常见于跟腱、手或足背伸侧肌腱、膝部和肩三角肌腱等处。掌皱纹黄色瘤，发生在手掌部及手指间皱褶处，呈橘黄色，扁平线条状轻度隆起。

（2）结节性黄色瘤　好发于肘、膝、指关节伸侧以及髋、踝、臀等部位，为圆形状结节，大小不一，边界清楚，发展缓慢，早期质地较柔软，后期质地变硬。

（3）结节疹性黄色瘤　好发于肘部四肢伸侧和臀部，呈结节状，瘤的皮肤呈橘黄色，常伴有炎性基底。

（4）疹性黄色瘤　表现为针头或火柴头大小丘疹，橘黄或棕黄色，伴有炎性基底。

（5）扁平黄色瘤　表现为眼睑周围发生的橘黄色略高出皮肤表面的扁平丘疹状或片状瘤，边界清楚，质地柔软。

需要指出的是由于高脂血症时黄色瘤的发生率本不高，动脉粥样硬化的发生和发展则需要相当长的时期，所以大多数高脂血症患者并无特别症状和异常体征表现，其诊断常常依赖于血液生化检测结果来肯定和证实。因此最可靠的做法是到医院进行血脂化验，以化验结果判断血脂是否正常；对已诊断为高脂血症者要听取医生的建议决定是否用药物治疗。

2.腿部抽筋可能与高脂血症有关

现代医学研究表明：腿部抽筋，并经常感到刺痛，这有可能是胆固醇积存在腿部的肌肉里引起的。如果人体胆固醇过高，腿部血供减少，血流不畅，代谢产物不能及时被血液带走，当达到一定浓度时，就会刺激肌肉收缩，而引起疼痛抽筋。这样的人在白天活动时，甚至会发生"间歇性跛行"的症状。随着动脉硬化及血管栓塞的加重，此症状还会加重，发作的次数明显增多，发作的时间也逐渐延长。当然，着凉和缺钙也可引起老年人腿痛抽筋，但没有高脂血症所致者严重。在防治上两者不应绝对分开，应互相兼顾，才能有效。

3. 肝肿大（肝大）可能与高脂血症有关

肝肿大是临床常见的异常体征，是发现和诊断疾病的重要线索。正常情况下，在右侧肋缘下肝脏下缘不被触及，但体型瘦长的人在肋缘下也可扪及肝脏下缘（此时叩诊肝脏上缘多有相应的下移），其肝脏边缘平滑、柔软，较锐、无触痛，肝区无叩击痛。引起肝肿大的原因有许多种，但其中有一种是血液中的脂肪成分多，胆固醇积存于肝脏的脂肪内而引起肝肿大。所以临床提示，肝肿大除要排除慢性肝病、占位性病变外，其中有可能是高脂血症的重要信号。

4. 性功能减退可能与高脂血症有关

临床医生发现，高脂血症不仅会引起冠心病、高血压病，还有可能导致性功能的减退。有资料报道，有科学家在对阳痿患者进行检查时，发现患者的阴茎动脉里有大小不等的阻塞物，而这些阻塞物正是血中胆固醇过高的缘故。当这些阻塞物将血管腔的内径减少了1/4时，就有可能发生阳痿。所以临床医生提醒，如果男性出现性功能减退或阳痿，则有可能是高脂血症患者，临床有必要检测患者的血脂水平。

12　高脂血症患者宜常适量喝牛奶

许多人担心喝了牛奶会增加血中胆固醇，其实这是没有科学根据的。近年来医学家们认为，牛奶本身虽含有一定的胆固醇，但也含有能降低胆固醇的物质，这种物质摄入体内，便能有效地抑制胆固醇生物合成，远远超过了由牛奶本身所带入人体内的胆固醇量。医学家们发现，一个长期饮用牛奶的人，其胆固醇含量比一般的患者少50%。现代医学研究结果认为，喝牛奶不仅不会升高血中胆固醇，反而可使其降低。医学流行病学专家做过这样的调查，非洲的马西族人，尽管他们每人每天要喝一定量的全脂牛奶，但他们的血胆固醇含量却不高，冠心病的发病率也很低。专家们有意识地给一些健康人每日喝1袋牛奶，过一段时间后血中胆固醇含量显著下降，且一直维持在较低的水平。专家们还发现，牛奶中含有较多的钙，也可减少人体对胆固醇的吸收。由此看来，对患有高脂血症、高血压病和冠心病患者来说，每日适量喝牛奶是有益健康的。需要指出的是，有的人喝牛奶后会出现腹泻症状，对于此类人群，食疗专家建议改为每日喝酸牛奶，既可起到降低胆固醇的作用，又能避免腹泻的发生。

小贴士

　　近年来，科学家们研究发现，酸奶中还含有一种特殊的"牛奶因子"，它与奶中的钙离子一起，可防止人体对胆固醇的吸收。有资料报道，国外研究人员发现，这种"牛奶因子"本身可吸收血液中已经蓄存的胆固醇，经过志愿受试者每日喝700毫升酸奶试验，1周后血清中胆固醇可下降5%～10%。这一信息对于高脂血症、动脉粥样硬化症、冠心病、高血压病等患者来说，无疑是一个福音。

13　常吃玉米有益于降血脂

现代医学研究证实，玉米不仅有较好的降血糖、降血压作用，而且还有较好的降血脂效果。玉米主含复合糖类，流行病学调查资料表明，以复合糖类为主食的国家或地区，居民平均血中胆固醇含量和冠心病发病率均较低。这可能与玉米等谷类中含有较高的膳食纤维有关。临床研究还表明，用复合糖类（玉米等谷类）代替简单糖类，可使高脂血症患者的三酰甘油含量降低。但需要说明的是在应用玉米防治高脂血症的过程中，有以下四点应引起重视。

第一，玉米有很高的营养保健价值，但也缺乏人体必需的某些氨基酸，如赖氨酸等，因此，不宜长期单独服食，建议将玉米与粟米、麦类以及大豆类混食。

第二，食用玉米要煮熟、蒸透，尤其中老年人更应以吃软烂玉米食品为宜，最好将玉米研磨成细粉煮玉米粥，或制成玉米饼等糕点服食。有人在研究中发现，将玉米粉、大豆粉、小麦粉各以1/3比例配制成混合食品，其营养保健价值可提高八倍。

第三，防治高脂血症等"富裕病"是一项长期的医疗保健任务，因此，运用玉米等食疗应坚持适量服食，并要持之以恒。

第四，玉米受潮后容易发霉，霉变的玉米及玉米粉中杂染的黄曲霉菌，它能产生黄曲霉毒素，具有很强的致癌活性。因此，必须注意勿食发霉变质的玉米或玉米粉。另外，吃爆米花是害多益少，生活中应尽量少吃。

14 高脂血症患者宜常适量吃黄豆

现代医学研究表明，黄豆及黄豆制品均有降低血中胆固醇作用。如果用黄豆蛋白代替动物蛋白（应用于三餐），可使血液中的胆固醇含量稳定在正常范围。这是因为黄豆所含的脂肪酸为不饱和双烯脂肪酸及亚油酸，占所含脂肪55%以上；另外，黄豆还含有大量的植物固醇，可以起到抑制机体吸收动物食品所含胆固醇的作用，协同不饱和脂肪酸与体内胆固醇结合转变为液态，随尿排出体外，从而降低血中胆固醇的含量，有助于高脂血症、高血压病、动脉粥样硬化症患者的康复。具体食用方法为：将黄豆等煨煮至酥烂，每日服食 2 次，每次 25 ~ 30 克，缓慢咀嚼后咽下。用黄豆及其制品，如豆浆、豆腐脑、豆腐、腐竹等豆制品制作的美味食品及药膳佳肴同样具有良好的降低血脂、降压以及健身、美容、益寿作用。对中老年人来说，应用黄豆制品防治脂肪肝、高脂血症，最好的选择是长期适量喝豆浆、豆奶等。

需要提醒的是在家庭自制豆浆时，请勿随意丢弃豆渣，因为豆渣不仅含有丰富的容易被吸收的钙，对老年人减缓骨质疏松，防止动脉粥样硬化有好处；而且豆渣含热量低，含膳食纤维多，在肠道具有吸附胆固醇的作用并使其随粪便排出。还有，豆渣食后有饱腹感，对高脂血症、肥胖症、糖尿病以及心脑血管病症患者来说，是较理想的辅助食疗剂。为了使豆渣食之有味，可以将豆渣和入燕麦粉中，制成豆渣燕麦饼，松软可口。但在食用黄豆及其黄豆制品时，要注意适量有度。

15　吃绿豆有益于降血脂

绿豆又叫青小豆，被人们称为消暑解毒的良药。由于它营养丰富，用途广泛，被李时珍盛赞为"济世良谷""食中要物""菜中佳品"，自古以来被作为药用而备受重视。民间有多种多样食用绿豆的方法，既可做豆粥、豆饭、豆酒，也可磨成面，澄滤取粉，作馅制糕，制作粉皮等，亦可以水浸生芽做菜，其食用价值堪称谷豆中的佼佼者。

现代医学研究证明，绿豆中含有一种球蛋白和多糖成分，能促进人体内胆固醇在肝脏分解成胆酸，加速胆汁中胆盐的排出和降低小肠对胆固醇的吸收。绿豆中的多糖成分还能增强血清脂蛋白酶的活性，使脂蛋白中三酰甘油水解，达到降低血脂的作用。从而可以防治高脂血症、冠心病等。需要指出的是在应用绿豆降血脂时，应注意不要去绿豆外皮（俗称"绿豆衣"），包括煮食和制绿豆粉。

常听人说："吃中药不能吃绿豆，以免降低药效。"而民间也用煮绿豆汤用来防治药物中毒。这到底有无科学依据呢？《本草纲目》说："绿豆气味甘寒，无毒……解一切药草、牛马、金石诸毒。"也就是说在一般情况下，吃中药是要忌喝绿豆汤的，譬如胃肠薄弱、肢酸乏力、全身畏寒、腰腿冷痛、大便溏泻等症应禁食绿豆。否则，不仅降低药物疗效，而且会加重病情。但具体情况还要具体分析，如果患有外感风热、痈肿丹毒、暑热内侵等热性病，服中药时可照常服绿豆汤，它们有相辅相成的作用。由此可知，服中药时一般忌喝绿豆汤，但是不能一概而论。

16　高脂血症患者宜常适量吃燕麦

食疗专家指出，燕麦片不但能让人们在早餐时果腹，还可有效地减低患上心脏病的概率。也就是说，在人们与心血管疾病做斗争的时候，燕麦片是很便宜且随手可得的"武器"。这是因为燕麦含有丰富的蛋白质、维生素，且富含亚油酸、燕麦胶和可溶性纤维，常食可降低血液中的胆固醇。食疗专家还研究发现，一杯半煮熟的燕麦片就能提供人体一天所需的水溶性纤维，从而拥有抗御高脂血症、冠心病的"战斗力"。如果30天内每天都吃一碗麦片，绝大多数的人体内胆固醇的异常状况会得到纠正，原本血液中胆固醇含量过高的人，下降的程度越大。另外，现代药理实验也表明，燕麦具有很好的降低血脂和抗高脂血症作用。有学者报道，给家兔喂高脂饲料加燕麦粉，能明显抑制家兔血脂升高，明显减轻肝脏脂质沉积，并观察了人和大鼠服食燕麦，能降低其肝脏三酰甘油和胆固醇的含量，平均分别下降36.9%和13%，其降低血脂作用可能与所含不饱和亚油酸有关。进一步实验表明，燕麦精及其冲剂，对高脂小鼠肝脏三酰甘油和胆固醇含量升高均有抑制作用，而燕麦淀粉是燕麦降低血脂的活性成分，其剂量减少至全燕麦的一半，降低血脂效果仍不低于全燕麦。由此可见，对高脂血症及高脂血症伴有糖尿病、冠心病的患者来说，经常适量地以燕麦代替主食的一部分，无疑大有裨益。

17　高脂血症患者宜常适量吃鱼

鱼是能降低高脂血症的佳良食物之一。鱼类以低脂肪、高蛋白而深受人们喜欢。它富含有二十碳五烯酸、二十二碳六烯酸和多种维生素和不饱和脂肪酸。鱼油中的氨基酸以及鱼体内丰富的核酸，有促进大脑发育、开发智力、提高人体免疫功能和防病能力等作用。随着人们对鱼类营养成分的了解，逐渐认识到鱼类的食用价值和药用价值，而这些作用都与鱼类是低脂肪食品有关。鱼类脂肪含量在 1% ～ 10%。大部分鱼只含有 1% ～ 3% 的脂肪，如大黄鱼、小黄鱼、胖头鱼等，有些鱼如草鱼、鲤鱼、带鱼、平鱼脂肪含量在 5% ～ 8%。一般鱼类脂肪含量少，供热能低，所以鱼是高蛋白、低热量的食物，是比家禽、家畜都要优越的动物性食物。所以食疗专家强调高脂血症患者宜多吃鱼类。

18　高脂血症患者宜常适量吃黑木耳

黑木耳生于桑、槐、柳、楠、楮等朽树上，淡褐色，形似人耳，故俗谓之。黑木耳色泽黑褐，质地柔软，味道鲜美，营养丰富，可素可荤，为中国菜肴大添风采。另有白色者，生于桑树上，即白木耳，又叫银耳。在治疗高脂血症的食物中，一般食疗专家特别推崇黑木耳，这是因为黑木耳所含膳食纤维量较高，高脂血症患者每日摄入一定量的黑木耳，不仅可有效降低高脂血症患者的血脂含量，而且，还可促进肠胃蠕动，将体内过高的胆固醇及时排出体外，有洗涤胃肠、防治便秘的作用。同时黑木耳含丰富的维生素，对高脂血症合并高血压以及高脂血症合并冠心病等具有一定的积极治疗作用。

黑木耳除具有降血脂的作用外，还有凉血止血、益气补虚、滋阴润肺、补脑强身、和血美容的功效，为滋补性营养强壮食品，而且能养血驻颜，令人肌肤红润，容光焕发，并可防治缺铁性贫血。对胆结石、肾结石等也有比较显著的化解功能。黑木耳还能减少血液凝集，预防血栓等病的发生，有防止动脉粥样硬化的作用。黑木耳含有抗肿瘤活性物质，能增强机体免疫力，经常食用可防癌抗癌。另外黑木耳还对月经过多、大便出血、崩中漏下、痔疮出血、高血压病、血管硬化、便秘等有防治效果。所以，高脂血症患者常适量吃黑木耳有益健康是无疑的。

19 高脂血症患者宜常适量吃海带

海带又名海草、昆布。海带是海岸植物中个体较大、质柔味美、营养价值和经济价值较高的一种海藻。海带也是一种经济价值很高的工业原料，特别是所含的糖类、褐藻酸、甘露醇等。过去人们只是认为海带含碘量高，对因缺碘而致的甲状腺肿大及克汀病有效。目前已发现海带还含有不少其他特殊的营养和药用价值。

现代医学研究提示，海带可降低血脂，降低血压，并可防治胆结石，能增强微血管的韧性，抑制动脉粥样硬化，对动脉血管有保护作用。海带所含膳食纤维和褐藻酸类物质如藻胶酸、昆布素等，可抑制胆固醇的吸收并促进其排泄。有资料报道，海带素、褐藻淀粉和昆布素多糖等，具有很好的降低血脂和抗凝血作用，已被用于临床治疗高脂血症，取得了一定的效果。现代食疗专家也认为，高脂血症患者只要经常在膳食中掺入一些海带，就会使脂肪在体内的蓄积趋向于皮下和肌肉组织，很少在肝脏、心脏、血管、肠黏膜上积存；同时，血液中的胆固醇含量会显著降低。由此可见，高脂血症患者多吃些海带大有好处。

20　高脂血症患者宜常适量吃螺旋藻

现代药理研究发现，螺旋藻具有降血脂作用。据报道，国外有学者对多名高胆固醇、高三酰甘油的男性进行临床观察，在食用螺旋藻八个星期后，其血清胆固醇、三酰甘油均有所降低，而且皮下多余的脂肪也有所减少，此项观察是在保持原有饮食状况下进行的。研究人员还发现螺旋藻制剂能抑制血中胆固醇上升，能促使高密度脂蛋白（HDL）上升，抑制低密度脂蛋白（LDL）上升，能抑制血液中胆固醇上升。所以食疗专家建议，高脂血症患者宜常适量吃螺旋藻，以预防和治疗高脂血症。

21　高脂血症患者宜常适量吃紫菜

紫菜含蛋白质、脂肪、糖类、钙、磷、铁、锌、碘、锰、氨基酸、藻红蛋白、磷脂、烟酸、挥发油及维生素 A、维生素 B_1、维生素 B_2 等。其中有些成分是陆生蔬菜所没有的。近年来，世界上许多国家都开展对紫菜的食用研究，发现经常吃紫菜可使体液保持弱碱性，于健康有利，并对高脂血症、高血压病、糖尿病、癌症等多种疾病有辅助治疗作用。最为常用的食疗方法是紫菜海带汤。做法为：紫菜 10 克，海带 20 克，冬瓜皮 30 克，西瓜皮 50 克，盐少许。将紫菜、海带、冬瓜皮、西瓜皮同放一锅中，加清水适量煮熟，盛入碗中或汤盆中即成。

22　高脂血症患者宜常适量吃香菇

香菇含有丰富的膳食纤维，不仅能促进肠胃蠕动，而且可减少肠道对胆固醇的吸收，还可防止便秘，对于中老年人来说，是绝妙的保健佳品。同时，香菇中还含有香菇嘌呤等核酸类物质，对胆固醇有溶解作用，可有效地促使体内过多的胆固醇溶解并排出体外，防止动脉壁脂质沉积和动脉粥样硬化斑块的形成。据研究，香菇中个别成分的降胆固醇作用比某些降血脂药物的作用还要强。有人在此方面做过临床实验，让高脂血症患者以及伴有动脉粥样硬化症、糖尿病、高血压病者连服这种有效成分每天130～150毫克，15周后其三酰甘油、磷脂、总脂及非脂化脂肪酸均有所下降，停药后血中脂质稍有上升，再给药又可下降，而对肝功能则无任何影响。由此可见，高脂血症患者生活中常适量吃香菇有益健康是无疑的。

23 高脂血症患者宜常适量吃蘑菇

蘑菇在生物学中的名称叫大型真菌，和人类的关系非常密切，不仅具有重要的经济价值，而且具有食用、药用价值。

蘑菇所含膳食纤维相当高，而膳食纤维具有很好的降低血脂作用。在所含的膳食纤维中，纯天然的木质素成分占有相当比例，不仅可降血脂、抗肝脂，同时兼有降压以及减肥等作用。据有关资料报道，研究人员让高脂血症患者食用鲜蘑菇90克或干蘑菇9克，连续服食7天，结果血清中的胆固醇值降低6%～12%。所以，现代营养、食疗专家认为，蘑菇是高脂血症患者膳食中的佳品。但需要指出的是蘑菇不可一次过量食用。腐烂变质的蘑菇更不宜食用，否则会引起恶心、呕吐、腹痛、腹泻等。生活在山区、丛林周边的人们，在采摘生蕈类食用时必须认真分辨是否有毒。

24 高脂血症患者宜常适量吃洋葱

洋葱是日常生活中的一种主要蔬菜。洋葱的食用方法较多，可以做汤、炒食、炖食，还可以用于烤、炸、熏、蒸或生吃。更为重要的是洋葱还是一种药用食物。洋葱的药用，其中一条在于它有降低血脂的作用。现代药理研究证实，洋葱中含有一种洋葱精油，可降低高脂血症患者的胆固醇，提高高脂血症患者体内纤维蛋白溶解的活性，对改善动脉粥样硬化很有益处。有人甚至还临床试验证实，洋葱的防治高脂血症的效果优于某些药物。而且，洋葱还含有降血糖的成分，经常食用，不仅可降血脂、降血压，还可降血糖。对于高脂血症患者合并高血压病、糖尿病者十分有益。

25　高脂血症患者宜常适量吃芹菜

芹菜原产地中海沿岸。我国栽培芹菜，据说已有两千多年的历史。芹菜有唐芹和西芹两种，常吃的是唐芹，西芹只有在南方才能吃到。芹菜的特点是株肥，脆嫩，渣少，为生活中的常用蔬菜之一，既可热炒，又能凉拌，深受人们喜爱。近年来诸多研究表明，芹菜是一种具有很好药用价值的蔬菜。现代医学研究表明，芹菜具有降低血清胆固醇作用，并可治疗高脂血症、高血压病。有临床治疗高血压病及降低血清胆固醇资料报道：取生芹菜去根，用冷开水洗净，绞汁，加入等量蜂蜜，每日 3 次，每次口服 90 毫升，治疗 16 例，有效 14 例，无效 2 例。

26　高脂血症患者宜常适量吃大蒜

大蒜是烹饪中不可缺少的调味品，南北风味的菜肴都离不开大蒜。历史上最早食用蒜成癖的人是 4500 年前的古巴比伦国王。据史料记载，这位国王曾经下令臣民向王宫进贡大蒜，以满足其饮食之乐。中国人食用大蒜的年代较晚，大约是汉朝张骞出使西域后才引进的。

大蒜既可调味，又能防病健身，不仅被人们称誉为"天然抗生素"，而且还发现大蒜及其大蒜制剂能降低总胆固醇和三酰甘油水平，是防治动脉粥样硬化的重要药食佳品。现代医学研究发现，每日服食相当于50克大蒜的新鲜蒜汁或大蒜精油，能防止饮食所引起的血浆胆固醇水平的升高。国内研究表明，人工合成的大蒜素也有降低胆固醇和三酰甘油的作用，还能延缓动脉粥样硬化的发生和发展。据对多名高脂血症患者临床观察，人工合成的大蒜素降低血清总胆固醇的显效率为47.4%，总有效率为61.5%。由此可见高脂血症患者常适量吃大蒜是有益的。

需要指出的是发了芽的大蒜食疗效果不大。腌制大蒜不宜时间过长，以免破坏有效成分。大蒜素怕热，遇热后很快分解，其杀菌作用降低。因此，预防和治疗感染性疾病应该生食大蒜。大蒜能使胃酸分泌增多，辣素有刺激作用，有胃肠道疾病特别是有胃、十二指肠溃疡的人不宜吃大蒜。过量食用大蒜会影响视力。有肝病的人过量食用大蒜，可造成肝功能障碍，引起肝病加重。

27 高脂血症患者宜常适量吃萝卜

萝卜又名莱菔、罗服。我国是萝卜的故乡，栽培食用历史悠久。它既可做菜肴，炒、煮或凉拌，又可当作水果生吃，味道鲜美，还可腌制泡菜、酱菜。萝卜营养丰富，有很好的食用、医疗价值。俗语说"常吃萝卜菜，啥病也不害"，"常吃萝卜喝热茶，不用大夫到自家"，"冬吃萝卜夏吃姜，一年四季保安康"。可见萝卜对人体有十分重要的保健作用。有资料报道，吃萝卜还能促进胆汁分泌，有利于脂肪的消化，可避免脂肪在皮下堆积。并发现，萝卜还有降低血胆固醇，预防高血压病、冠心病的作用。因此，对于有高脂血症、高脂血症伴有高血压、冠心病、糖尿病的中老年人来说，经常服食萝卜汁及萝卜配伍制作的食疗、药膳食品是大有裨益的。

28 高脂血症患者宜常适量吃黄瓜

黄瓜清脆可口，肉质脆嫩，味甜多汁，系果蔬两用佳品。当水果吃，能生津解渴，还有一种特殊的芳香；作蔬菜用，既可热炒，也可生食或凉拌，还可加工成酱菜，随手带些黄瓜于途中食用，是颇有一番滋味的。

黄瓜所含的膳食纤维能促进肠道排出食物废渣并能减少胆固醇的吸收。黄瓜中的某些成分可以抑制体内糖类转变成脂肪，有减肥和调整脂质代谢的功效。患有高脂血症且体重超重的人多吃黄瓜很有好处。还有资料报告，黄瓜汁可以美容，用捣碎的黄瓜擦洗面部可以减少皮肤皱纹。需要指出的是黄瓜性味寒凉，胃寒以及慢性支气管炎患者发作期不宜食用，对于脾胃虚寒之人，黄瓜当水果生吃，不宜过多。脾胃虚弱、腹痛腹泻、肺寒咳嗽都应少吃。

29 高脂血症患者宜常适量吃西红柿

现代医学研究结果表明，西红柿具有较好的降肝脂、降血脂作用，被称为降低血脂的辅助剂。药理实验研究结果证明，口服西红柿果胶，可降低喂饲胆固醇大鼠的血清及肝中胆固醇含量。西红柿含有丰富的膳食纤维，若将西红柿皮洗净，连皮一起食用，则摄入膳食纤维更多，西红柿膳食纤维与体内生物盐结合后，可由消化道排出体外，而体内生物盐需由胆固醇来补充，这样随着体内生物盐的排出，血液中胆固醇的含量就减少了。西红柿所含维生素 C 相当丰富，还具有良好的护肝作用。

需要说明的是青色未熟的西红柿忌食用。据有关资料说，青西红柿和马铃薯芽眼或黑绿皮者的毒性相同，均含有生物碱苷（龙葵碱），其为针状结晶体，对碱非常稳定，但能够被酸水解。所以，未熟的青西红柿吃了常感到不适，轻则口腔苦涩，严重的时候还会出现中毒现象。而青西红柿熟了以后，就不含龙葵碱了。

30　高脂血症患者宜常适量吃苜蓿

大量的实验已证明，苜蓿具有预防由于高脂肪饮食所引起的高脂血症和动脉粥样硬化。临床上给部分高胆固醇血症患者服用经过研磨和烘过的苜蓿子后，血胆固醇含量显著降低。据研究认为，苜蓿的这种降胆固醇作用可能与其含有较多的膳食纤维，尤其是一种称为皂角素的物质有关。现代医学研究资料已证明，皂角素还具有很强的结合胆固醇的代谢物——胆酸的作用，因而有利于胆固醇的排除。所以食疗专家建议高脂血症患者宜常适量吃苜蓿。

31　高脂血症患者宜常适量吃苹果

苹果是老幼皆宜的水果之一，被称为人类养心护心的"记忆果"。西方谚语："一天一苹果，医生远离我。"也从一个侧面反映出苹果的营养价值和医疗价值。所以苹果也被越来越多的人称为"大夫第一药"。食疗专家主张高脂血症患者宜多吃苹果，因为研究表明，苹果中的果胶对人体脂质代谢有良好的作用，可使其血清胆固醇和肝脏胆固醇含量显著降低，胆酸排泄增加。临床观察中发现，对高脂血症患者来说，每日食 1～3 个苹果，可有效防止胆固醇增加，并有助于降低血压和降低血糖的作用。

需要指出的是高脂血症患者忌饭后立即吃苹果。饭后立即吃苹果，不但不会助消化，反而会造成胀气和便秘。因此，吃苹果宜在饭后 2 小时或饭前 1 小时。另外由于苹果性味甘、凉，脾胃虚寒者不宜多食。有些苹果含有多种发酵糖类物质，对牙齿有较强的腐蚀性，食用后要漱口，若不漱口，口腔中的苹果残渣易造成龋齿。另外，一次忌食苹果过多，过量食用苹果，会使人体缺铜，反而会导致血液中胆固醇增高。

32 高脂血症患者宜常适量吃山楂

山楂是中国的原产植物，已有 3000 多年的悠久历史，开花结果时景色很漂亮，是供观花赏果的良好树种。其药材有北山楂、南山楂之分。北山楂主产于山东、河南、河北，为植物山楂的果实；南山楂主产于浙江、江苏、河南，为野山楂的果实，它生长于山坡杂林中。山楂除了可以鲜食外，还可切片晒干、制汁、造酒，或加工成糖葫芦、山楂糕等。

现代中医药学研究证实，山楂有降血脂作用，并对防治动脉粥样硬化有重要意义。山楂的不同提取部分对不同动物造成的各种高脂血症模型有较肯定的降低血脂作用，不仅可降低血中胆固醇，还可减少脂质在肝脏的沉积，具有保肝、护肝作用。有人用山楂治疗高胆固醇血症患者许多例，一个半月后，绝大多数患者的胆固醇下降，疗效较为明显；同时治疗三酰甘油血症患者，服药一个半月后，有近 40% 的患者三酰甘油降至正常。实践已证明山楂可用于各种类型高脂血症的预防和治疗，常用剂量为每次 10 ～ 20 克。

33 高脂血症患者宜常适量吃魔芋

食用魔芋及其制品是我国人民早已形成的习惯。魔芋块茎可加工制成魔芋豆腐、魔芋挂面、魔芋饼干、魔芋脆片等各种食品。魔芋食品可望成为理想的高纤维食品，这对高脂血症、糖尿病患者来说，真可谓是个福音。

现代营养学研究发现，魔芋所含的葡萄糖甘露聚糖是一种半膳食纤维，吸水性极强，吸水膨胀后可使体积增长 50 ～ 80 倍，形成体积很大的凝胶纤维状结构，可提高食物的黏滞度，延缓胃排空和食物在肠道内的消化吸收，可有效降低餐后血糖水平，并有降低血脂作用。另外，魔芋含有多糖成分，其抗高脂血症的机制可能与胆固醇经肝脏代谢后，部分转变成胆酸，胆酸排入肠道后，被魔芋多糖吸附，有效地抑制回肠和结肠黏膜对胆酸的主动吸收和运转，增加粪胆固醇排出量的结果。

虽然说魔芋是高脂血症、肥胖症、糖尿病患者的理想食物之一。但是，应注意"魔芋有小毒"，就魔芋全株而言，以根头毒性最大，故需经化学方法加工或用石灰水漂煮后，再烹调菜肴或制成食品。一般情况下，不宜多食。因此，在防治上述疾病过程中，需要服食魔芋时，在食前必须去毒。具体方法如下：先将魔芋洗净，去皮，切成薄片，每 0.5 千克魔芋片用 12% 食用碱溶液 1000 毫升，浸泡 4 小时（也可用石灰水或草木灰水浸泡 1 天），再用清水漂洗即可。魔芋去毒后可供烹饪做菜，也可晒干成魔芋片，或磨成魔芋干粉。市场上已有加工好的魔芋粉，购买时注意质量鉴定。若为药用，有学者提醒，切勿误服药渣，以免中毒。若不慎或误食引起中毒，其症状为：喉舌灼热，痒痛，肿大。此时须立即采取解毒法，饮服稀醋或鞣酸、浓茶、蛋清；或用食醋 30 ～ 60 克，加生姜汁少许，内服或含漱；也可取防风 60 克、生姜 30 克、甘草 15 克，以四碗清水煎成两碗，先含漱一碗，后内服一碗。任用上述中的一法，均可奏效。

34 高脂血症患者宜常适量吃红薯

红薯含热量低，又颇具饱腹感，无论是用作主食还是副食，都是一种良好的减肥、降低血脂的食品。据测定，每 100 克红薯含脂肪仅为 0.2 克，是大米的 1/4。因此红薯被划为低热量、低脂肪食品中的佼佼者。除此之外，红薯还含有均衡的营养成分，如维生素 A、维生素 B、维生素 C、纤维素以及钾、铁、铜等 10 余种微量元素，其中纤维素对肠道蠕动起良好的刺激作用，促进排泄畅通。同时，由于纤维素在肠道内无法被吸收，有阻挠糖类变为脂肪的功能。故而，食疗专家称红薯为营养最平衡的保健食品之一，也是理想而又花费不大的降血脂、减肥的食物。正因为如此，近年来红薯在国外备受青睐。时下，日本人把烤红薯作为一种"美味健康食品"，甚至在东京、大阪的大宾馆内都有烤红薯出售。欧美人还设计出以红薯为原料制作的冰激凌、点心、糖果等。在一些餐馆，吃面包可以免费，吃红薯却得付钱。

35 高脂血症患者宜常适量吃生姜

生姜是一味极为重要的调味品，同时可作为蔬菜单独食用，而且还是一味重要的中药材。它可将自身的辛辣味以特殊芳香渗入到菜肴中，使之鲜美可口，味道清香。本品为法定药物和食物两用植物。现代药理实验研究证实，姜提取物对实验性高胆固醇血症大鼠，可明显抑制其血清与肝中胆固醇的含量，增加粪便中胆固醇的排泄。由此可见，生姜是一味具有降低血脂作用的食物，可用于防治高脂血症等脂质代谢紊乱性疾病。

需要指出的是吃姜一次不宜过多，以免产生口干、咽痛、便秘等上火症状。烂姜、冻姜不要吃，因为姜变质后会产生致癌物。由于姜性质温热，有解表功效，所以有阴虚内热、出血、目赤等患者应当忌食。另外，食用生姜要选鲜姜（即子姜），鲜姜不辣，成分多，功能强。

36 高脂血症患者宜常适量吃花生

花生又名长生果、万寿果、落花生、千岁子。花生因其香脆味美，营养丰富，具有补虚、益寿、抗衰老、美容之功能，因而被人们誉为"长生果"。民间有"常食花生能养身，吃了花生不想荤"的说法。在国外，花生的营养保健价值备受人们的青睐，被誉为"植物肉""绿色牛乳"。更为重要的是花生不但是营养丰富的美食佳品，而且还有很高的药用价值。

据《本草纲目》记载："花生悦脾和胃,润肺化痰,滋养补气,清咽止痒。"花生炒熟食用和胃醒脾,滑肠润燥。现代医学研究表明,花生适用于治疗营养不良、脾胃失调、各种贫血、咳嗽痰喘、肠燥便秘、乳汁缺乏等症。花生所含的脂肪酸大部分为不饱和脂肪酸,达80%以上,这类不饱和脂肪酸具有降低胆固醇的作用,适宜于高脂血症、动脉硬化,冠心病,高血压病等心脑血管病患者食用;花生中的有效成分还能延缓人体细胞衰老,加强脑细胞发育,保护血管防止硬化,增强记忆力等作用。需要指出的是高脂血症患者如果伴有胆囊切除者,不宜吃花生,这是因为花生里含的脂肪需要胆汁去消化。胆囊切除的高脂血症患者如果食用花生,没有大量的胆汁来帮助消化,常会引起消化不良。

37 高脂血症患者宜常适量喝绿茶

西湖龙井是绿茶的代表品种。绿茶属于不发酵茶,所以此类茶叶内的天然物质,如茶多酚、咖啡因及维生素C等大部分维生素都能得以保存。医学研究还发现,在降低人体胆固醇含量方面,喝绿茶较服用昂贵的药品更有效。喝起来清而涩的绿茶,可降低人体胆固醇含量,还能显著降低血清三酰甘油,可以预防和缓解脂肪肝、高脂血症、动脉粥样硬化症以及冠心病等病症。

绿茶有茶界明星的美誉。但需要指出的是,绿茶性凉而微寒,味略苦,脾胃虚寒者不宜过多饮用,但它的营养成分较之其他茶品种高,适合胃热者饮用。另外冬天饮用绿茶容易造成胃寒,还可能影响食欲;而夏季炎热时,喝绿茶正好可以取其苦寒之性,消暑解热,生津止渴。高脂血症患者若伴有严重心脏病、肾病者,只宜少量、间歇、缓饮,不可"豪饮"。若饮茶太多,入水量太大,会增加心脏和肾脏的负担。总之,饮用绿茶应以适量为宜,即泡即饮,饭后少饮,睡前不饮,有并发症者慎饮。

38　高脂血症患者宜常适量喝红酒

　　葡萄酒是以新鲜葡萄经发酵酿制的低度饮料酒，是佐餐酒的一种。葡萄酒已有 6000 多年历史，在我国，用葡萄酿酒也已有很长历史，西汉年间就有葡萄酒的正式记载，并对它有很高的评价。唐代的"葡萄美酒夜光杯"成了葡萄美酒最鲜美的写照；明代医学家李时珍也道出"葡萄酒驻颜色、耐寒"的特点，可见葡萄酒已早列为保健饮品。葡萄酒常以色泽、含糖量、酿制方法来分类，如以色泽分类有白葡萄酒、红葡萄酒和介于红、白中间的桃红葡萄酒；而各色泽的葡萄又可按含糖量分为干型、半干型、半甜型、甜型葡萄酒；而这些类型的葡萄酒又可按酿制方法分为：天然葡萄酒、加强葡萄酒和加香葡萄酒。随着人们对葡萄酒的不断认识和健康理念的追求，天然的、低糖、低热量的干型葡萄酒成为人们的时尚。

　　红葡萄酒含有人体维持生命活动所需的三大营养素：维生素、糖及蛋白质。在酒类饮料中，它所含的矿物质亦较高，其丰富的铁元素和维生素 B_{12} 能治贫血。由于红酒的酸碱度跟胃液的酸碱度相同，可以促进消化，增加食欲，降低血脂，软化血管，对治疗和预防多种疾病都有作用。经测定葡萄酒中含 250 种以上营养成分，有活血化瘀、降血脂、软化血管的多种功效。科学研究认为，日饮 3 杯干型葡萄酒，可降低高脂血症、心血管病及癌症死亡率达 50%，可使老年痴呆症减少 3/4，对 65 岁以上老人可使衰老速度减缓 80%。美国有专家更发现，某些葡萄酒含有一种可以抗癌的物质，这种物质来自红葡萄皮，经提炼酿制后而高度浓缩于葡萄酒内，起防癌作用。地中海沿岸诸国之所以能成为世界长寿地区者，显然也与喜饮葡萄酒之习惯有关。

39　高脂血症患者忌吃的食物

在我们每个人的一生中有不计其数的食物"穿肠而过"，那么在这么多食物中，怎样才能保证我们选择的科学与合理，却是一门重要的学问。如有些食物是碱性食物，有些则是酸性食物；有些是热性食物，有些又是寒性食物，有的是高脂肪食物，有的则是有益于降低血脂的食物。这些食物对人体都各有益处或不利之处，对这些知识的取得有赖于我们的不断学习。对于身患疾病的人而言，可以说食物禁忌是应该更多了解的食物的应用法纪。

1. 忌过量吃蛋黄

高脂血症患者能吃蛋黄吗？这个问题恐怕是许多高脂血症患者遇到的问题。蛋黄含营养成分较多，但高脂血症患者食用蛋黄不利于其康复。因为蛋黄中含有大量的胆固醇等脂类，这些脂类需在肝脏内进行代谢。而患有高脂血症的人一般多伴有脂肪肝，如果过量吃蛋黄，会增加肝脏的负担，极不利于肝脏功能的恢复。因此，高脂血症患者忌过量吃蛋黄。但蛋清中含有胆碱、蛋氨酸等具有阻止脂肪在肝脏内堆积、贮存的作用，有利于肝功能的恢复。高脂血症患者应以食用蛋清为宜。

2. 不宜多吃瘦肉

社会上广泛流传这样一种观点，认为肥肉脂肪中含有大量饱和脂肪酸，对人体有害，常食肥肉会使人发胖，会引发体内血清胆固醇值升高，从而引发高脂血症、动脉粥样硬化、脑出血等心脑血管疾病。因此，很多人只吃瘦肉，不吃肥肉。瘦肉脂肪中的饱和脂肪酸低于肥肉的含量是无疑的，但不能笼统地讲瘦肉都是低脂的。食疗专家对各种动物肉的脂肪进行测定，以 100 克重量为准：兔肉为 0.4 克，瘦牛肉为 6.2 克，瘦羊肉为 13.6 克，而瘦猪肉却高达 28.8 克，若把瘦猪肉作为日常膳食结构中主要的食物来源，同样会影响高脂血症、动脉粥样硬化的康复。

3. 忌过量吃月饼

每年的中秋节到了，应节食品如月饼等就会成为一部分人的节日佳品，但高脂血症患者可不能因佳节而忘了身体健康，应控制热量和糖分的摄取。一般来说，高脂血症患者应避免食用含有蛋黄的月饼，因为一个蛋黄中约含有 250 毫克的胆固醇。专家指出，高脂血症患者应把月饼当成点心，而不是正餐，一天食用量不可超过一个，每次只能吃下一小块，且不能同时搭配含糖饮料，在食用月饼的同时，必须减少食主食及油脂，以平衡饮食量。

4. 忌过量喝鸡汤

许多高脂血症患者、体弱多病者或处于恢复期的患者都习惯喝鸡汤补身体。但食疗专家提醒人们，高脂血症患者盲目以鸡汤进补，反而会加重病情。因为鸡汤中含有一定的脂肪，患有高脂血症的患者多喝鸡汤会促使血胆固醇进一步升高，可引起动脉硬化、冠状动脉粥样硬化等疾病。高血压病患者经常喝鸡汤，除引起动脉硬化外，还会使血压持续升高。鸡汤中含有较多的嘌呤，会导致高尿酸血症，从而会引起痛风。肾脏功能较差的患者也不宜多喝鸡汤，鸡汤内含有丰富的含氮浸出物，会增加肾的排泄负担。患有消化道溃疡的高脂血症患者也不宜多喝鸡汤，鸡汤有较明显的刺激胃酸分泌的作用，会加重病情。

5. 忌过量吃猪肝

猪肝是一种营养丰富的食物，是大多数人喜欢食用的食物。但食疗专家提醒，猪肝虽好也不宜多食。因为一个人每天从食物中摄取的胆固醇不应超过 300 毫克，而每 100 克新鲜猪肝中所含的胆固醇竟高达 400毫克以上，所以，高脂血症患者、高血压病和冠心病患者同样应少食。另外由于肝内维生素 A 含量丰富，过量食用可引起维生素 A 中毒。

6. 忌过量吃奶油

日常生活中的乳制品，除了牛奶和奶酪之外，常见的还有奶油。奶油也叫作稀奶油，它是在对全脂奶的分离中得到的。分离的过程中，牛奶中的脂肪因为比重的不同，质量轻的脂肪球就会浮在上层，成为奶油。奶油现在之所以越来越得到人们的重视，主要是因为饮食的西化，奶油逐渐走进了人们的生活。

奶油中的脂肪含量仅为全脂牛奶的 20% ～ 30%，营养价值介于全脂牛奶和黄油之间，平时可用来添加于咖啡和茶中，也可用来制作甜点和糖果。很多人以为，蛋糕房里用来制作蛋糕的就是奶油，其实是错误的。这种"鲜奶油"根本与奶油无关，它的主要成分是植物奶精，实际上是氢化植物油、淀粉水解物、一些蛋白质成分和其他食品添加剂的混合物。奶油食用也不可过量，食用过多奶油可能导致男性的前列腺增生、高脂血症。

7. 忌过量吃黄油

黄油的制作方法是将牛奶或稀奶油进行剧烈的搅动，使乳脂肪球的蛋白质膜发生破裂，乳脂肪便从小球中流出。失去了蛋白质膜的保护后，脂肪和水发生分离，慢慢上浮，聚集在一起，变为淡黄色。这时候，分离上层脂肪，加盐并压榨除去水分，便成为日常食用的黄油，也叫"白脱"。

黄油的主要成分是脂肪，其含量在 80% 左右，剩下的主要是水分，基本不含蛋白质。牛奶中的脂溶性营养成分都存在于乳脂肪当中，包括维生素 A、维生素 D、少量的维生素 K 和胡萝卜素等。因此，黄油是维生素 A 和维生素 D 的极好来源，它的黄色则来自胡萝卜素。但是，黄油中含有大量饱和脂肪酸和胆固醇，钙和蛋白质的含量则比较低，营养价值要低于全脂牛奶和奶油。另外在食用方法上，黄油一般很少被直接食用，通常用作食物辅料。所以，想减肥和患有高脂血症的人忌过量摄入。

8. 忌吃动物内脏

大多数人有偏爱吃动物内脏的习惯，常认为"以脏养脏"，所谓"吃什么补什么""吃脑补脑""吃肝补血""吃腰补肾"。然而，动物内脏（肝、肾、肚肠、脑等）大多属于高胆固醇食物，比其他食物的胆固醇含量高出好多倍。因此，为了避免摄入过多的胆固醇，高脂血症者应严格限制进食动物内脏。高脂血症伴有冠心病、高血压病、糖尿病的人更应少食。

9. 忌过量喝咖啡

说起咖啡，有人喻之为"西方饮料的上帝"。适当饮用咖啡，不仅能缓解疲劳，振奋精神，而且对提高脑力和体力劳动的效率颇有裨益。所以，咖啡在现代人们生活中的位置越来越重要，同时科学家们也一直在关注着咖啡与血脂、心脏病之间的关系。但研究发现，少量饮用咖啡可以使高密度脂蛋白升高，有利于预防冠心病，并且认为饮用咖啡后，可使储藏的脂肪分解，有减肥的功效，虽然可能因此引起血中游离脂肪酸浓度上升，但利大于弊。但大量饮用咖啡可能使血中游离脂肪酸增加，血胆固醇升高，容易引起冠心病，故应忌过量饮用之。

小贴士

咖啡中有一种油性的物质，它对于心血管的影响因人而异，但是通常会造成血胆固醇的升高。这种物质的多寡与煮咖啡的方式有关，当煮咖啡是以高压蒸汽或悬滴式时，因为咖啡豆与热水接触的时间短，所以这种油性物质被提取出来的量少；但如果以浸泡为主的煮法，则咖啡豆与热水接触时间长，因此比较容易提取出大量的油性物质。另外，这种油性物质可用滤纸过滤掉。

---

10. 忌过量饮酒

正常人少量饮酒（白酒、啤酒）可促进血液循环，可引起高密度脂蛋白升高，从而具有将周围组织细胞的胆固醇转运到肝脏分解代谢和排出的功能，有利于动脉粥样硬化等疾病的预防。但是，酒精在体内主要由肝脏进行代谢，过量饮酒也是高脂血症的病因之一，因为酒精本身就是引起高脂血症的主要病因。

有统计表明，由酒精引起的高脂血症中20%～30%有发展为肝硬化的可能，甚至能导致肝癌。在酒精性肝病的组织学改变中，酒精性高脂血症出现最早。有长期饮酒习惯的人，如果常有全身倦怠、疲劳、食欲不振、腹胀、恶心、呕吐、左上腹及脐周或剑突下痛等都有可能已是高脂血症。所以高脂血症患者尤其是酒精性高脂血症、高脂血症伴肝功能不正常者应该少饮酒，最好禁酒。

11. 忌过量吃巧克力

巧克力是一种含热量很高的精制食品，它除了含有大量的糖分外，还含有较多的脂肪和蛋白质。巧克力味道香甜，很受人们喜爱。特别是由于生产中精磨的作用，使巧克力内含有铁质，这对人们补充铁质尤为有益。但有些人认为巧克力是高级营养佳品，因而尽量满足自身对巧克力的食欲。事实上，人们不加节制地过量食用巧克力会影响自身的健康。医学专家认为，巧克力虽好，但也不宜多吃，过量食用会造成血脂增高。

40 高脂血症患者饮食安排细节

我们已经知道人的胆固醇有一部分是体内自己制造，一部分靠饮食获得。因此，高脂血症并不完全都是吃出来的。高脂血症的发病原因很复杂，可因肾脏病、糖尿病、严重的肝脏病等而继发，也可因家庭遗传原因而得病，当然与不良生活习惯关系也很密切。尽管高脂血症不完全是吃出来的，但要预防此症还须从改善不良饮食习惯做起。一般是，原发性的高脂血症患者控制饮食需要长期坚持合理膳食，也就是说要科学安排饮食。近年来，国内外许多专家、学者对通过控制饮食降低血脂的途径进行了广泛而深入的研究，提出不少行之有效的饮食降低血脂法。现介绍如下。

1. 进餐宜慢食

医学研究发现，高脂血症患者日常就餐时减慢进食速度，可以达到降低血脂目的。经过观察，同样的食物同样的量，大多数的高脂血症男子用 8 ～ 10 分钟吃完，而健康人却用 13 ～ 16 分钟吃完。研究者指出，食物进入人体，血糖就要升高，当血糖升高到一定水平，大脑食欲中枢发出停止信号时，快食者往往已经吃了过多的食物，所以快食会引起高脂血症。若减慢进食的速度，则可有效地控制食量，起到降低血脂作用。所以高脂血症患者在吃饭时要细嚼慢咽，以减慢进食速度，达到控制血脂的目的。

2. 宜食蔬果降低血脂

医学专家研究认为，多食蔬菜、水果有助于降低血脂。因为肉类食品很容易增加脂肪，在人体内储存起来而使血脂增高。蔬菜、水果中的蛋白质或碳水化合物都不易转化为脂肪，特别是不含糖分的绿色蔬菜，可大大降低膳食的总热量与脂肪摄入量，对降低血脂更为有效。

3. 宜饭前喝汤

对于较为肥胖的高脂血症患者，食疗专家主张宜饭前喝汤。人们喜欢喝汤，除了汤能滋润肠胃，帮助消化，促进食欲外，很重要的一点还在于它有一定的食疗作用。饭前喝汤比吃别的营养丰富的菜摄入的热量要少 50 千卡，因此对那些通过节制饮食减轻体重、降低体内过高血脂的

心脑血管病康复自我调养

人来说，如在一个星期中，有 4 次吃饭前喝汤，那么坚持 10 个星期，他们的体重将会减轻 20%，血脂同样也会得到适当的控制。

4. 宜分食降低血脂

分食疗法是防治高脂血症的有效方法之一。国外食疗专家研究提出的一种新式降低高脂血症方法，即主要要求食者在每一餐中不能同吃某些食物。比如，在吃高蛋白、高脂肪的荤菜时，可以食用一种蔬菜，但不能喝啤酒，不能吃面包、马铃薯等碳水化合物类食品。究其原因，主要是人体脂肪由其他营养素转化而来，人们在食用高蛋白食品时，不食用碳水化合物，人体内的血脂则有可能得到有效控制。

5. 宜三餐均衡

三餐均衡降低血脂法是控制高脂血症的有效方法之一。高脂血症的人一日三餐要定时定量，早餐一定要吃，晚餐一定要少。不吃早餐，中午对付，晚上会餐，这样不利于降低血脂。不吃早餐的人，一上午要忍饥挨饿，一旦有机会吃东西，便会多吃，或在午饭前吃一些高糖、高脂肪的零食。一天下来，会比平时摄取更多的热能，倒不如把一天的热能应摄取量分为 3 顿或 4 顿吃，使血糖不致忽上忽下，而且比较容易控制食量。

6. 饮食忌过饱

高脂血症患者进餐不宜吃得过饱。因为过多的食物，特别是高蛋白、高脂肪食品，较难消化，会使腹部胀满不适，膈肌位置升高，增加迷走神经兴奋性，从而影响了心脏的正常功能，又由于消化食物的需要，饭后全身血液较多地集中在胃肠道，使冠状动脉供血更显不足，进一步加重心肌缺血、缺氧，容易诱发心绞痛、心律失常，甚至发生急性心肌梗死而危及生命。晚餐过饱危险性更大，因为入睡后血液的流速较缓慢，如果晚餐进食脂肪较多，吃得过饱，血脂就会大大升高，极容易沉积在血管壁上，影响血管弹性，增加血管硬化病变的程度。因此，食疗专家建议，高脂血症患者应采取少食多餐的方法，每日吃 4～5 餐，每餐以七、八分饱为宜。

7. 忌不吃早餐

虽说不吃早餐是所有人的禁忌之处，但对于高脂血症患者尤为重要。研究表明，不吃早餐的人，血中胆固醇比吃早餐的人要高33%左右，吃早餐的人比不吃早餐的人，患高脂血症可能性要小。临床也证实，早上起床后 2 小时内，心脏病发作的机会比其他时间高 1 倍左右，这种情况可能与较长时间没有进餐有关。科学家在研究血液黏稠度及血液凝集问题时发现，不吃早餐的人血液黏稠度增加，易引起血脂增高。

8. 季节饮食细节

人的血脂水平，在不同季节有非常显著的差异。血清胆固醇水平以秋季最高，夏季最低，而血清三酰甘油水平春季最高，秋季最低，所以秋季要减少蛋黄、动物内脏等高胆固醇食品的摄入，可适当增加动物性脂肪和植物油的摄入，防止血中胆固醇的增高和三酰甘油的减少，保证冬季的热量供应。夏季可适当增加蛋黄和动物肉类食品，保证体内所需胆固醇的供应。春季血清三酰甘油水平偏高，所以春季要减少动物性脂肪的摄入，同时要控制总能量摄入。

41　高脂血症患者药茶降脂细节

药茶疗法是指应用某些中药或具有药性的食品，经加工制成茶剂以及饮、汤、浆、汁、水等饮料，用于防治疾病的一种方法。药茶不同于一般的茶饮，需要根据高脂血症患者的具体情况，依据药物的性能特点进行配方，并依据药茶的浸泡要求进行操作。药茶应用于临床，使用方便，口味清甜，疗效可靠，具有既可治病又可养生之优点，深受人们的欢迎。

心脑血管病康复自我调养

现介绍几种能降低血脂的药茶方，以供选用。

◎荷叶消脂茶

【配料】鲜荷叶1张（干荷叶半张）。

【制法】将荷叶洗净，切细丝，入锅，加水适量，煎煮20分钟，过滤取汁即成。

【用法】代茶，频频饮用，当日服完。

【功效】健脾利湿，消脂减肥。主治各种类型的高脂血症，尤其适宜夏季服用。中药现代研究表明，荷叶有降血脂作用，对治疗高脂血症、动脉粥样硬化、冠心病有较为明显的疗效。据报道，某医疗机构以荷叶煎剂治疗高脂血症235例，降血胆固醇有效率为55.8%～91.3%，平均下降1.01mmol/L；降低β-脂蛋白有效率79.1%，平均下降0.83mmol/L；以荷叶制成的荷叶片，按每日3次，每次4片量服用，降胆固醇及三酰甘油的有效率分别为86.6%和83.4%，平均血胆固醇下降1.70mmol/L，三酰甘油下降0.67mmol/L。

◎乌龙降脂茶

【配料】乌龙茶8克。

【制法】每次取4克乌龙茶，放入有盖的茶杯中，用沸水冲泡，加盖闷10分钟即可饮用。每杯茶可连续冲泡3～5次。

【用法】代茶，频频饮用。

【功效】消脂减肥。主治各种类型的高脂血症、肥胖症。

◎螺旋藻橘皮茶

【配料】螺旋藻5克，鲜橘皮10克。

【制法】将螺旋藻拣去杂质，晒干，备用。将鲜橘皮用清水反复洗净，切成细丝，与螺旋藻同入杯中，用沸水冲泡，加盖，闷15分钟即可饮，一般可连续冲泡3～5次。

【用法】代茶，频频饮用。

【功效】降低血脂，健脾燥湿。主治各种类型的高脂血症。

◎绞股蓝银杏茶

【配料】绞股蓝 10 克，银杏叶 10 克。

【制法】将绞股蓝、银杏叶分别洗净，晒干或烘干，共研为细末，一分为二，装入绵纸袋中，封口挂线，备用。每袋可冲泡 3～5 次。

【用法】每日 2 次，每次 1 袋，冲泡代茶饮用。

【功效】降低血脂。主治各种类型高脂血症。

◎香菇茶

【配料】中等香菇（干品）5 个。

【制法】将香菇洗净，切成细丝状，放入杯中，用煮沸的水冲泡，加盖，闷 15 分钟即可饮服。一般可连续冲泡 3～5 次。

【用法】当茶，频频饮服。

【功效】益气补虚，降低血脂，护肝。主治各种类型的高脂血症。

◎山楂绿茶

【配料】鲜山楂 3 枚，绿茶 3 克。

【制法】将鲜山楂拣去杂质，洗净，切成片，并将其核敲碎，与绿茶放入杯中，用沸水冲泡，加盖闷 15 分钟即可饮服。一般可冲泡 3～5 次。

【用法】当茶，频频饮服，当日服完。

【功效】消食健胃，行气散瘀，解毒，降低血脂。主治各种类型的高脂血症。

◎牛奶砖茶

【配料】牛奶 1 瓶（约 250 毫升），砖茶 5 克。

【制法】烧锅置火上，加水 300 毫升，大火煮沸，投入切碎的砖茶，改用小火煮沸后保温 5 分钟，用洁净纱布滤去茶叶，回入锅中，备用。

将精盐放入牛奶中搅匀，使之充分溶解倒入茶汁中，煮沸后即可饮服。

【用法】早晚饮用。

【功效】清热解毒，补虚，降脂。主治各种类型的高脂血症。

◎核桃酸牛奶

【配料】核桃仁 30 克，酸牛奶 150 毫克。

【制法】将核桃仁晒干或烘干，研成细末，备用。将酸牛奶与核仁细末同放入家用电动粉碎机中，捣搅 1 分钟即成。

【用法】早晚饮用。

【功效】补虚，降脂。主治各种类型的高脂血症。

◎杜仲乌龙茶

【配料】杜仲 5 克，乌龙茶 5 克。

【制法】将上述药物一同用开水冲泡。

【用法】早晚饮用。每日 1 ～ 2 次。

【功效】补肝肾，强筋骨，降压，降脂。用于高血压病、高脂血症等。

◎青皮红花茶

【配料】青皮 10 克，红花 8 克。

【制法】将青皮、红花分别拣去杂质、洗净，青皮晾干后切成丝，与红花同入砂锅，加水浸泡 30 分钟，煎煮 30 分钟，用洁净布过滤，去渣，取汁即成。

【用法】当茶，频频饮用，或早晚分服。

【功效】疏肝解郁，行气活血。主治中医肝郁气滞型高脂血症。

◎枸杞降血脂茶

【配料】枸杞子 15 克，女贞子 15 克。

【制法】将枸杞子、女贞子洗净，晒干或烘干，装入纱布袋，扎口后放入大杯中，用沸水冲泡，加盖，闷 15 分钟即可饮用，一般可连续冲泡 3 ～ 5 次。

【用法】代茶，频频饮用。

【功效】滋补肝肾，散瘀，降脂。主治肝肾阴虚型高脂血症。

42　高脂血症患者宜吃的降脂粥

药粥疗法简单易学，不受任何条件限制，不需要高深的理论，只要通过实践，即可掌握。药粥疗法集医学理论、民间医疗经验于一体，具有价廉、实用的优点，只要运用得当，可收到明显的预防保健、防病治病作用。药粥疗法强调对高脂血症患者进行整体调理，有单纯药物所不及的独特疗效。更为重要的是药粥疗法能将平时治疗寓于美食之中，长期坚持能达到其他疗法达不到的治疗效果，对于无病之人还可以起到强身健体的作用。实践表明，药粥疗法对高脂血症有较好的防治效果，且无副反应，用料简单易寻，可根据自己的口味选用，如能长期坚持食用，大有裨益。

◎海带绿豆粥

【配料】海带 50 克，绿豆 30 克，粳米 100 克。

【制法】以上食物共煮粥。

【用法】日服 2 次。

【功效】健脾胃，降血脂。适用于高脂血症及高血压病。

◎淡菜粳米粥

【配料】淡菜 50 克，粳米 100 克。

【制法】淡菜温水浸泡 3 小时后烧开与粳米煮成粥。

【用法】每日早晚温服。

【功效】健脾胃，助消化，降血脂。适用于高脂血症及动脉粥样硬化。

◎山楂粳米粥

【配料】山楂 30 克（或鲜山楂 60 克），粳米 100 克，砂糖适量。

【制法】将山楂煎取浓汁，去渣，同洗净的粳米同煮，粥将熟时放入砂糖，稍煮 1～2 分钟沸即可。

【用法】每日早晚温服，10 日为 1 疗程。

【功效】健脾胃，助消化，降血脂。适用于高脂血症、高血压病、冠心病，以及食积停滞，肉积不消。

【禁忌】不宜空腹及冷食。

◎泽泻粳米粥

【配料】泽泻 10 克，粳米 100 克，砂糖适量。

【制法】先将泽泻洗净，煎汁去渣，入淘净的粳米共煮成稀粥，加入砂糖，稍煮即成。

【用法】每日 1～2 次，温热服。

【功效】降血脂，消水肿。适用于高脂血症、小便不利、水肿等。

◎陈皮薏米粥

【配料】陈皮 15 克，薏米、粳米各 50 克，白糖适量。

【制法】将陈皮择净，放入锅中，加清水适量，浸泡 5～10 分钟后，水煎取汁，加薏米、粳米煮粥，待熟时调入白糖，再煮 1～2 分钟沸即成。

【用法】每日 1 剂。

【功效】利湿，祛痰，降脂。宜治中医痰浊中阻型高脂血症。

◎陈皮茯苓粥

【配料】陈皮、茯苓各 10 克，粳米 100 克。

【制法】将二药择净，放入锅中，加清水适量，浸泡 5～10 分钟后，水煎取汁，加粳米煮为稀粥。

【用法】早晚餐服食。

【功效】健脾胃，助消化，降血脂。适宜于高脂血症。

◎菊花决明粥

【配料】菊花 10 克，决明子 10 克，粳米 100 克，冰糖适量。

【制法】先把决明子放入砂锅内炒至微有香气，取出，待冷后与菊花煎汁，去渣取汁，放入粳米煮粥，粥将熟时，加入冰糖，再煮 1 ～ 2 分钟沸即可食。

【用法】早晚餐服食。

【功效】清肝明目，降压，通便。适用于高血压病、高脂血症，以及习惯性便秘。

【禁忌】大便泄泻者忌服。

◎三七首乌粥

【配料】三七 5 克，制何首乌 15 克，粳米 100 克，大枣 3 枚，冰糖适量。

【制法】先将三七、首乌洗净放入砂锅内煎取浓汁，去渣，取药汁与粳米、大枣、冰糖同煮为粥。

【用法】早晚餐服食。

【功效】益肾养肝，补血活血，降血脂，抗衰老。适用于老年性高脂血症、血管硬化、大便干燥以及头发早白、神经衰弱等。

【禁忌】大便溏薄者忌服。服首乌粥期间，忌吃葱、蒜。

◎玉米粉粥

【配料】玉米粉、粳米各适量。

【制法】先以玉米粉适量，冷水溶和，待粳米粥煮沸后，调入玉米粉同煮为粥。

【用法】早晚餐服食。

【功效】益肺宁心，调中开胃。可作为高脂血症、冠心病、动脉硬化的辅助食疗。

◎紫皮大蒜粥

【配料】紫皮大蒜头 30 克，小米 100 克。

【制法】将紫皮大蒜头除去外皮，洗净后切碎，剁成蒜蓉，备用。将陈小米淘洗净，放入砂锅，加水适量，大火煮沸后改用小火煨煮至小米酥烂稠黏、粥将成时调入紫皮大蒜茸，拌和均匀即成。

【用法】早晚分服。

【功效】降脂，护肝。主治各种类型的高脂血症。

◎花生小米粥

【配料】花生 30 克，红枣 5 枚，小米 100 克，红糖 10 克。

【制法】将花生拣去杂质，剔除有芽头以及已有黄霉斑的坏花生米，洗净，晒干或烘干，入锅，小火翻炒至熟，研成细末状，备用。将红枣洗净，放入清水中浸泡片刻与淘洗干净的粟米同入砂锅，加水适量，大火煮沸，改用小火煨煮至粟米酥烂，粥将成时调入花生细末及红糖，拌和均匀即成。

【用法】早晚分服。

【功效】补虚，降脂。主治各种类型的高脂血症。

◎黄豆小米粥

【配料】黄豆 50 克，小米 100 克。

【制法】将黄豆洗净，放入清水中浸泡过夜，次日淘洗干净，备用。将小米淘洗净，与黄豆同入砂锅，加足量清水，大火煮沸后，用小火煨煮至黄豆酥烂为度。

【用法】早晚分服。

【功效】健脾宽中，活血通脉，降低血脂。主治各种类型的高脂血症。

◎绞股蓝粥

【配料】绞股蓝 15 克，小米 100 克。

【制法】将绞股蓝拣去杂质，洗净，放入药袋，扎口备用。将小米淘净后放入砂锅，加入适量，先用大火煮沸，加入绞股蓝药袋，继续用小火煨煮 30 分钟，取出药袋，滤尽药汁，再用小火煨煮至小米酥烂即成。

【用法】每日早晚温服。

【功效】降低血脂。主治各种类型的高脂血症。现代中药研究发现，绞股蓝能降血脂，降血压，增加冠脉和脑血流量，在防治高脂血症、动脉粥样硬化症、高血压病、冠心病、中风、糖尿病以及肥胖症等方面疗效显著。临床研究中，用绞股蓝冲剂对 42 例高脂血症患者治疗 1 个月，血清胆固醇和三酰甘油明显降低，高密度脂蛋白有所提高。动物实验研究中发现，绞股蓝的提取液喂养大白鼠，对胆固醇、β- 脂蛋白的代谢有促进作用，长期服用能加速脂类代谢，但又未超越正常范围，有学者认为，这种改变可能是加速胆固醇转成维生素 D 及胆汁酸和高密度脂蛋白的合成。而且，绞股蓝的显著降低血脂作用与抑制脂肪细胞产生游离脂肪酸及合成中性脂肪有关。

43　高脂血症患者宜喝的降脂汤

汤羹保健是中国饮食文化与中医药文化相结合的产物，厨师调五味，医生亦调五味，既有共性又有不同之处，对食疗的把握即是将两者巧妙地结合在一起，无论是从历史源流、方药构成、制作过程或科学分析各个方面来看，汤羹保健都是饮食与医药的精华所在。但需要说明的是作为高脂血症患者的保健汤羹，首先应满足食物应该具有的色、香、味、形等基本要求；而从作为药的一方面来说，则应尽量发挥食物本药性的功效，并进行合理搭配，辨证用膳。即使需要加入药物，药物的性味也要求尽量甘、淡、平和、无异味，不能因用药就丢了膳。

◎冬瓜海带汤

【配料】冬瓜 80 克，海带 30 克，薏薏米 10 克，白糖适量。

【制法】将海带洗净，切丝，冬瓜切块，三者加水同炖至烂熟后，白糖调服。

【用法】每日 1 剂，佐餐食用。

【功效】利尿，降胆固醇，降血压。适宜于高脂血症、高血压病患者饮用。

◎冬瓜玉米汤

【配料】胡萝卜 300 克，冬瓜 500 克，玉米 1 个，冬菇（浸软）5 朵，瘦肉 150 克，姜 2 片，盐适量。

【制法】胡萝卜去皮洗干净，切块。冬瓜洗干净，切厚块。玉米洗干净，切块。冬菇浸软后，去蒂洗干净。瘦肉洗干净，氽烫后再洗干净。适量水煲滚，下胡萝卜、冬瓜、玉米、冬菇、瘦肉、姜片，煲滚后以慢火煲 2 小时，下盐调味即成。

【用法】佐餐食用。

【功效】利尿，降胆固醇，降血压。适宜于高脂血症、高血压病。

◎海带木耳汤

【配料】海带、黑木耳各 15 克，切丝，瘦猪肉 60 克。

【制法】海带、黑木耳各 15 克，切丝，瘦猪肉 60 克，切丝或薄片，用淀粉拌好，与海带丝、木耳丝同入锅，煮沸，加入味精和淀粉，搅匀即成。

【用法】佐餐食用。

【功效】利尿，降胆固醇，降血压。适宜于高脂血症、高血压病。

◎菊花鲜鱼汤

【配料】杭菊花 10 克，鲜河鱼 1 条（250 ～ 500 克，去杂，洗净）。

【制法】杭菊花、鲜河鱼加入酒、姜、葱等调料后一起煮汤，

【用法】佐餐食用。

【功效】平肝熄风，清热明目。适用于高脂血症伴有高血压、头晕、头痛、目赤、目糊、咽痛等症。

44　高脂血症患者宜均衡营养素

高脂血症是现代人的常见病，与其体内营养素的失衡密切相关。所以要了解降低血脂饮食中营养素的分配原则。一般而言，碳水化合物主食占 50%～55%，蛋白质占 10%～20%，脂肪占 30% 左右。这 30% 的脂类食物中动物脂肪不得超过 1/3，特别是动物脂肪不可多吃。同时，一天吃的胆固醇不超过 300 毫克。三酰甘油高的人要少吃碳水化合物、少吃糖，必要时要在医生指导下使用药物治疗。另外，高脂血症患者应注意国家推荐的居民膳食的营养宝塔，以促进身体内营养素的平衡，尽快使高脂血症康复。居民膳食营养宝塔的主要内容为：

第一层（底层）：谷类。包括米、面、杂粮。主要提供碳水化合物、蛋白质、膳食纤维及 B 族维生素。它们是膳食中能量的主要来源。每位成人每天要吃 350～500 克。

第二层：蔬菜和水果。主要提供膳食纤维、矿物质、维生素。蔬菜和水果各有特点，不能完全相互替代，不可只吃水果不吃蔬菜。一般来说红、绿、黄色较深的蔬菜和深黄色水果含营养素比较丰富，所以应多选用深色蔬菜和水果。每天应吃蔬菜 400～500 克，水果 100～200 克。

第三层：鱼、虾、肉、蛋（肉类包括畜肉、禽肉及内脏）类。主要提供优质蛋白质、脂肪、矿物质、维生素 A 和 B 族维生素。它们各自营养素的含量有所不同。每天应吃 150～200 克。

第四层：奶类和豆类食物。奶类主要包括鲜牛奶、奶粉等。除含丰富的优质蛋白质和维生素外，含钙量较高，且利用率也高，是天然钙质的好来源。豆类含丰富的优质蛋白质、不饱和脂肪酸、钙及维生素 B_1、维生素 B_2 等。每天应饮鲜奶 250～500 克，吃豆类及豆制品 50～100 克。

第五层（塔尖）：油脂类。包括植物油等，植物油主要提供能量，还可提供维生素 E 和必需脂肪酸，但每天食用量不要超过 25 克。

膳食平衡宝塔是科学饮食的总结，那么该如何对待膳食平衡宝塔呢？每一个人可参照平衡膳食宝塔，根据自己的情况确定自己的食物需要量，比如年轻人、劳动强度大的人需要能量高，应适当多吃主食，老年人、活动少的人需要能量少，可少吃些主食。平衡膳食宝塔建议的各类食物摄入量是一个平均值和比例，每日膳食中应当包括宝塔中的各类食物，各类食物的比例也应基本同膳食宝塔一致。当然日常生活中没有必要样样照着宝塔推荐量吃，例如不必每天吃 50 克鱼肉，可以每周吃 2～3 次，重要的是一定要遵循宝塔各层各类食物的大体比例，同类互换，调配丰富多彩的膳食，合理分配三餐食量，养成习惯，长期坚持。

45 高脂血症患者宜补的维生素

维生素是人体不可缺少的一种营养素，是"维持生命的营养素"。从基本的生物化学概念看来，它们是这样的一类有机物：在人体内的含量很小，但生理作用很大，因为它们参与人体物质与能量代谢，调节广泛的生理与生化过程，从而维持了人体正常的生理活动。因此，有人把维生素称作"生命催化剂"。但它与我们熟悉的三大营养物质（蛋白质、脂肪、糖类）不同，其本身既不是构成人体组织器官的成分，也不能为人体提供能量，它主要参与人体内的生理调节过程。目前被公认的人体必需的维生素有 14 种。这些维生素的结构复杂，理化性质和生理功能各不相同。

维生素依据其溶解性能可分为脂溶性及水溶性维生素两类。脂溶性维生素易溶于脂肪和大多数有机溶剂,不溶于水。常用的脂溶性维生素有:维生素 A、维生素 D、维生素 E 和维生素 K 等。脂肪是脂溶性维生素的载体,如果摄入的食物中缺少脂肪,那么这些维生素将无法被人体吸收和利用,从而引起这部分维生素缺乏的症状。所以食疗专家说,完全食素是不利于健康的。

1. 宜补维生素 C

维生素 C 能促进胆固醇降解,促使其转为胆汁酸,从而降低血清总胆固醇的水平;能增加脂蛋白脂酶的活性,从而降低血清三酰甘油水平。维生素 C 还是一种重要的生理性抗氧化剂,在对抗由自由基引发的脂质过氧化反应中发挥重要作用。脂质的过氧化反应可能是促发动脉粥样硬化形成的因素之一。因此,体内维生素 C 缺乏可导致脂质过氧化反应增强。由于维生素 C 对血脂的调节作用,所以其在防治动脉粥样硬化、高脂血症中的作用已受到人们的重视。营养专家认为对体内维生素 C 水平较低或缺乏维生素 C 的老年人,适量补充维生素 C 对防治动脉粥样硬化、高脂血症是有益的。

2. 宜补维生素 E

据报道,给予维生素 E 可延缓动物动脉粥样硬化病变的形成;缺乏维生素 E 的家兔,10 周内血清总胆固醇（TC）水平可升高 60%,其中主要是低密度脂蛋白胆固醇（LDL-C）和极低密度脂蛋白胆固醇（VLDL-C）增高;给予因喂食胆固醇而形成的高胆固醇血症的家兔大剂量维生素 E,4 周后血清总胆固醇水平开始下降,8 周可降低 50%。此外,维生素 E 可能影响参与胆固醇分解代谢的酶的活性,有利于胆固醇的转运与排泄,从而对血脂水平起调节作用。研究发现维生素 E、维生素 C、维生素 B_2 的联用,可取得抗氧化和调节血脂的协同作用的效果,提示有可能用较低剂量的药物联用，产生比大剂量的单一用药更为高效而安全的应用效果。

3. 宜补维生素 B_1

现在人们对维生素 B_1 功用的认识已远不限于对脚气病的治疗。科学家发现它更重要的作用。

（1）维生素 B_1 缺乏会出现脂肪代谢障碍，出现脂肪消化吸收不良、高脂血症。

（2）参与机体糖代谢过程，参与体内酶的形成，促进成长，帮助消化，特别是糖类的消化；维持神经、心脏及消化系统正常功能。

（3）改善精神状况；维持肌肉、心脏活动的正常；能减轻晕机、晕船。

（4）缓解牙科手术后的痛苦；对消耗性疾病、疱疹、甲状腺功能亢进症等均有效果；能刺激胃肠蠕动，促进食物排空，增进食欲。

（5）具有营养神经、消除疲劳、利尿等功能。

因此，高脂血症患者应补充维生素 B_1。

4. 宜补维生素 B_6

维生素 B_6 在机体内参与多种物质的代谢过程：它是合成血红蛋白的组成成分——叶酸化合物所必需的物质；对人从肠道中吸收氨基酸起重要作用；参与遗传物质核酸的代谢；参与肌肉和肝中糖原分解转化为葡萄糖的代谢过程。维生素 B_6 与白细胞、血红蛋白的生成有关；有助于释放蛋白质提供的能量，帮助免疫和神经系统的正常运转，促进红细胞的生成；具有帮助人体消化、促进蛋白质和脂肪代谢的功能，可降低血中胆固醇的含量；帮助色氨酸转化为烟酸；防治各种神经、皮肤疾病；能缓解呕吐（特别是妊娠呕吐）；能减缓夜间肌肉痉挛、脚抽筋、手麻痹等手足神经炎病症。维生素 B_6 是天然利尿剂，有益皮肤，还有美发之效，所以经常得到女性的青睐。维生素 B_6 对防治女性疾病同样大有益处，因为女性的雌激素和皮质激素代谢也需要维生素 B_6 参加。

46　高脂血症患者补矿物质细节

矿物质又称无机盐。人体所含各种元素中，除碳、氢、氧、氮主要以有机化合物形式存在外，其他各种元素无论含量多少统称为矿物质。营养专家说，矿物质在人体中仅占 3.5%，而它在生命过程中起的作用却是不可估量的。因为宇宙间的一切物质，无论是有生命的，还是无生命的，都是由元素参与构成的，尤其是矿物质，它在人生命过程中起着重要作用，参与人体组织构成和功能形成，是人体生命活动的物质基础。人体内约有 50 多种矿物质，我们经常提起的人体所需的矿物质有钙、镁、钠、钾、磷、硫、氯、铁、铜、锌、硒等，而这些矿物质的功能各不相同，在人体内有不同的作用。高脂血症是人们易于遇到的疾病之一，目前研究较多并认为可能与血脂代谢有关的矿物质有以下几种而宜补之。

1. 宜补钙

钙有助于降低血液中的胆固醇，防止心脏病的发作。科学研究表明，高钙食品能帮助正常人每天多排除饱和脂肪酸，使胆固醇总量下降，且使低密度脂蛋白下降，同时高密度脂蛋白水平仍可维持原状。

食疗专家提倡补钙以食补为主，生活中要调整膳食结构，增加奶制品的摄入和在食品中强化钙，是改善钙缺乏最有效途径。钙的食物来源以乳制品及乳为最好，不但钙含量多，而且人体容易吸收利用。当膳食中的钙不能满足机体需要并引起中度和严重缺钙才需要服用含钙药物和钙制剂。成年人不分性别每天钙的摄入量为 800 毫克，孕妇 1000～1500 毫克。

2. 宜补锌

锌对机体代谢起着广泛的调节作用。大量研究证明，缺锌可引起血脂代谢异常。实验还表明，对缺锌大鼠给予适量补锌 15 天，血脂指标能完全恢复正常。这充分说明补锌是防治高脂血症的有效方法之一。

锌在自然界广泛存在，但主要存在于海味及肉类食物中，这是因为一般含蛋白质较高的食物其含锌量都较高，如肉类、猪肝、家禽，尤其在海产品中含量更高，如牡蛎、海蟹，在田螺、黄鳝中含量也不低。植物性食物不但含锌量较低，且吸收率也差，并可受到加工的影响。如粮食类加工越精细锌的含量就越低。豆类如黄豆、绿豆和赤豆及坚果类中都含有一定量的锌。人的初乳锌含量较高，以后逐渐减少。高脂血症患者除依靠食品补充锌外，可在医生的指导下补充适量的锌制剂。

3.宜补铜

体内缺铜的人，血脂水平易于升高。研究发现，在遗传性铜转运紊乱综合征的患者体内，铜含量严重低下，而三酰甘油异常升高，这也充分说明铜对血脂代谢有一定影响。

人体如果缺铜，应在每日膳食中进食适量含铜丰富的食物。许多天然食物中含有丰富的铜，如坚果类（核桃、腰果）、豆类（蚕豆、豌豆）、谷类（小麦、黑麦）及蔬菜等；动物的肝脏、肉类及鱼类也含有一定数量的铜；另外饮用水中有低含量的铜，也能补充人体所需的部分铜。如果使用的是铜水管，饮用水中的铜含量则有所增加，使人体中铜的补充更多些。但需要指出的是由于铜对人体安全的范围相对较窄。因此，每人每天食入富含铜质的食物不宜过多。

4.宜适量补充锰

锰为一切生物和人体代谢必需的微量元素，其含量在人体虽然较少，可是在一切组织中都可以找到它，肝、脑、肾、胰及垂体内更是不可缺少，并以骨骼、肝、脾、胰中最多。锰对人体的生长发育、繁殖、内分泌、神经、骨骼、造血、心血管系统均有重要的作用，有抗衰老、抗癌作用。

一旦缺锰，细胞及机体将加速衰老过程，所以人们将锰称为与长寿有关的元素。锰能抑制实验家兔的动脉粥样硬化病变的形成。缺锰与缺铬相似，会引起葡萄糖耐量降低及脂质代谢异常。所以高脂血症患者宜适量补充锰。

5. 宜适量补充铬

缺铬的人的体内血清三酰甘油易出现增高。临床试验报道，给健康者服用氯化铬 200 毫克 / 天，12 周后，血清三酰甘油下降。这也说明铬与高脂血症密切相关。铬的补充主要靠食物，红糖、全谷类糙米、未精制的油、小米、胡萝卜、豌豆含铬较高。一般地说，妊娠女性、经产妇、营养不良儿童、老年人、长期吃规定配方膳食者和用胰岛素治疗的糖尿病患者最容易缺铬。因此，追求健康和长寿的人们，应注意自己的饮食搭配，务必吃些动物肝脏、带皮马铃薯、新鲜蔬菜、面包、蜜糖等含铬较高的食物。

47　高脂血症患者饮水降脂细节

水与高脂血症患者有密切的关系。水的环境是包括血脂代谢在内的一切生命活动的基础。如果长期缺水，人体各种脏器的代谢和功能都将出现衰退，尤其是心血管系统功能的衰退更明显。首先，体内长期缺水，血量减少，血流速减慢，血液黏稠度增加，容易形成血栓。特别是心脏、大脑供血量不足，引起供氧不足，容易出现心脏、大脑缺氧而导致冠心病、脑中风。其次，缺水会造成血液循环功能降低，使机体的排泄功能减退，体内代谢产物堆积，容易使机体发生酸中毒。当机体内环境的平衡稳定被破坏，就会引起众多疾病，加快机体的全面衰退。所以对于高脂血症患者而言，科学补水是一门必修的学问。

1. 忌喝水不足

对高脂血症患者来说，每日摄入适量的水是减轻体重、促进体内脂肪代谢的关键。其原因是，如果体内摄入的水不够多，肾的功能就不能充分发挥；处理有毒物质时需要肝脏发挥其功能，而补水不足，肝脏对脂肪的代谢功能就要受到影响。当摄入足够的水时，肾脏和肝脏就能充分地各司其职，于是体内脂肪就会被充分代谢。一般来说，成人每日饮水量应为 2000 毫升，老年人需饮水 1500 毫升，平均每 3 小时摄入 300～400 毫升。

需要指出的是不要一次饮水过多，以免给消化道和肾脏造成很大负担，而应均衡饮用。饮水的最佳选择是白开水、矿泉水和净化水，而纯净水和饮料对健康并无多大益处。当然，适当饮用菊花茶、绿茶等，也有利于体液循环，及时清除体内毒物，并有降血脂和健身美容等作用。

2. 夜间宜补水

高脂血症患者大都有不同程度的动脉粥样硬化等心血管疾病。夜间缺水会使血液黏稠度升高，血小板凝聚力提高，使原来就有粥样硬化的血管更易产生栓塞。当栓子脱落阻塞在脑动脉时，便会发生缺血性脑中风。国外学者对男性老年人进行分组研究，一组半夜起来喝 250 毫升白开水，另一组一觉睡到天亮，然后分别测定他们的血液黏稠度。结果发现，喝水的一组人的血液黏稠度明显降低。由于补水有助于降低血液黏稠度，所以建议高脂血症患者在夜间喝一杯白开水，可有效预防缺血性脑中风的发生。

3. 睡前宜补水

许多高脂血症患者由于不愿夜间起床小便，所以有意在晚餐时不喝汤，或晚餐后不喝水。据专家研究，睡前不饮水可导致血浆浓缩、血液黏稠度升高，从而可促进体内血栓形成。对于老年人或患心脑缺血性疾病的人，睡前饮一杯水，有助于预防致死性梗死。不少老年人不习惯睡前饮水，怕夜间起床排尿。其实老年人膀胱萎缩，容量减少，不饮水照样要起床排尿。

4. 起床后宜补水

高脂血症病患者早晨起床后，首先饮一杯水（200 毫升左右），可及时稀释过稠的血液，促进血液流动，有预防脑血栓、心肌梗死等疾患发生的作用。当天气炎热或饮食过咸时，更应多喝些水，这既可补充流失的水分，也可将体内的废物及时排出体外。

5. 宜喝磁化水

磁化水是通过模拟地球磁场作用而提高水的能态制成的水。它通过磁场的能量来打破长链水分子团，提高水的活性和能态以及水对营养的输送能力。据医学文献报道，磁化水对一些慢性病有较好的防治作用，长期饮用磁化水对甲状腺功能失调、高脂血症等数十种棘手的病症有较为明显的医疗作用。这种水还有软化心、脑血管，防治胆、肾结石的作用。那么，磁化水为什么具有防治高脂血症的妙用呢？这是一个至今尚未揭开的科学之谜。一些科学家认为，磁化水之所以能防治许多疾病，是因为人体本身就是一个磁体，其中氢一端带正电荷，氧一端带负电荷，根据正负相吸原理，许多水分子就会首尾相吸，形成庞大的"分子团"，这种大分子团会减弱水分子的生物活性。在未经处理的普通水中，这种大分子团较多，而有活性的水分子团水分子较少。当普通水经过磁场作用后，冲破了原先聚合的大分子团，使它们变成了许多单个有活性的小分子团，促使提高水的活性。

48　高脂血症患者食用脂类细节

脂类是脂肪、类脂的总称。脂肪又称脂质。我们在饮食中摄取的脂肪，其实包括油和脂两类。一般把常温下是液体的称作油，如菜籽油、大豆油、花生油等，而把常温下是固体的称作脂，如羊油、牛油、猪油等。并不是所有植物脂肪都是油，如椰子油就是脂；并不是所有动物脂肪都是脂，如鱼油便是油。在结构上脂肪是由甘油和脂肪酸组成的三酰甘油，其中甘油的分子比较简单，而脂肪酸的种类和长短却不相同。因此脂肪的性质和特点主要取决于脂肪酸。不同食物中的脂肪所含有的脂肪酸种类和含量不一样，自然界有 40 多种脂肪酸。为许多人所知的三酰甘油就是脂肪的一种，在食物中占脂肪的 98%。脂肪不分为有益和无益，只要适量吸取，所有养分都是人体需要的。对于高脂血症者，应如何补充呢？

1. 宜补卵磷脂

卵磷脂是近年新兴的保健品。卵磷脂被称为血管的"清道夫"，具有乳化分解油脂的作用，可增进血液循环，改善血清脂质，清除过氧化物，使血液中的胆固醇及中性脂肪含量降低，减少脂肪在血管内壁的滞留时间，促进血管粥样硬化斑的消散，防止由胆固醇引起的血管内膜损伤。从而对高脂血症的预防和治疗具有显著的功效。早在 20 世纪 60 年代，食疗专家就证实卵磷脂对高脂血症患者健康有积极作用。食疗专家指出，卵磷脂作为一种功能性的健康食品，不是立即见效的，而是应坚持服用才能达到全面、长远、稳定的效果，同时又没有药物的副作用，适合于高脂血症患者使用。

2. 宜补深海鱼油

深海鱼油的主要成分是 DHA 和 EPA，具有降低胆固醇、预防心血管疾病的功能；预防血栓形成；降低血液黏稠度，促进血液循环，以及消除疲劳，缓解痛风和风湿性关节炎。DHA 和 EPA 是大脑、神经细胞及人体防御系统的重要组成部分，具有健脑益智、延缓衰老的功效。因纽特人生活在北极，据说他们的胆固醇都不高，而且患高脂血症、冠心病的也极少，这与他们常年吃鱼肉和鱼油有关。所以患有高脂血症的患者可以适当服用深海鱼油。

3. 应低脂饮食

什么是低脂饮食呢？进食含脂类物质尤其是三酰甘油、胆固醇比例较少的食物，这种结构的饮食被称之为低脂饮食。生活中强调低脂饮食同样是针对一些特殊的群体。例如中老年人群及高脂血症患者血中脂类物质三酰甘油、胆固醇的含量已超过正常值，若想尽可能减轻高脂血症对机体的危害，就必须进行膳食结构的调整，食用低脂饮食。当然目前市场上的一些无脂食品并不意味着此类食品不含提供能量的营养素。一般来说脂类低或缺乏的食品，碳水化合物的比重是较大的。多吃碳水化合物后产生的多余热量会增加机体合成脂肪。因此就算有些食品标签上说的是"无脂"，也不可以随意地吃。

4. 忌食高脂食物

脂肪是人体热量的主要来源之一，其需要量与年龄、性别和职业等有关。过高脂肪摄入可使人体重增加、体内脂肪合成增多，诱发高脂血症。研究证实，脂肪的摄入比其他作为热能来源的营养素摄入更能影响患者的体重和餐后胰岛素的分泌。因此，合理地控制脂肪的摄入和节制饮食是治疗高脂血症的一个重要原则，在减少高热量食物摄入的同时，也减少了肝脏脂肪的堆积。忌食高脂食物最好是不要过量吃大鱼大肉、油炸食品以及甜食。

49　高脂血症患者摄取食用油细节

食用油可分植物性与动物性两大类。食用油有改善食物味道，提供大量热能及脂溶性维生素和必需脂肪酸的作用。动物性脂肪主要为饱和脂肪酸且含有一定量的胆固醇，可使患者血脂增高。植物性脂肪中含有大量的不饱和脂肪酸，不含有胆固醇，有改善血脂的作用。故通常情况下高脂血症患者烹调应多选择植物油。

1. 宜常适量吃玉米油

玉米胚油又称玉蜀黍油、粟米油。它是从玉米中分离的玉米胚芽，采用压榨方式精制而成。它既去除了油脂中的各种有害物质，又保留下玉米胚油所特有的营养与芳香，是为家庭健康所需的高级食用油。事实上，在欧美发达国家，玉米胚油作为一种具有更高营养、更有益于健康的食用油，享有"健康油""放心油""长寿油"等诸多美誉。

玉米油不饱和脂肪酸高达 80% 以上，其中 50% 是亚油酸，吸收率非常高，是高血压病、高脂血病、冠心病和肥胖患者的理想食用油。它有延缓人体衰老的功效，可降低人体内胆固醇的含量，增强人体肌肉和心脏、血管系统的功能，提高机体的抵抗能力，是一种胆固醇吸收的抑制剂。近年来，国外学者进行了许多膳食控制试验，结果表明，食用富含不饱和脂肪酸的油脂，包括玉米油，再限制并减少进食动物内脏及蛋黄等，对预防高脂血症、冠心病均有好处。此外，对年龄较轻而血中胆固醇浓度已较高的人来说，玉米油降低血中胆固醇的效果及预防冠心病的效果均较好。

玉米油之所以是一种理想的保健油；其中还有一条原因是玉米油结构性稳定，即使在深度煎炸时也具有相当的稳定性，比其他油有较长的保质期。由于玉米胚油具有以上特性，所以它很适合快速烹炒和煎炸用油，既可以保持蔬菜和食品的色泽、香味，又不损失营养价值。

2. 宜常适量吃花生油

花生油是人们经常使用的食用油。花生油具有花生的香味，是中国人日常生活中的一种主要食用油。花生油可提供给人体大量营养，而且能增加食品的美味，是构成人体内多种组织成分的重要原料。临床观察中发现，食用花生油，可使肝内的胆固醇分解为胆汁酸，能促使其排泄增强。花生油不仅能降低胆固醇，还能预防中、老年人动脉粥样硬化和冠心病的发生。临床应用也表明，对高脂血症、冠心病、动脉硬化症、高血压病等病症，均有良好的治疗效果，降低胆固醇的作用亦较明显。这是因为花生油含不饱和脂肪酸 80% 以上（其中含油酸 41.2%、亚油酸 37.6%），另外还含有软脂酸、硬脂酸和花生酸等饱和脂肪酸 19.9%，还含有磷脂、维生素 E、胆碱等对人体有益的物质。

虽然经常食用花生油对高脂血症患者有许多好处，但是花生油非常油腻，常吃花生油容易上火，所以食疗专家主张夏天不宜食用花生油。还需注意花生油越新鲜越好，因为花生油的香味物质在制油过程中，以吸附方式存在于油中的，而这种香味物质易挥发或分解。如果花生油放置久了，就会自动氧化、分解，香味逐渐淡化直至消失，同时其酸值也会上升，过氧化物增多，口感变差，营养成分破坏。所以说购买花生油时越新鲜越好，且忌长期存放。

3. 宜常适量吃豆油

豆油为从黄豆榨取的植物油，可供食用，可疗疾。大豆油的色泽较深，有特殊的豆腥味；热稳定性较差，加热时会产生较多的泡沫。大豆油含有较多的亚麻油酸，较易氧化变质并产生"豆臭味"。从食用品质看，大豆油不如芝麻油、葵花籽油、花生油。从营养价值看，大豆油中含棕榈酸、硬脂酸、花生酸、油酸、亚油酸、亚麻油酸，是脂肪酸构成较好的油，有显著的降低血中胆固醇含量，预防心血管疾病的功效。大豆中还含有多量的维生素 E、维生素 D 以及丰富的卵磷脂，对人体健康均非常有益。另外，大豆油的人体消化吸收率较高。所以大豆油也是一种营养价值很高的优良食用油。

4. 宜常吃调和油

许多人已经知道长期食用单一品种的油不利于人体健康，但是，人为调换油种毕竟太麻烦，况且由于植物油中，不同的油含有不同的脂肪酸，要让人们达到食疗专家所提倡的合理均衡的脂肪酸比例，任何一个单一油种都难做到。况且脂肪酸比例是在分子结构层面的科学结论，简单地挑不同的油轮换着吃，也很难达到合理科学的比例。于是食疗专家将多种油经过科学提炼和配方，调配出科学均衡比例的调和油。由此可见，调和油显然不是简单的混合油，如果没有科学的理论作为基础，合理科学地调配，脂肪酸就无法真正均衡，没有脂肪酸的均衡。营养均衡就是一句空话，没有营养均衡，高脂血症就难以改善。因而，高脂血症患者宜常吃调和油。

5. 宜适量吃菜籽油

菜籽油就是俗称的菜油，又叫油菜籽油、香菜油，是用油菜籽榨出来的一种食用油。菜籽油中含花生酸、油酸、亚油酸、芥酸、亚麻酸。从营养价值方面看，人体对菜籽油消化吸收率非常高，并且有利胆功能。在肝脏处于病理变化状态下，菜籽油也能被人体正常代谢。菜籽油所含的亚油酸等不饱和脂肪酸和维生素 E 等营养成分能很好地被机体吸收，具有一定的软化血管、延缓衰老的功效。另外菜籽油还含有一定量的磷脂，对血管、神经、人脑的发育十分重要。菜籽油的胆固醇很少或几乎不含，所以更适合于高胆固醇症的人食用。但需要指出的是，高脂血症伴有冠心病的患者不可多吃菜籽油，这是因为，菜籽油含有 40% 的芥酸。对于正常人，芥酸并不可怕，但对于心脏病患者可造成"心肌脂肪沉积"现象，直接危害身体健康。所以，患有各类心脏病，尤其是冠心病、高血压病的患者在日常用油时，应尽量少吃或不吃菜籽油。这也是联合国粮农组织及世界卫生组织已对菜籽油中芥酸含量做出限量的原因。

6. 宜常适量吃米糠油

米糠油是一种保健性食用油，其营养价值超过豆油、菜籽油等。由于米糠中含有大量营养物质，米糠油除具备米糠中的营养物质外，其脂肪酸的组成比较合理，含亚油酸、油酸比例为1：1。而营养专家认为油酸和亚油酸的比例1：1为佳，这样的油脂具有较高的营养价值。因此，认为米糠油也是营养价值高的食用油脂之一。另外由于米糠油中不仅含有大量的亚油酸等不饱和脂肪酸，还含有丰富的维生素、磷脂。米糠油还能确实有效地缓解心脏和脑疾患，其有效性表现为可降低血中低密度脂蛋白的浓度，使高密度脂蛋白有所上升。有资料表明，食用米糠油一段时间后人体血中胆固醇能明显降低。我国盛产稻谷，米糠资源非常丰富，从米糠取油大有作为。现在，米糠油已成为城镇居民的重要油源之一。

7. 忌食用氢化油

什么是氢化油呢？氢化油是指在液体植物油中注入氢气，使它固化，变得更稳定。氢化油的分子结构是扭曲的，在自然界中找不到。你的基因不认识它，你的身体不能处理它。氢化油会使血液中的三酰甘油和低密度脂蛋白升高，高密度脂蛋白降低，从而增加心血管疾病的危险。那么为什么食品厂家把天然植物油转化成的氢化油呢？这是因为氢化油可以把产品保质期延长，但它有害健康。快餐和超市的很多烤制食品都含有氢化油（如起酥油），例如炸鸡、炸薯条、曲奇和巧克力。所以喜欢食用此食品的人要防止氢化油的危害。

8. 忌吃油过量

食用油属于脂肪类物质，食用油吃少了有损健康，吃多了同样有损健康。据调查，许多城镇居民在烹饪时不注意用油量，盲目追求口味，无限制地放油，烹饪出的菜肴全部浸在油中，有相当多的人每日食用油超量。事实上也是如此，中国营养协会说目前全国人均年食用植物油占有量已达15公斤，折算后平均每人每天消费食用植物油41克，远远高出中国营养学会推荐的每人每天25克的建议消费量。所以说目前我国居民吃油过量是普遍的事实，尤其是城镇居民平均吃油过量是客观存在的。由此可见，高脂血症患者生活中只有对油脂的摄入量严加控制，才能保证自身的健康。

小贴士

炒菜用油多不仅会影响菜的滋味，而且还伤害人体健康。这是因为炒菜用油过多，其他调味品不易渗入原料内部，影响菜的滋味；食物外部包了一层油脂，食后在胃肠里的消化液亦不能完全同食物接触，不利于食物的消化吸收，时间长了容易引起腹泻。常吃用油多的菜，还会促使胆汁和胰液大量分泌，诱发胆囊炎、胰腺炎等疾病，所以日常生活切记炒菜用油不宜多，以适量为宜。

---

9. 忌过量吃动物油

高脂血症患者要少吃动物油（如牛油、羊油等），适当多吃植物油（如豆油、花生油等），对自身有很大的益处，并可以预防冠心病。植物油和动物油的不同在于植物油的不饱和脂肪酸含量很高，其中油酸和亚油酸的含量高达 70%，尤其是大豆油、芝麻油、菜籽油及向日葵油等所含的不饱和脂肪酸均在 80% 以上（不饱和脂肪酸具有抗血栓和降胆固醇作用）；而动物脂肪则含有较多的饱和脂肪酸和胆固醇。

但需要指出的是禁忌过量食用动物油，并非绝对禁止。比如少量食用猪油，对高脂血症患者的健康同样有促进作用。因为猪油中含有一种叫花生四烯酸的物质，它能降低血脂水平，并可与亚油酸、亚麻酸合成具有多种重要生理功能的前列腺素。另外，猪油中还含有一种能延长寿命的物质叫 α- 脂蛋白，它可以预防冠心病等心血管病，植物油中则没有这两种物质。所以食疗专家说，为了您的健康，大可不必忌讳猪油，只要食用适量同样有益于人的健康。生活中也可炒菜时将猪油与植物油混合用。总之，饮食切忌偏食单一，荤素合理搭配的均衡膳食才是科学的进食方式。

50　高脂血症患者食用糖类细节

糖的概念有广义和狭义之分。广义的糖从结构上讲包括单糖、双糖和多糖，包括有甜味的糖和没有甜味的淀粉。平常我们吃的主食如馒头、米饭、面包等都属于广义的糖类物质；狭义的糖是指精制后的白糖、红糖、冰糖和糖浆等。在营养学上广义的糖和蛋白质、脂肪一起被喻为人体最主要的三大营养素。但糖不可以多吃，尤其是高脂血症患者，心、脑血管病患者或老年人。我国人民的饮食结构是以米、面为主食的。这类食物中含有大量淀粉，是人体糖类营养素的主要来源。这些淀粉经消化以后即可转化为人体需要的葡萄糖。

1. 忌吃高糖食物

糖是人体最重要的热量来源。但需要强调的是，高脂血症患者还应限制糖（包括米、面、甜食等）的摄入，因为进食大量糖类，糖代谢增强，又能增加与合成脂肪有关的各种酶的活性，从而使脂肪合成增加。所以，过多摄入糖类，可使血清极低密度脂蛋白、三酰甘油、低密度脂蛋白等水平升高。

需要说明的是控制主食是控制糖类过量摄入的主要方法之一。高脂血症患者如原来食量较大，可采用递减法，一日三餐减去 50 克。逐步将主食控制在 250～300 克，主食如面、米和一些杂粮可先用。食量必须严格限制，养成吃到七、八分饱即可的习惯。对含淀粉过多和极甜的食物如甜薯、藕粉、果酱、糖果、蜜饯、麦乳精、果汁等尽量不吃。

2. 忌食膳食纤维不足

20世纪70年代前的营养学中没有"膳食纤维"这个词，而只有"粗纤维"。粗纤维曾被认为是对人体不起营养作用的一种非营养成分。然而通过近20多年来的研究，发现并认识到这种"非营养素"与人体健康密切相关，它在预防人体的某些疾病方面起着重要的作用。同时也认识到这种"非营养素"的概念已不适用，因而将"粗纤维"一词废弃，改为"膳食纤维"。

膳食纤维属于糖类物质的范畴。医学研究发现，食物中膳食纤维具有一定的溶水性，能增加粪便的体积和重量，加快肠的蠕动促使排便，清除体内垃圾；能吸附胆酸，减少胆固醇的合成。当人们出现便秘、动脉硬化、高血压病等症状和疾病时，应注意增加膳食纤维的摄入。食疗专家推荐高血压病患者标准为每人每天30克。那么，应怎样吃才达到这个标准呢？其实，每人每天三碟蔬菜，用杂粮代替白米饭，就可以轻松达到。

3. 宜补大豆低聚糖

大豆低聚糖是目前市场上流行的一种新型保健品。现代医学认为，大豆低聚糖是人体肠内有益菌的食物，而血中胆固醇水平的降低与肠道内微生物菌群平衡有密切关系。有人认为，肠内有益菌双歧杆菌通过抑制人体内活化的有害细菌，控制新形成低密度脂蛋白接收器，起到了降低血中胆固醇含量的作用。医学试验还表明，肠内双歧杆菌通过影响酶的活性控制胆固醇的合成，从而降低血中胆固醇的含量。食用大豆低聚糖，可增加肠内双歧杆菌的活性与数量。实践证实，每天摄入6～12克低聚糖（如大豆低聚糖）连续2周～3个月，血中总胆固醇可明显降低。

51 运动有益于防治高脂血症

研究表明，体育运动和体力活动能够消耗体内大量的能量，提高脂蛋白酶的活性，有效地改善高脂血症患者的脂质代谢，促进脂质的运转、分解和排泄，使血清胆固醇、三酰甘油及低密度脂蛋白含量降低。因此，体育运动和体力活动可以增强体质，促使高密度脂蛋白含量增高，有利于预防高脂血症的发生和发展。但需要指出的是运动锻炼虽然有百利而无一害，但它并非万能。研究认为，不改变饮食结构，单纯运动锻炼，并不能显著降低血脂。如果两者结合再配合适宜的药物治疗，就能有效控制血脂水平。

52　高脂血症患者的运动原则

高脂血症患者运动最为关键的是要本着量力而行、循序渐进的原则，按照医生开具的运动处方来进行运动，并进行自我监测。大量事实证明，适宜的、科学的运动对高脂血症的治疗是有益的。具体来说还要强调以下几点。

1. 运动应适度

高脂血症患者的适度运动尤为重要，要注意掌握运动量的大小，尤其是体质较差的人更要注意。运动量太小则达不到锻炼的目的，起不到健身作用；运动量过大则可能超过机体的耐受程度，反而会使身体因过度疲劳而受损。因此，运动强调适度不疲，循序渐进，不可急于求成。操之过急，往往欲速而不达。若运动后食欲减退，头昏头痛，自觉劳累汗多，精神倦怠，说明运动量过大，超过了机体耐受的限度，会使身体因过劳而受损。那么，运动量怎样掌握才算合适呢？一般来说，以每次锻炼后感觉不到疲劳困乏为适宜。

2. 运动宜动静结合

高脂血症患者不能因为强调动而忘了静，要动静兼修，动静适宜。运动时，一切顺乎自然，进行自然调息、调心，神态从容，摒弃杂念，神形兼顾，内外俱练，动于外而静于内，动主形而静主养神。这样，在锻炼过程中内练精神，外练形体，使内外和谐，体现出"由动入静""静中有动""以静制动""动静结合"的整体思想。实际上太极拳是高脂血症患者动静结合的最佳运动方式。

3. 运动应有张有弛

高脂血症患者运动锻炼，并非是要持久不停地运动，而是要有劳有逸，有张有弛，才能达到养生的目的。因此，紧张有力的运动，要与放松、调息等休息相交替；长时间运动，应注意有适当的休息，否则能影响运动效益，使运动不协调，精神不振作，甚至对养生健身不利。为健康而进行的锻炼，应当是轻松愉快的，容易做到的，充满乐趣和丰富多彩的，人们才愿意坚持实行。即"运动应当在顺乎自然的方式下进行。"在健身方面，疲劳和痛苦都是不必要的，要轻轻松松地逐渐增加活动量。

4. 运动应因人而异

对于大多数高脂血症患者来说，由于肌肉力量减退，神经系统反应变慢，协调能力变差，宜选择动作缓慢柔和、肌肉协调放松、全身能得到活动的运动，像步行、太极拳、慢跑等。而对于年轻力壮、身体好的人，可选择运动量大的锻炼项目，如长跑、打篮球、爬山等。每个人工作性质不同，所选择的运动项目亦应有别，如售货员、理发员、厨师要长时间站立，易发生下肢静脉曲张，在运动时不要多跑多跳，应多仰卧抬腿；经常伏案工作者，要选择一些扩胸、伸腰、仰头的运动项目，又由于用眼较多，还应开展望远活动。总之，因人而异是运动的基本原则之一。

5. 运动应长久坚持

轻微而短暂的运动对高脂血症以及肥胖患者不能达到治疗的目的。只有达到一定运动量和长期坚持，对血中脂质才能产生有益的作用并减轻肥胖患者的体重。也就是说，高脂血症患者运动锻炼并非一朝一夕之事，贵在坚持。只有持之以恒、坚持不懈地进行适宜的运动，才能收到健身的效果，运动锻炼不仅是形体的锻炼，也是意志和毅力的锻炼。人贵有志，学贵有恒，做任何事情，要想取得成效，没有恒心是不行的。古人云："冰冻三尺，非一日之寒"，说的就是这个道理。这就说明，锻炼身体非一朝一夕之事，要经常而不间断，三天打鱼两天晒网是不会达到锻炼的目的。

6. 运动应有计划性

医学专家经过长期的研究证明，只有具有计划性的有氧活动（如慢跑、走路、游泳、爬楼梯等）才是预防与治疗高脂血症的有效方法。就高脂血症患者治疗恢复而言，每周保持 3 次运动，才可以称得上是计划性的运动，而对于工作紧张或是经常出差的高脂血症患者，每周至少应有 1 ～ 2 次运动。为了能够长期地保持运动的规律性，还应计划一下每周的运动时间和内容，注意不要将每次运动的时间间隔安排得太长。只要有计划的、有规律性的运动能够成为您的一种生活方式，很快地，您将在生理和心理两大方面获得很大益处。

7. 高脂血并发症患者体育运动宜谨慎

高脂血症患者而无其他并发症应保持中等强度运动量，在运动过程中和运动后的自身感觉，如出现呼吸困难、前胸压迫感、头昏眼花，面色苍白等现象，应立即停止运动，有可能的话，应平卧休息。高脂血症患者合并有轻度高血压、肥胖、糖尿病和无症状性冠心病等疾病者应自行掌握，以锻炼时不发生明显的身体不适为原则，必要时应在医疗监护下进行。高脂血症患者合并下列疾病时禁止运动：

（1）严重的室性和室上性心律失常。

（2）重度高血压病。

（3）严重糖尿病。

（4）重度肝、肾功能不全。

（5）明显甲状腺功能亢进。

（6）心肌梗死急性期；不稳定型心绞痛。

（7）充血性心力衰竭。

高脂血症患者合并房室传导阻滞、左束支传导阻滞、安装固定频率起搏器、劳力型心绞痛、严重贫血、重度肥胖以及应用洋地黄或 β- 受体阻滞剂等药物时也应该很谨慎地进行体育运动。

53 高脂血症患者宜选的运动项目

康复高脂血症的体育运动要选择有氧的运动，要避免在运动中做推、拉、举之类的静力性力量练习或憋气练习。还应该选择那些有全身性的、有节奏的、容易放松、便于全面监视的项目。有条件的可利用活动跑道、自行车功率计等进行运动。适合高脂血症康复的运动种类和方法有太极拳、医疗体操、步行、健身跑、舞蹈、游泳、娱乐性球类、郊游等。大量事实证明，适当的运动活动对高脂血症的治疗是很有益的。现将适合高脂血症的几种常用运动方式介绍如下。

1. 宜于步行运动

步行运动是防治高脂血症的有效方法之一。世界卫生组织（WHO）提出：最好的运动是步行。这是因为人是直立行走的，人类的生理与解剖结构最适合步行。科学最新研究表明，适当有效的步行可以明显降低血脂，预防动脉粥样硬化，防止冠心病和抗衰老。

步行是唯一能坚持一生的有效运动方法，是一种最安全、最柔和的运动方式。步行运动有利于精神放松，减少焦虑和压抑的情绪，提高身体免疫力；能使心血管系统保持良好的功能，比久坐少动者肺活量大；有益于预防或减轻肥胖；促进新陈代谢，增加食欲，有利睡眠；还有利于防治关节炎。各种高脂血症患者均可采用步行运动。步行可在早晨、黄昏或临睡前进行，时间一般为 15 ～ 50 分钟，每天 1 ～ 2 次，速度可按个人身体状况而定。

2. 宜于慢跑运动

慢跑是防治高脂血症的有效方法之一，长期坚持锻炼，可使血脂平稳下降，脉搏平稳，消化功能增强，症状减轻。跑步时间可由少逐渐增多，以 15 ～ 30 分钟为宜。速度要慢，不要快跑。在进行健身跑前要做心电图运动试验以检查心功能并测定血脂，以观察慢跑的效果。高脂血症患者的健身跑不要求一定的速度，而以跑步后不产生头昏、头痛、心慌、气短和疲劳感等症状为宜。最高心率要控制在 130 次 / 分以下。跑步时要求精神放松，步伐轻松是十分重要的。要避免清晨和晚间进行慢跑。

3. 宜于太极拳运动

太极拳运动对防治高脂血症有显著作用，是防治高脂血症的有效方法之一，适用于各类高脂血症患者。据有关资料显示，长期练习太极拳的中老年人，其血脂测定大多好于同年龄组的普通老人。高脂血症患者打太极拳的主要作用有：能够使全身肌肉放松，使血管紧张度下降；因用意念引导动作，有助于消除精神紧张因素对人体的刺激，有利于高血脂的下降；另外太极拳包含着平衡性与协调性的动作，有助于改善高脂血症患者动作的平衡性和协调性。太极拳种类繁多，有繁有简，可根据每人状况自己选择。患者如属高脂血症合并冠心病、高血压病或糖尿病，因体力不支不能打完全套太极拳，选择其中几节反复练习也会收到效果。

4. 宜于常甩手

甩手是一种十分简易的锻炼方法，对于高脂血症患者，特别是高脂血症伴有其他较为严重疾病者尤为适宜，它有利于活跃人体生理功能，行气活血，疏通经络，从而增强体质，提高机体抗病能力。甩手方法及注意点如下：

站立姿势：双腿站直，全身肌肉尽量放松，两肩两臂自然下垂，双脚分开与肩同宽，双肩沉松，掌心向内，眼平视前方。

摆臂动作：按上述姿势站立，全身松静1～2分钟后，双臂开始前摆（勿向上甩），以拇指不超过脐部为度（即与身体成45度），返回来，以小指外缘不超过臀部为限。如此来回摆动。甩手要根据自己的体力，掌握次数和速度，由少到多，循序渐进，使身体适应之，才能达到锻炼的目的。甩手要全身放松，特别是肩、臂、手部，以利气血通畅，以腰肌带动甩手，不能只甩两臂，动腰才能增强内脏器官。甩手要自然呼吸，逐渐改为腹式效果更好，唾液多时咽下。烦躁、生气、饥饿或饱食时禁锻炼。甩手后保持站立姿势1～2分钟，做些轻松活动即可。

5. 宜于游泳

游泳运动是一项全身性的运动项目，所有的肌肉群和内脏器官都参加有节奏的活动。运动量与运动强度可大可小。对于高脂血症者，游泳的好处：

（1）是一种锻炼血管的体操。慢速度的游泳可以使身心得到明显的放松。

（2）在夏季可以接受充足的紫外线，增强皮肤的抵抗力，防止皮肤病和某些慢性疾病。

（3）可以促进全身运动，促进机体的全面发展，达到减肥的效果。

（4）长期坚持，呼吸肌会得到很好的锻炼，从而改善和发展呼吸功能。

（5）促使增加新陈代谢，增强机体适应外界环境变化的能力，抵御寒冷，预防疾病。

6. 宜于跳绳运动

跳绳是以较为剧烈的运动降低血脂方法之一。跳绳花样繁多，可简可繁，随时可做，一学就会，特别适宜在气温较低的季节，而且对女性尤为适宜。从运动量来说，持续跳绳 10 分钟，与慢跑 30 分钟或跳健身舞 20 分钟相差无几，可谓耗时少、耗能大的有氧运动。但需要指出的是跳绳只适用于早期轻度的高脂血症患者，而且在跳绳时还必须掌握科学的方法，并且在运动前须先咨询医生。

跳绳起跳和落地都要用脚尖，同时脚尖和脚跟须用力协调，防止扭伤。切记不能用脚后跟着地，否则长时间跳跃会损伤脚踝和脊柱等。膝部要微曲，这样可以缓和膝部和脚踝与地面接触时的冲撞，防止受伤，最重要的是避免跳起后两脚往前伸。跳绳时不必跳得过高，以能让绳子通过为宜。当跃起时，不要极度弯曲身体，要成为自然弯曲的姿势。跳时，呼吸要自然有节奏。总之，只要掌握跳绳的技巧，微曲膝盖，用脚尖和脚掌着地，就能降低对身体的冲击。

7. 宜常爬楼梯

如果工作较忙，难以抽出时间安排锻炼，那么可以选择爬楼梯降低血脂。爬楼梯和爬山相似，最方便，这样不但锻炼了身体，还有助于减肥、降低血脂。有人调查证实，一星期登 5000 级台阶（每天 714 级台阶，相当于上下 6 楼 3 次）死亡率比不运动者低三分之一。爬楼梯能量消耗，比静坐多 10 倍，比散步多 3 倍，比步行多 1.7 倍，比打乒乓球多 1.3 倍，比网球多 1.5 倍，比骑自行车多 1.5 倍。6 层楼跑 2 ～ 3 次相当 800 ～ 1500 米的运动量。上下楼还是一种全身运动，运动时下肢肌肉、骨、关节、韧带都能得到锻炼，使肌肉发达，关节灵活，同时使神经系统的反应更灵敏；可使全身血液循环加快，改善心肺功能，促进消化吸收，改善血脂代谢，延缓动脉硬化的发生，并使心脏处于良好的功能状态。但这种运动对于老年人或有心脑血管并发症、下肢关节有损伤者是禁忌的。即使体质好的患者，亦应重视经常的自我检测，以防导致伤害。

8.宜于常爬山

爬山，确实是艰苦的。可是，当你爬到山顶，征服一座山峰又一座山峰时，就会感受到无比的兴奋、快乐和满足。高脂血症患者，如果体质好，且需要减少体内过高的血脂，锻炼体魄，那么爬山的效果是不错的。爬山对练脚劲和心肺功能，要比长跑和游泳似乎更有效，更易实行。对于高脂血症来说，不论选择什么样的锻炼方式，首先要有锻炼的基础。特别是爬山，属于一种耗氧量很大的运动，一定要有个适应的过程。在爬山的过程中要注意自我的感觉，如果觉得胸闷，不舒服，或是运动后夜间失眠，等等，就说明运动过度了，应该暂停爬山。到了一定年龄的人（女性 50 岁以上，男性 40 岁以上）都属于冠心病的多发人群，当高脂血症同时患有高血压病、冠心病特别是慢性冠脉供血不足时是不适宜爬山的。

54 高脂血症患者睡眠的细节

中医认为高脂血症的人多是阳气虚弱之人。事实也是如此，生活中相当多的高脂血症的患者易于出现疲倦，动则心跳、气促，这些现象实际上就是中医所说的气虚的表现。高脂血症者阳气虚弱在体内则易生湿，多痰湿，湿困的人就容易发困。因此相当多的高脂血症者就有"吃得下，发困得多"的表现。高脂血症者的睡眠应注意以下问题。

1.合理睡眠

高脂血症者比正常人的睡眠要多，而过度的睡眠会使人体消耗减少，脂肪的合成增多，从而血脂、血黏度就会越来越高。如此造成恶性循环。所以针对高脂血症者嗜睡、多睡的不良习惯，要想在短时间内达到降低血脂的目的就要合理睡眠。

2. 睡眠忌超时

高脂血症患者的睡眠的时间应因不同年龄、不同营养状态而不同。正常情况下,它的幅度可在 6 ～ 9 个小时,年龄越大,睡眠的时间可逐渐减少。因此, 那些每天睡眠时间超过 8 小时的人要减少睡眠。高脂血症的人要在条件许可的情况下,尽可能地增加活动量,以保证通过良好的劳逸安排,达到降低血脂的目的。要降低血脂,睡多长时间合适呢? 宜控制在 7 ～ 8 小时, 大致是晚 10 点睡觉, 早 6 点起床锻炼。

3. 忌睡眠不足

睡眠不足也可诱发高脂血症。睡眠不足使体内胰岛素不能正常地进行葡萄糖代谢, 机体对胰岛素失去敏感性, 因而就会发生 2 型糖尿病,进而可能发展成为高脂血症。而睡眠正常的人胰岛素的敏感性正常。研究人员发现每晚睡眠时间少于 6 小时者, 患高脂血症的概率增大。所以高脂血症者忌睡眠不足, 应保证合理的睡眠时间, 讲究睡眠的质量。但是目前还不知道睡眠不足者在改善其睡眠后, 是否可以改善体内胰岛素的敏感性。

4. 高脂血症患者性生活细节

科学家说"性生活是一种运动"。就单独一次性生活来说, 对增强人的体质似乎微不足道。但请记住埃及金字塔的启示:每块石头都很平凡,然而合在一起却创造了人间奇迹。如果一个人每周有 3 次性生活,一年内消耗的热量可达 7500 卡。这相当于一年中慢跑了 120 千米,而且性生活的多种效果是慢跑所无法比拟的。性生活除了消耗热量进而获得降低血脂效果外, 还有助于增强人的体力。科学家说:"在性唤起和性高潮期间, 伴随着肌肉的收缩和舒张。性生活的质量越高,增强体力的效果越好。"但是, 科学家也告诫人们不要过度沉迷,"正像任何一种超强度的体育运动一样, 性活动过多会导致损伤, 如肌肉的疲劳。"所以适度的性生活是防止高脂血症的方法之一。同样降低血脂也有助于提高高脂血症患者的性生活质量。

55 高脂血症患者起居细节

高脂血症患者应使其健康长寿寓于日常生活起居之中，在生活起居中追求健康的真谛。高脂血症患者要科学地安排每天的工作与生活，注意日常起居的保健，以提高高脂血症的治疗效果。因为生活起居与高脂血症的发生、发展及预后有着十分密切的关系。健康的生活方式对单纯性高脂血症肯定具有降低血脂的作用，即使严重的高脂血症也会提高降低血脂的效果。另外还要注意，降低血脂的科学起居的方法与生活习惯，均为患者日常生活中很容易做到的，关键在于长期的坚持，持之以恒，必有收益。

1. 生活宜有规律

合理的生活制度、良好的生活习惯是预防和治疗高脂血症的重要措施，每个人应该根据自己的实际情况而践行之。生活规律化，定时作息，劳逸结合，保持良好的生活起居习惯，最关键的是要建立一套适合自己身体情况的、有规律的生活制度。当人们养成规律的生活习惯后往往能做到：学习时注意力集中；工作时精力充沛；进餐时容易消化；睡眠时很快入睡；该醒时自动醒来。神经细胞消耗少，疲劳不容易出现，高脂血症难以发生。相反，如果睡眠无保证，饮食不定时，工作负担过重，生活无一定规律，就会引起身体功能失调，体质下降。所以说生活规律化是降低血脂的重要条件。

现代医学也研究表明，生活规律化，对高脂血症者同样具有重要意义。由于大脑皮质是人体各种生理活动的最高调节中枢。条件反射是人的后天最为重要的神经活动方式。人们长期信守有规律的生活作息，便建立了良好的条件反射，并促使生物钟更有规律地运行。那么怎样才能保持规律的生活呢？最主要的是要根据自身的年龄、健康状况等特点，结合学习工作的要求，制订一个合理的生活作息制度，把学习、工作、睡眠、进餐、社会活动等加以合理地分配和安排，并且持之以恒而不随意改动。

2. 宜防便秘

临床实践中经常发现高脂血症患者大多患有便秘。然而，高脂血症与便秘的关系较为复杂，可能由于某些不良习惯而导致便秘，再由便秘引起高脂血症，也可能由于高脂血症而使自主神经功能弱化，进而造成便秘。所以，高脂血症患者有必要通过适宜的饮食和运动，并多饮水，使粪便软化而排出体外，使排便规律化，最好每日一次。分解的脂肪和杂物排出后会使人体产生轻松感，促进体内功能的正常运行，从而有利于达到改善高脂血症的目的。

56　高脂血症患者水浴降脂细节

水浴疗法的基本作用有三：温度刺激作用、化学刺激作用和机械刺激作用。它根据所采用的温度、水中所含物质成分及治疗方式不同，可产生镇静、催眠、兴奋、发汗、退热、利尿、抗炎、止痛、促进吸收、促进新陈代谢、运动机体等作用。各种水疗法主要作用于皮肤，亦可作用于一些体腔黏膜，通过神经和体液反射而致局部、节段性或全身性反射作用。水疗按其作用方式不同可对体内各系统产生强弱不等的反应，其中神经系统和心血管系统对水疗的反应最敏感。就温热作用而言，水疗可迅速引起机体产生对温热刺激一系列反应，但由于水的物质性能及人体生理调节功能，水疗不易直接对机体深部组织加热，但可通过反射途径对深部组织器官甚至全身引起一定的反应。

总的来说，对于单纯性高脂血症患者而言，水浴疗法可以提高人体的新陈代谢率，促进脂肪代谢，帮助人体脂肪的排泄及消耗。但需要说明的是水浴疗法，虽为生活中之寻常事，但其保健之理深刻，须身体力行，才能受益无穷。另外，需要提醒的是水浴疗法能够降低血脂，但由于高脂血症的人多伴有其他疾病，所以在用水浴降低血脂时，一定要先检查身体，对于高脂血症伴高血压病、冠心病、糖尿病等疾病的患者，要谨慎应用。最好先征求医生的意见，并在医生的指导下进行。

1. 宜行盐浴

盐浴不但有促进机体新陈代谢，清洁肌肤，去除多余油脂和角质层，使肌肤柔滑细腻的功能，还具有防治单纯性高脂血症的功效。这种降低血脂方法的原理是因为盐浴有发汗的作用，可以排出体内多余的水分，并且促进皮肤的新陈代谢，排除体内废物。所以盐浴不但可帮助降低血脂，还可以让肌肤也变得细嫩、紧绷。盐浴的具体方法为：

（1）粗盐降低血脂方法一　每天洗澡前，拿取一杯份的粗盐加上少许的热水拌成糊状（涂抹在身上到不会脱落的程度），涂在身体上想要瘦的部位，如腹部、大腿、手臂四周，大约停留10分钟后，再用热水把粗盐冲洗干净（也可以做些按摩再用水冲掉），之后即可洗澡。（若是你的肌肤比较敏感，无法使用一般的粗盐，可以购买一种比较细的"沐浴盐"来用。）

（2）粗盐降低血脂方法二　在沐浴后，先把一大匙的粗盐撒在手掌上，直接地按摩全身或身体上脂肪较多的部位，如腹部、大腿、手臂四周，但是要轻一点，搓得太重可能会导致皮肤变得更粗糙（若是你的肌肤比较敏感，可用"沐浴盐"）。等候几分钟，用水冲洗之。粗盐降低血脂法虽然经济且较安全，但可能不是一天两天就可以看出成效的，所以要持之以恒，方能见效。

2. 宜行桑拿

桑拿是指通过将水加热产生热蒸气进行沐浴，以达到保健防病的一种方法，如外感风寒，可蒸浴全身，以发汗解表；腰腿肩背风湿痹痛，蒸浴全身，可温通气血，舒筋活络，通痹止痛。本法还可预防感冒，调节免疫机能，改善血液循环，防治气血瘀阻。此种保健方法，在一些大的宾馆、饭店、疗养院均有设置，正在逐渐地被越来越多的人所接受，并且有不少人试着用它来降低血脂，治疗疾病。

桑拿是否真能降低血脂呢？实践表明桑拿真能降低血脂，但它只对单纯性血脂升高不伴有严重并发症者较为适宜。进行桑拿前，要先用温水冲洗皮肤多次，然后进入桑拿浴室，开始时可用 40 ～ 50℃的温度，适应之后再升温。通过高温蒸气的作用，加速皮肤水分的蒸发，加快呼吸的频率，使脂肪的消耗增加，从而达到降低血脂的目的。但需要注意的是桑拿对高脂血症伴有高血压病、冠心病等病症的人，不宜适用；不能适应桑拿的人也不应选用。

3. 冷水浴宜谨慎

所谓冷水浴，就是用 5 ～ 20℃的冷水洗澡，秋季的自然水温正是在这一范围内。实践证明，冷水浴有助于防治高脂血症。冷水浴能促使体内物质代谢，减少脂肪堆积和胆固醇在血管壁上沉积，防止动脉硬化。但需要说明的是冷水浴只适合于健康人和单纯的高脂血症患者应用，而且还要根据自身的情况，量力而行，从夏入秋，循序渐进，不可间断。冷水浴包括：冷水擦身、冷水淋浴、冷水浸身、冬泳。冷水擦身一般不超过 5 分钟；冷水淋浴，当水温为 15℃左右时淋浴时间以 2 分钟为宜；冷水浸浴，要视水温而定。秋后的冷水浴，要充分做好准备活动，先使身体发热。浴后应立即用干毛巾擦干身体，穿衣保暖，或稍做些活动，促进全身血液循环，以使暖流全身，轻松舒适，有精神焕发之感。切勿在饥饿时或饱餐后进行冷水浴。对于高脂血症患者伴有其他疾病的人来说，应禁忌或在医生的指导下使用冷水浴。

4. 水浴疗法注意点

（1）饱餐后半小时内不宜水浴。饭后为了消化食物，大量血液流入消化道血管。如果这时水浴，皮肤血管就扩张，这样一来，本该为消化道效力的血液将大量回流到皮肤。这势必影响食物的消化和吸收，尤其是对于高脂血症伴有心脏病、高血压病的患者更不宜饭后马上水浴。

（2）劳累或饥饿不宜水浴，应当稍事休息，吃点东西再洗。劳累时，肌肉张力差，淋浴时站不稳，易摔倒；盆浴时易滑进浴缸，如缸内水多还会呛水甚至淹溺。头昏脑涨，心烦意乱，大量饮酒后也不宜洗澡。这些情况下，人不够清醒，反应迟钝，摔跌、碰撞、烫伤，甚至淹溺都可能发生。大病初愈者不宜一个人去水浴，必须有人陪同。另外每次水浴时间不要太长，10 ～ 20 分钟足够，最好别超过半小时。

57　高脂血症患者心理调整细节

"调整饮食，限量进食，适当运动"是许多高脂血症患者不假思考就能说出来的治疗高脂血症的方法。那么为什么有的人用了同样的方法，作用明显，而有的人作用不明显呢？其中有一条秘诀就是，心理因素起着重要的作用。

现代研究认为，良好的心理能使机体内各系统的生理功能保持正常运行，对预防高脂血症能起一定作用。反之，总是寡言少欢，情绪抑郁，会使生理功能发生紊乱，代谢减慢，加上运动量少，就易造成脂肪堆积而发生高脂血症。所以说，在防治高脂血症过程中不但要注意注重饮食与运动的调节，而且要注意心理的调整，只有这样，才有可能收到较明显的效果。

高脂血症如果不注重综合性治疗，就很难取得显著的效果。心理疗法可提高其他治疗方法所取得的效果。但与其他疗法非为唯一疗法一样，心理疗法也不是治疗高脂血症的唯一方法；对所有寻求防治高脂血症之道者，也不能都用一个固定的模式。心理疗法若与节食、锻炼等协调进行，则防治高脂血症效果会大大提高。

　　1. 宜用心理暗示法

　　高脂血症的病程较长。有资料说，心里暗示在整个降低血脂过程中起到重要的作用。根据专家的研究结果显示，如果你说"做不到"某件事，比如降低血脂，你就不会有很大的毅力，虽然你也很努力了，但只要有一点挫折或失败，你就会半途而废；倘若你具有信心，很肯定地说："我有决心用相应的疗法降低体内过高的血脂。"那么不管时间多久，体内血脂的异常状态得到改善是指日可待的。这种心理暗示的作用在现实的生活中随处可见。因此说，在用各种方法进行降低血脂健身时，配合心理暗示疗法，会让成功离你更近一些。况且生活中已有人用此法配合其他降低血脂方法取得了非常好的效果。

　　2. 树立长期努力的决心

　　高脂血症患者心理上一定要树立起防治高脂血症是一个长期任务的观念。有的人经过一段时间对高脂血症的治疗，没有明显的效果，就错误地认为"这种努力到底值不值？"其实防治高脂血症不是件容易的事情。要知道"冰冻三尺，非一日之寒"，高脂血症的形成不是短期所致的结果，要降低血脂当然要花费更长的时间。由于高脂血症会给人带来许多疾病，如果不努力防治高脂血症，最后就得忍受更多的痛苦。

　　3. 忌随便怀疑防治高脂血症的方法

　　有的高脂血症患者使用某一种防治高脂血症法，在短时间内没有起到明显的效果，就认为此法不可用而放弃。正确的做法，首先应做认真

心脑血管病康复自我调养

的分析，判断无效的可能因素；其次，不妨再坚持一段时间，同时询问用过此方法的人的应用情况与效果。最后再做定夺。但是若已出现不良的副作用，则应做出判断，对弊大于利者，断然放弃之。

58　高脂血症患者娱乐项目的选择

娱乐本身就是一种良好的心理调护活动，也是治疗疾病的一种方法。在几千年以前，就有名医用娱乐疗法来为人治病，有用娱乐活动治疗头晕目眩的记载。现在，一般对于高脂血症患者，可根据其爱好与身体状况选择娱乐活动项目，如唱歌、跳舞、下棋、打牌、听音乐、写诗、绘画、弹琴等，通过这些娱乐活动，增进人际关系，增加生活情趣，陶冶性情，消除紧张忧虑状态，而达到改善高脂血症的目的。

1. 宜常听音乐

听音乐能够起到降低血脂和肾上腺激素水平的作用。那些舒缓悠扬的乐曲容易使人身心恢复常态或保持平静。据有关资料说对 40 名心脏病或高脂血症患者及 20 名身体健康进行医学测试。医学家让他们听各种不同具有舒缓作用的音乐，并分别进行了各种测试，结果发现，受试者在接受音乐疗法前后的血压、血脂和心电图检查结果均有所不同。优美、舒畅的轻音乐可使心脏病或高脂血症者的症状得到改善。但是高脂血症患者尽量不要听旋律快速的舞曲或节奏强烈的进行曲。

2. 宜常垂钓

垂钓具有运动的特征，从垂钓姿势上说，时而站立，时而坐蹲，时而走动，时而振臂投竿，这就是静中有动，动中有静。静时可以存养元气，松弛肌肉，聚积精力；动时可以舒筋活血，按摩内脏。如此动静结合，刚柔相济，就使人体内脏、筋骨及肢体都得到了锻炼，增强了体质。此外，垂钓之处，大多是有草木、水源的地方，或湖边塘畔，或水库滩

214

涂，或江岸河沿，或涧岩溪旁。其处水浪翻飞，草木葱茏，在大自然中，吸入清新的空气，有利于改善人体的心肺功能，对治疗高脂血症、心脏病等慢性疾病大有裨益。另外垂钓能使人放松心身。垂钓者从充满尘烟、噪声的城市来到环境幽静的郊外，与青山绿水、花草虫蝶为伴，与鸟语、蛙声、虫唱、流琴、鱼闹、林喧为伍，就有心情轻爽、脑清目明、心旷神怡之感。而垂钓时全神贯注，直视鱼漂，又能诱使垂钓者迅速进入"放松入静、恬淡虚无、安闲清静"的状态，可以松弛心身，陶冶性情，延缓衰老。对于长期从事脑力劳动、患有神经衰弱、高脂血症的人来说，可谓"益莫大焉"。

3. 宜常练书画

书画疗法的降低血脂作用主要与其可以调节情绪，疏肝理气，平肝潜阳有密切关系。当人们挥毫之时或潜心欣赏书画时，杂念被逐渐排除，因而可以使郁结的肝气得以疏解，上升的血脂得以降低。有人将经常练习书画者与初学书画者进行对照观察，结果两组血脂均有不同程度的下降，但经常练习书画者的降低血脂程度明显优于初学书画者。高脂血症患者进行书画练习没有严格的禁忌证，只需注意每次练习书画时间不宜过长，以 30 ～ 60 分钟为宜，也不宜操之过急。绘画时要注意自己的心情，若情绪不良时不必勉强，劳累之时或病后体虚，不必强打精神，本已气虚，再耗气伤身，会加重身体负担。饭后也不宜立即写字作画，饭后伏案会使食物壅滞胃肠，不利于食物的消化吸收。

4. 高脂血症患者宜于舞蹈活动

舞蹈活动是城乡居民喜闻乐见的活动，是心理调护的重要手段。此种活动有利于高脂血症患者情绪安定，心情舒畅，并能缓解工作和生活中的紧张、焦虑和激动，使大脑皮质、血管运动中枢等的功能失调得以缓解，促使处于紧张状态的小动脉得以舒张，从而有利于血压和血脂下降。中国民间有秧歌舞、绸舞、剑舞、龙舞、狮子舞、高跷及腰鼓舞等。但对于高脂血症者，则以健身用的集体舞，如交谊舞更适宜。高脂血症患者进行舞蹈的时间要有所控制，宜每天 1 ～ 3 次，每次 30 ～ 60 分钟。活动量不宜过大，应注意循序渐进，量力而行，否则反而会使血脂上升。此外，年老体弱者不宜选用动作过大和节奏过强的舞蹈。

59　血脂检验单中的英文符号

目前临床上常用的血脂检验项目主要有：总胆固醇、三酰甘油、高密度脂蛋白、低密度脂蛋白、载脂蛋白 A、载脂蛋白 B 等 6 项。不同的医院因医疗条件不同，以上项目不一定都能检查。但在看检验单时最常遇到的问题是看不懂上面写的一些简写英文代号。在此，介绍一些检验单上常用的符号。

TC：血浆总胆固醇，也有用 T-CHO 表示血浆总胆固醇的。

TG：三酰甘油。

HDL：血浆高密度脂蛋白；HDL-C：高密度脂蛋白胆固醇。

LDL：血浆低密度脂蛋白；LDL-C：血浆低密度脂蛋白胆固醇。

ApoA1：血浆中载脂蛋白 A1。

ApoB：血浆中载脂蛋白 B。

一般情况下，在检验单上都标有正常参考值，可对比测定的各项指标是否超过了正常范围。需要说明，医疗单位之间由于测定血脂使用的方法、实验的条件等有所差异，各项指标的正常值可能不完全相同。

60　血脂检验中主要数值的意义

（1）总胆固醇检验的临床意义　增加见于胆道梗阻、肾病综合征、慢性肾小球肾炎、淀粉样变性、动脉粥样硬化、高血压病、糖尿病、甲状腺功能减退、传染性肝炎、门脉性肝硬化、某些慢性胰腺炎、自发性高胆固醇血症、家族性高 α- 脂蛋白血症、老年性白内障及牛皮癣等。减少见于严重贫血、急性感染、甲状腺功能亢进、脂肪痢、肺结核、先天性血清脂蛋白缺乏及营养不良。

（2）三酰甘油检验的临床意义　增高见于高脂血症、动脉粥样硬化、冠心病、糖尿病、肾病综合征、胆道梗阻、甲状腺功能减退、急性胰腺炎、糖原累积症、原发性三酰甘油增多症。

（3）高密度脂蛋白或高密度脂蛋白胆固醇减少的临床意义　提示易患冠心病。

（4）低密度脂蛋白或低密度脂蛋白胆固醇增多的临床意义　提示易患动脉粥样硬化所导致的冠心病、脑血管病。

（5）载脂蛋白检验的临床意义　ApoA1、ApoB 可用于心脑血管风险度的估计。ApoA1 下降和 ApoB 增高以及 ApoA1/ApoB 下降在心脑血管病最为明显，还见于高脂蛋白血症和其他异常脂蛋白血症。由于研究证实载脂蛋白（特别是 ApoA1 和 ApoB）的含量变化较 HDL、LDL 及 VLDL 更易区别正常与异常，因而是监测心脑血管疾病以及其他许多疾病更为重要的指标，备受临床重视。

61　血脂检验应注意哪些事项

进行血脂检验时，医生会告诉你抽血当天不要吃早饭，此前必须空腹 12 小时以上。这是为什么呢？因为一个人餐后几小时内，其血中脂质和脂蛋白的成分和含量发生了某些变化。如果进食脂类食物，则血液可出现乳糜微粒，同时三酰甘油含量也可显著增高。这是一种正常的生理现象，是由于血液中脂蛋白脂酶还来不及对脂类彻底水解的缘故。此时抽取的血液相当混浊，测定血清三酰甘油浓度可为空腹时的数倍乃至数十倍，此种现象可持续 6～8 小时。除乳糜微粒和三酰甘油含量增高外，其他脂质和脂蛋白成分也有变化，一直到 12 小时以后才慢慢地恢复到原来空腹时的基础水平。虽然进食糖类食物，如米饭、馒头、糕点等，也可引起脂质和脂蛋白含量的变化，但是变化的程度不像脂肪那么明显。所以要使血脂检验比较准确，一定要做到抽血检查时已保持空腹 12 小时以上。

62　高脂血症的中医治疗方法

中医学认为，高脂血症是在先天禀赋不足，或后天饮食失节，情志内伤，疏于运动或年老体衰等因素影响下，脏腑功能失调或虚损，水谷精微物质代谢失常，酿生痰浊而成。因此本病属本虚标实之证。虚者脏腑不足，实者痰浊内盛；脏腑不足则有脾虚不运，肾失气化，肝失疏泄等。因此治疗此病既要清化痰浊，又要健脾、补肾、调肝。同时由于痰浊内蕴，常阻滞气机，血脉失畅，故用药又需要辅以行气化瘀。结合此病的病因病机，以及目前中医治疗高脂血症的经验，现归纳治疗方法如下。

1. 健脾利湿，化痰降脂

高脂血症多生于形体肥胖之人。此类患者大多经济富裕，营养过剩，因恣食肥美，以酒为饮，逸多动少，而酿湿热，湿热困脾，脾运失健，津液代谢障碍，加之邪热煎熬，湿邪凝聚为痰，痰乃有形之质，累积于皮下则肌胖臃肿，渗润血中则血液黏稠；痰湿黏滞则阻遏气机，升降失常，故见身重乏力、胸闷气短、头晕、健忘诸症。所以此类高脂血症，中医主张运用化痰降低血脂，常用治疗处方为：泽泻 15 克，白术 10 克，半夏 9 克，猪苓 15 克，橘红 10 克，山药 10 克，生首乌 10 克，薏米 12 克，车前子 15 克。头晕明显加天麻 15 克；视物昏花加菊花 9 克，杞子 10 克；腻苔难化加藿香、佩兰各 9 克。

2. 温阳化气，补肾降脂

高脂血症以 50 岁以上中老年人发病率较高。这说明高脂血症的形成与肾气亏虚有密切的关系。中医认为，肾藏命火，主一身之阳气，为气化之源，强壮之本。若肾气亏虚，气化无力，可致水液代谢失常，水津失常，水津内停，日久而凝，变成痰浊；或命门失温，脾运失职，内生痰浊。痰浊随血液流窜，轻则壅塞经络，阻碍气血致肢体麻木，活动不灵；重则困遏脾阳，阻塞清窍，致头晕、头昏、失眠、健忘、耳鸣耳聋、纳呆、便溏等症。所以对于此高脂血症患者治疗上主张温补肾阳，促使气化，兼以化痰降浊。常用治疗处方为：桂枝 9 克，茯苓 12 克，猪苓 10 克，泽泻 15 克，山药、山茱萸各 10 克，熟地 12 克，丹皮 9 克，附片 5 克，制首乌 10 克，山楂 15 克。

3. 通腑导下，泻浊降脂

年轻壮实之人，单纯患高脂血症亦不少见。此类患者大多都具有食欲旺盛而大便秘结之特点。由于摄入过多，超出正常消耗，又由于大便秘结或排便不畅，体内代谢产物不能及时排出体外，久而影响气化，出现乏力神疲、口干、口臭、恶心、呕腐等症。治宜轻清导下，通腑泻浊。常用治疗处方为泻浊降低血脂汤：生首乌 15 克，生大黄 9 克，生山楂 15 克，泽泻 15 克，枳壳、厚朴各 9 克，当归 15 克，元参 15 克，生地 10 克，麦冬 10 克。

4. 疏通脉络，化瘀降脂

中医认为高脂血症及血液的高凝状态与中医所说的痰浊密切相关。中医理论认为痰浊为有形之阴质，随血流窜，无处不到，其性黏滞，阻塞管腔，又可使血液稠浊凝滞，进而产生瘀血。瘀血阻滞胸阳，心血不宣所致胸闷、气短、心悸怔忡、心前区疼痛；瘀血痹阻清窍，清阳不升，可致头痛、头晕。瘀血必兼气滞，气郁日久，气化不利，加之气郁化热，邪热内煎津液成痰，痰瘀相兼，互为因果，形成恶性循环。因此，欲化其痰，必重治瘀，欲治其瘀，必先化痰。常用治疗处方为：丹参、丹皮各9克，赤芍、川芎各9克，田三七4克（研末冲服），水蛭5克（研末冲服），猪苓15克，泽泻15克，山楂10克。

5. 疏肝平肝，育阴降脂

中医认为高脂血症的形成与肝有密切关系。肝藏血，主疏利，调畅气机。若肝失疏泄，气机不畅，气逆犯脾，脾运失职，津液代谢失常，可内生痰浊，或肾水不足，水不涵木，肝阳上亢，阳热之邪亢热日久，必炼油液为痰，均可形高脂血症。前者多见于长期精神抑郁、情志不遂的患者，所以对于此类高脂血症患者在治疗上宜疏肝平肝，育阴降脂。常用治疗处方为：柴胡9克，当归10克，白芍12克，茯苓12克，丹皮9克，泽泻15克，白术9克，薄荷5克，山楂10克，佛手12克，甘草6克。

高脂血症患者若兼有高血压病，且有眩晕等症状，在治疗上则重在平肝，柔肝，育阴潜阳，方用育阴降低血脂饮：北沙参、麦冬各9克，生地、当归各10克，北杞10克，白芍15克，钩藤15克（后下），川牛膝10克，泽泻10克，菊花9克，决明子15克，莱菔子9克，地龙5克，夏枯草15克。头痛较剧加天麻12克，葛根15克，丹参10克；头晕较重者加龟板15克，制首乌15克；腰膝酸软加杜仲、桑寄生各15克，山茱萸10克；血压持续不降者加罗布麻20克，羚羊粉1克（另包冲服），磁石10克（先煎）。

63　高脂血症治疗宜用的西药

西药调脂治疗应在非药物治疗基础上，根据血脂异常类型、药物的作用机制以及调脂治疗的目标来选择调脂药物。在治疗中应充分发挥他汀类药物的作用，做到早期，足量，合理使用。尽早使用调脂药，起始剂量应充分。对于介入术后或搭桥患者，强化降低胆固醇治疗，比常规剂量有更大获益。在治疗达标后，还应在医生指导下制订一个长久的治疗计划，有效地长期控制血脂，使其维持在较低的水平。

（1）他汀类　为目前主要治疗高胆固醇血症的主要药物。为目前临床上应用最广泛的一类调脂药物。由于这类药物的英文名称均含有"statin"，故常简称为他汀类。现已有 5 种他汀类药物可供临床选用，分别为：洛伐他汀（lovastatin），常见药物有美降之、罗华宁、洛特、洛之特等，血脂康的主要成分也是洛伐他汀。辛伐他汀（simvastatin），常见药物为舒降之、理舒达、京必舒新、泽之浩、苏之、辛可等。普伐他汀（pravastatin），常用药有普拉固、美百乐镇。氟伐他汀（fluvastatin），常见药有来适可。阿托伐他汀（atorvastatin），常见药为立普妥、阿乐。该类药物最常见的不良反应主要是轻度胃肠反应、头痛。

（2）贝特类　贝特类药物的主要适应证为：高三酰甘油血症或以三酰甘油升高为主的混合型高脂血症。目前临床应用的贝特类药物，主要有环丙贝特、苯扎贝特、非诺贝特及吉非贝齐。据临床实践，这些药物可有效降低三酰甘油 22% ～ 43%，而降低总胆固醇仅为 6% ～ 15%，且有不同程度升高高密度脂蛋白的作用。该药常见的不良反应为胃肠反应、恶心、腹泻，严重者可导致肝损害。

（3）胆酸螯合剂　这类药物可阻止胆酸或胆固醇从肠道吸收，使其随粪便排出，促进胆固醇降解，适用于除家族性高胆固醇血症以外的任何类型的高胆固醇血症，其副作用为胀气、恶心、呕吐、便秘等。

（4）烟酸类　烟酸可降低三酰甘油酶活性，并可抑制肝细胞利用辅酶 A 合成胆固醇，故可降低三酰甘油、胆固醇。其主要副作用是面部潮红、瘙痒、胃肠道症状，严重者可使消化性溃疡恶化，偶见肝功能损害。烟酸类药物属 B 族维生素，当用量超过其作为维生素作用的剂量时，可有明显的降低血脂作用。该类药物的适用范围较广，可用于除纯合子型家族性高胆固醇血症及Ⅰ型高脂蛋白血症以外的任何类型高脂血症。但是，该药的速释制剂不良反应大，一般不单独应用。缓释制剂的副作用大大减少，主要为颜面潮红。对于烟酸降低血脂的作用机制，目前医学界尚不十分明确。

64 高脂血症患者西药降脂细节

对血脂轻度升高但没有超过上述范围的患者，应该及时开始治疗性生活方式的改变，如运动、限制饮食等。如果血脂超过了上述水平，应在治疗性生活方式的同时开始药物治疗，具体用药需要听从医生的建议。即使已在服药，如果饮食不控制，不做运动，或者抽烟，酗酒等，可能必须吃更多的、更大剂量的药，如此将增加药物产生副作用的机会，疗效也不理想。不能认为吃降低血脂药就不用再注意饮食和运动等健康的生活习惯。那么高脂血症患者用药都有哪些细节呢？

1.高脂血症何时需要用药及用药方法

经常有高脂血症患者询问，血脂到底多高就需要吃药？这主要取决于患者有无心血管疾病或相危险因素的情况：

（1）如果患者没有冠心病及高血压病、糖尿病，也没有危险因素，低密度脂蛋白应低于160毫克/分升。

（2）没有冠心病及高血压病和糖尿病，但具有2个以上的危险因素，低密度脂蛋白应低于130毫克/分升。

（3）如果高脂血症患者已经患冠心病或其他血管疾病和糖尿病，那低密度脂蛋白应低于100毫克/分升，甚至某些高危患者应低于70毫克/分升。

对于高脂血症患者伴有冠心病，应把胆固醇降低到何种程度，则应根据患冠心病的危险性来决定。也就是说，合并的冠心病危险因素越多，越应加强降胆固醇治疗。已有冠心病或合并多种危险因素的患者，在进行药物治疗的同时，也应辅以饮食治疗。对于冠心病危险性较低的老年患者，只宜采取饮食治疗和体育锻炼，而不宜使用降低血脂药物。对服用他汀类或贝特类药要按医嘱长期坚持，不可中断，初次服药 1 ～ 3 个月，再复查血脂和肝肾功能，长期治疗也应定期检查这些项目。

2. 孕产妇忌用降胆固醇的药物

怀孕或哺乳期女性不宜使用降胆固醇药物。因为动脉粥样硬化是慢性过程，所以妊娠期停用降低血脂药物对治疗原发性高胆固醇血症的远期效果影响甚少；而且，胆固醇及其生物合成途径的其他产物是胎儿发育的必需成分，包括类固醇和细胞膜的合成。他汀类降低血脂药物在降低胆固醇生物合成的同时，也减少了胆固醇生物合成通路的其他产物。所以孕妇服用这类降血脂药物可能有损于胎儿。降血脂药物及其代谢产物是否经人乳分泌，目前还缺乏研究。由于许多药物经人乳分泌，而且因降低血脂药物潜在的副作用，因此哺乳期女性亦不宜服用降低血脂药物。

3. 他汀类降低血脂药忌与抗生素同用

目前临床应用最为广泛的"明星"类降低血脂药物是他汀类药，虽然他汀类药物都具有良好的耐受性和安全性，但是服药万不可"高枕无忧"，横纹肌溶解是他汀类药物最为严重的毒副作用，虽然罕见，但来势凶猛，主要表现为急性、严重的肌肉组织破坏，伴有肌红蛋白尿，继而出现急性肾衰竭，死亡率高。

研究证实，服用他汀类药物的同时，盲目地服用其他类的药物是诱发横纹肌溶解综合征的"罪魁祸首"之一。比如目前使用非常广泛的大环内酯类抗生素如红霉素、克拉霉素、罗红霉素等与他汀类药物如辛伐他汀、阿托伐他汀等都是经过肝脏代谢的，当两者合用时，大环内酯类抗生素代谢会抑制他汀类药物在人体内的代谢，从而使他汀类药物的血药浓度升高，导致发生横纹肌溶解的危险性增加。因此，长期服用他汀类等降低血脂药的患者，要慎重选用抗生素。

4.他汀类降低脂血药忌与抗真菌药同用

他汀类药物与抗真菌药物如伊曲康唑、酮康唑以及新霉素、环孢霉素合用时，对体内的一种代谢酶有明显抑制作用，而他汀类药物需通过此酶代谢降解，这样也会导致横纹肌溶解的危险性增高。因此，长期服用他汀类等降低血脂药的患者，要慎重选用抗真菌药物，以免给自己带来意想不到的危害，招致飞来的"横"祸。

65 高脂血症患者选用中成药细节

专家告诫说，形成高脂血症的原因很复杂。自己盲目选用成分不明的降低血脂保健品不但不能降低血脂，而且可能给健康带来危害。只有经过医生的诊断，有针对性地进行治疗和防范，才是安全可靠的。在药物治疗方面，除西医常规的降血脂药物外，中医中药在治疗高脂血症方面有它的优势。下列为宜用的中成药。

1.脂必妥

脂必妥的主要成分为：山楂、白术、红曲等，具有消痰化瘀、健脾和胃的功效。主治痰瘀互结、血气不利所致的高脂血症。症见气短，乏力，头晕，头痛，胸闷，腹胀，食少纳呆等。也可用于高脂血症及动脉粥样硬化引起的其他心血管疾病的辅助治疗。口服。3片/次，3次/日。需要注意的是孕妇及哺乳期妇女禁用。服药期间及停药后应尽量避免高脂饮食，如肥肉、禽肉皮、内脏、蛋黄等。

2.降脂通络软胶囊

降脂通络软胶囊具有活血行气、降脂祛浊的功效，适用于高脂血症。症见胸胁胀痛，心前区刺痛，胸闷，舌尖边有瘀点或瘀斑，脉弦或涩等属血瘀气滞者。口服，一次 2 粒，一日 3 次，饭后服用；或遵医嘱。临床前药效学试验表明，降脂通络软胶囊可使高脂血症血清胆固醇、三酰甘油和低密度脂蛋白降低，还可以使肝脏胆固醇含量降低，使血清和肝脏中的过氧化脂质含量降低，使血浆纤维蛋白原含量降低。

3. 绞股蓝总苷胶囊

绞股蓝总苷胶囊为高脂血症类非处方药。主要成分是绞股蓝总苷。具有养心健脾、益气和血、除痰化瘀、降血脂的功效。适用于高脂血症，见有心悸气短，胸闷肢麻，眩晕头痛、健忘耳鸣，自汗乏力，或脘腹胀满等心脾气虚、痰阻血瘀者。研究证明，绞股蓝总苷软胶囊在胃中溶解时间明显短于同类药物的片剂及普通胶囊剂，其吸收量远大于同类药物的其他剂型，停药后血脂反弹间隔时间较其他同类药品延长 2 ～ 3 倍，具有高的生物利用度。

4. 茶色素胶囊

茶色素胶囊主要用于心血管疾病、脑血管疾病，如脑血管意外、高脂血症、高纤维蛋白原血症、高黏血症、高凝状态、动脉粥样硬化症等的治疗和预防。可用于糖尿病、肾病综合征、脂肪肝等合并上述高脂血症等的辅助治疗。20 天为一个疗程，每日 3 次，每次服用 1 粒，饭后服用。久治不愈或病情复发者，每日 3 次，每次 2 粒，其效果更佳。临床应用未见明显不良反应。需要注意的是有出血或有出血倾向的患者慎用。出血停止后可在医生指导下服用。

66　高脂血症患者针灸治疗细节

针灸是我国传统医学宝库中的瑰宝，在调理高脂血症中发挥重要的作用。针灸降低血脂操作简便，安全可靠，患者痛苦小，因此受到很多高脂血症者的欢迎。应用针灸降低血脂，其机制主要是调整人体的代谢功能和内分泌功能。针刺后能够抑制胃肠的蠕动，并有抑制胃酸分泌的作用，从而减轻饥饿感，达到降低血脂的目的，而且对 20～50 岁的中青年高脂血症者效果较好。因为在这个年龄阶段，人体发育比较成熟，各种功能也比较健全，通过针灸治疗，比较容易调整机体的多种代谢功能，促进脂肪分解，达到降低血脂的效果。另外，针灸降低血脂的效果与季节、气候都有关系。通常春夏见效较快，秋冬见效较慢。这是因为春夏两季人体的新陈代谢功能旺盛，自然排泄通畅，而有利于降低血脂。

针灸降低血脂治疗原则

目前，针灸降低血脂多采用耳穴埋针法和中药耳穴埋压法。在治疗过程中应注意下列几点。

（1）辨证取穴 应根据患者的临床特点，选择最适合的穴位。如食欲亢进、易饥饿者，应首选胃经；如体态虚胖、动则气喘，可选择肺、脾二经；如脘腹满闷、肢体沉重，应选择三焦经。

（2）准确定位 使用耳穴时，最好应用耳穴探测器或探测针在耳穴区寻找最佳敏感点，然后将针对准敏感点，准确压入，固定牢靠，轻轻揉压直到有明显的酸麻胀肿的得气感为止。

（3）严格消毒 整个操作过程应做到严格消毒，所有的针和器械均应浸泡在 75% 的酒精或消毒液中备用，防止发生感染或污染。

（4）定时按摩 埋针后，在餐前半小时、两餐之间、晨起和晚睡前都要进行按摩，每餐按摩 15～30 次，按摩时手法宜轻柔，用力均匀。

（5）增加运动 治疗期间配合适当的户外活动，如散步、慢跑等会使降低血脂的效果更明显。

小贴士

高脂血症患者如果在针灸中，出现眩晕、疼痛、恶心等症状时，属于针灸的不良反应，应立即中断治疗，防止发生危险。在治疗过程中，可能会出现厌食、口渴、大小便次数增多、疲劳等反应，这些均属于正常现象。因为通过针灸治疗，机体的内在功能不断调整，促使新陈代谢加快，能量不断消耗，而出现一些临床症状。等到机体重新建立平衡，这些症状就会消失。

◎针灸降血脂治疗处方之一

【临床表现】体质性高脂血症，上下匀称，按之结实，食欲亢进，丰食多餐，面色红润，畏热多汗，腹胀便秘，舌质正常或偏红，苔薄黄，脉滑有力。重度高脂血症者伴有体乏少气。本证相当于单纯性高脂血症中的获得性高脂血症。

【治法】泻火伐胃，通泻大肠。

【主穴】脾俞、胃俞、曲池、合谷、内庭。

【随证配穴】便秘加天枢、支沟；胃中嘈杂易饥，加中脘、梁丘；高脂血症加阳陵泉、太冲、丰隆。

【操作】采用强刺激手法，均用泻法。每日一次，每次留针30分钟。留针期间反复强刺激。

◎针灸降血脂治疗处方之二

【临床表现】体质性高脂血症，以面、颈部为甚，肌肉松弛，面色苍白，神疲乏力，四肢困倦，形寒怕冷，皮肤干燥，嗜睡健忘，纳呆腹胀便秘，动则少气不足，或见尿少浮肿，舌淡苔薄白，脉沉细而迟，多见于继发性高脂血症。

【治法】益气健脾，祛痰利湿。

【主穴】脾俞、胃俞、足三里、关元。

【随证配穴】尿少浮肿加阴陵泉；纳呆腹胀加中脘；嗜睡健忘加百会、

人中。

【操作】诸穴用补法，中等刺激。每日一次，每次留针 30 分钟，其间行针数次，或加灸。

◎针灸降血脂治疗处方之三

【临床表现】高脂血症以臀、大腿为最明显，肌肉松弛，面色苍白，神疲乏力，喜静恶动，面色苍白，纳谷正常或偏少，稍动则少气不足，易畏寒，或伴尿少浮肿，舌质淡有齿痕，苔薄白，脉沉细迟缓。女性以绝经期后，或中年女性长期服用避孕药后为多见。如果为男性患者，常伴第二性征发育不良，乳房肥大等。本症多见于继发性高脂血症。

【治法】温肾壮阳，健脾利湿。

【主穴】肾俞、脾俞、命门、三阴交。

【随证配穴】男性高脂血症者伴有阳痿早泄可加关元、中极；尿少浮肿者加阴陵泉。

【操作】均用补法，中等刺激。每日一次，每次留针 30 分钟，其间行针数次，可加灸。

◎针灸降血脂治疗处方之四

【临床表现】自幼即全身均匀高脂血症，肌肉结实，头大，面圆，纵腹重腴，股胫肉肥，食欲旺盛，舌质红，苔薄黄，脉沉滑有力。见于单纯性高脂血症中的体质性高脂血症。

【治法】脾俞、胃俞、阴陵泉、内庭。

【随证配穴】重度高脂血症心悸气促加内关；胃中嘈杂，多食善饥加中脘、梁丘。

【操作】均用泻法，强刺激捻转提插。每日一次，每次留针 30 分钟，其间行针数次。

◎耳针降血脂治疗处方

【取穴】内分泌、皮质下、神门、交感、心、肝、肾。

【操作】每次选取 2 ～ 3 穴，每日或隔日一次，每次留针 20 分钟。或用撤针埋耳穴胶布固定，4 ～ 5 天更换一次。或用王不留行籽按压耳穴，每日餐前或饥饿时揉按耳穴 3 ～ 5 分钟，以有酸、麻、灼热痛感为宜，两耳交替，每 3 ～ 5 天更换一次。

67 高脂血症患者按摩治疗细节

按摩，即在人体一定穴位上，运用推、拿、揉、压、搓、叩、打、动、搽、指针、扳、捏、踩等手法，来达到舒筋、健体、防治疾病、延年益寿的养生目的，在中国已有数千年的历史。可以由他人按摩，也可以自我按摩，不受时间、环境、条件的限制。在高脂血症患者进行药物治疗的同时，可采用按摩疗法。它还可有效地防止药物的毒副反应，且效果明显。按摩方法简单，种类较多，好学易记，疗效显著。无病可以健身，有病可以治病。中老年人学习日常一些按摩养生法，对养生保健、防治高脂血症大有益处。

1. 宜用的按摩手法

按摩防治高脂血症是通过按摩促动脂肪，使它经常处于柔软而且容易代谢的状态。例如，平常缺乏运动而积存在腰间的脂肪，反复进行按摩促动，可以起到非常明显的效果。高脂血症按摩可以分很多种类，而且随着人体部位的不同，按摩的手法也有一定差异。

（1）按压法 按压法的手势是拇指伸直，其余四指扶持于所按部位之侧旁，也可将四指握起，拇指紧贴于食指之挠侧。

操作时拇指指端与被按压部位呈 45°～ 90°角，向不同方向按压。在按压时，拇指指端如向上下左右拨动时，称为按拨；拇指指端转动时，称为按扭。不论按拨或按扭，指端均不应在被按部位的皮肤上滑动或移位，以免损伤皮肤，增加患者痛苦。按压法其力很大，是一种强刺激手法，具有活血、止痛、镇静、解痉作用，多用于实证。

（2）掐法　掐法的手势是用拇指或食指甲进行爪切，多用于手、足部的指、趾甲根或关节。操作时一手将患者腕或踝关节握紧，既可防止肢体回缩移动，又可了解患者的反应。另一手将患者指或趾捏起，用拇指或食指指甲，对准部位进行爪切。爪切的轻重、节律可根据病证的虚实，酌情应用。

（3）拍打法　拍打法的手势是五指并拢微屈，掌心呈空虚状，拍打时使小鱼际接触被打部位。操作时以肘关节为活动中心，腕关节固定或微动，肩关节协调配合，用上臂带动肘关节，使手掌上下起落拍打，是一种带震动性的中等刺激手法，具有行气活血通经络的作用，虚实病证，皆可应用。

（4）叩打法　叩打法的手势分两种，即指腹叩打法和指尖叩打法。指腹叩打法是以五指指腹接触皮肤，但大小鱼际不接触皮肤；指尖叩打法是五指微屈并拢，指尖呈梅花状。操作时，指腹叩打是指腹向前下方用力，多做轻刺激手法用；指尖叩打多做重手法用。

（5）抓拿法　以拇指与食指，或食指、中指，或四指成钩状，相对抓起局部组织（此多为神经、肌肉、肌腱），然后迅速放开。此外，还有嘱患者配合的自行捶打法，即握拳，以小鱼际的外侧捶打患部，对局部脂肪积蓄者效果尚佳；亦可作保健强身之用。

（6）棒击法　手握桑枝棒（略有弹性）的一端，腕关节放松，然后视需要，以肘关节发力（力量较轻）或肩关节发力（力量较大），用棒身连续在某一部位击打 3～5 下，再移动击打部位。力量要由轻而重，适可而止；击打的方向应与肌肉、骨骼平行，棒身接触部位应尽可能大，既不要用棒尖打，也不要打出头棒。

2. 经络按摩法

"经络"是中医用了几千年的名词，中国人数千年前就发现某些人生病时身体会出现红色发烫的线条，按摩那些线条可以治疗疾病。这种人一般称为经络人，但只有很少人有这种情形。因此，可以说经络学说是从治疗经验中发展出来的，是中医最重要的一部分。

【部位】全身。

【方法】

（1）刺激足少阴肾经（下肢段），用毛刷由下而上呈旋转状刺激。

（2）于腹中线两侧用毛刷由下而上刷腹部足少阴肾经，各擦 5 次。

（3）由肩胛下缘的脊椎正中处开始向下刷至腰骶部，刺激稍重，再从中线用毛刷分别向左右推擦。两侧各 10 次。

（4）扭转摩擦腰部，左右腰部各扭擦 50 次。

【作用】促进正常脂肪代谢，消除体内多余脂肪。

3. 宜用的捏脊疗法

捏脊疗法是连续捏拿脊柱部肌肤，并向前推进以防治疾病的一种治疗方法。特点是简便易学，适应范围广，疗效好，无痛苦。本疗法有疏通经络、调整阴阳、促进气血运行、改善脏腑功能以及增强机体抗病能力等作用，对高脂血症治疗与预防有一定的效果。

（1）理论依据　捏脊疗法通过捏提等作用于背部的督脉、足太阳膀胱经。由于督脉总督诸阳，背部足太阳膀胱第一侧线分布区又为脏腑背俞穴所在，"迫藏近背"，与脏腑密切相关，所以捏脊疗法能在振奋阳气，调整脏腑功能，尤其是调整中老年人脾胃功能方面发挥作用。

（2）治疗方法　捏脊的具体操作方式有两种：一种是患者取伏卧位，医者用两手沿脊柱两旁用拇指指腹与食指、中指指腹对合，挟持肌肤，拇指在后，食指、中指在前。然后食指、中指向后捻动，拇指向前推动，边捏边向项枕部推移。另一种是手握空拳，拇指指腹与屈曲的食指桡侧部对合，挟持肌肤，拇指在前，食指在后。然后拇指向后捻动，食指向前推动，边捏边向项枕部推移。上述两种方法可根据术者的习惯和使用方便而选用。

小贴士

捏脊前应检查脊柱部位，如有疮疖、皮肤外伤，或患有其他皮肤病者，不可使用本疗法。饭后也不宜立即应用本疗法，需休息2小时后再进行。伴有高热、心脏病或有出血倾向者慎用。施术时室内温度要适中。捏脊时，手劲速度要匀，以每秒捏4次为好。用此法治疗后不应立即吃饭。一般每天或隔天捏脊1次，6次为一个疗程。慢性疾病在一个疗程后可休息1周，再进行第二个疗程。

---

68 高脂血症患者进补治疗细节

药物进补与健康有紧密的关系。合理、正确的药物保养，不仅是每个人应了解的基本知识，而且关系到每个人的身体健康。药物进补对现代人保健极为重要，这是因为随着市场竞争的加剧，高脂血症、慢性疲劳综合征也是常见的病症。尤其是慢性疲劳综合征，它可以分为疾病性疲劳和非疾病性疲劳两种类型，一般来说只要是非疾病性疲劳都可以通过睡眠、运动、娱乐等来消除症状。而慢性疾病性的疲劳就不行，我们只有靠药物、进补等方法才能消除症状。高脂血症也是一样，有时只有使用一些养生保健的药物才能使高脂血症得到迅速纠正。但在使用这些药物时还应有所节制。

1. 宜常适量吃枸杞子

现代中药研究表明，枸杞子有降血脂作用，并有保肝、护肝及抗高脂血症作用。动物药理实验研究发现，枸杞子可降低大鼠血中胆固醇。现代临床应用枸杞子治疗高脂血症已取得显著疗效，它亦可用于治疗各类乙型肝炎。应用枸杞子治疗高脂血症、肥胖症一般无特殊禁忌。对于中老年人说，日服食量以 10 ～ 30 克为宜。

2. 宜常适量吃人参

人参为五加科多年生草本植物人参的根，野生的称野山参，栽培的称园参。商品人参主要有：红参、边条参、糖参、白人参、生晒参、白干参、活性人参等。中药临床应用研究证实，人参对高脂血症患者有降血脂作用。特别是人参皂苷能改善血脂，降低血中胆固醇、三酰甘油，升高血清高密度脂蛋白胆固醇，降低动脉硬化指数，有明显抗肝损伤的作用。有学者临床应用人参 5 倍浓缩浸膏，每日 40 毫克，对上百例高胆固醇血症进行治疗，发现有良好的疗效。可以说，人参防治高脂血症的明显效果，已为大量事实所证明，尤其适宜中老年高脂血症。但是，也要注意不要滥用，对于高脂血症患者伴有其他疾病的人需要在医生的指导下应用。

3. 宜常适量吃冬虫夏草

冬虫夏草为麦角菌科真菌冬虫夏草寄生在蝙蝠蛾科昆虫幼虫上的子座及幼虫尸体的复合体。其性味甘、平，归肺、肾经，具有补肺益肾、止血化痰之功效。科学研究发现口服虫草粉或虫草菌粉，均可明显降低血清胆固醇含量。另外，冬虫夏草醇提液及发酵虫草菌皮下注射能显著降低小鼠高脂血症血清胆固醇和三酰甘油含量。据报道，有人将人工虫草制成胶囊服用，每次服 1 克，日服 3 次，1 ～ 2 个月为一疗程，治疗高脂血症 273 例。结果：总胆固醇平均下降 17.5%，总有效率为 61.2%；三酰甘油平均下降 9.93%，总有效率为 56.7%；高密度脂蛋白胆固醇上升

27.19%，总有效率为 76.2%。未发现严重副作用。

4. 宜常适量吃灵芝

灵芝古称瑞草、仙草，其性平，味苦，无毒。灵芝是功效十分显著的药用真菌，自古被誉为"仙草"。传说秦始皇为求长生不老，派人到东海瀛洲采摘灵芝仙草。《神农本草经》把灵芝列为"上上药"，有"益心气""安精魂""好颜色""补肝益气"和"不老延年"等功效。随着科学家对灵芝研究的不断深入，灵芝中的成分和药理药效也不断地被发现。现代研究认为灵芝对人体免疫、中枢神经、心血管循环、呼吸、消化等系统有调节功能和促其保持平衡、增长白细胞的功效。此外，灵芝食疗还可辅助治疗糖尿病、慢性支气管炎、哮喘病、冠心病、神经衰弱、高血压病、性功能低下等。尤其对延缓衰老、美容祛斑等具有良好的保健效果。科学家研究发现，高脂血症患者食用灵芝后，能够将多余的脂肪排出体外，起到瘦身降低血脂的作用。

小贴士

灵芝孢子粉因富含天然有机锗，所以服用时会有瞑眩反应，依据中医食疗法关于"不起瞑眩，症状不愈"的观点，服用灵芝后，部分人初期出现头晕、骨骼酸软、皮肤瘙痒、口干、大小便稍频等状况是该药分解、转输及排出体外所产生的正常反应。此时务请持续服用，无须忧虑。因为这种反应是灵芝孢子粉独特的排毒作用，是"好转反应"，在中医上称为"瞑眩反应"。另外，不建议小孩服用灵芝，除非特殊情况，例如肿瘤或其他慢性消耗性疾病。

5. 宜常适量吃花粉

花粉分为三种类型，一种是天然花粉，即蜜蜂采集的蜜源花粉，另外两种是"蜂粮"和人工花粉。目前市场上研制的花粉食品及花粉滋补营养药品，采用的是蜜蜂采集的花粉。花粉不仅是一种营养成分丰富、营养价值极高的天然补品，而且有很高的药用价值。

　　花粉具有护肝保肝、抗高脂血症作用。花粉内含有丰富的蛋白质、糖类、维生素和脂肪酸、黄酮类、萜烯酸及多种微量元素，其共同作用的结果，不仅具有抗炎、抗溃疡、镇静、利尿、增强毛细血管强度、提高心肌收缩力，而且还具有降低胆固醇和三酰甘油等多种药理作用。国内有学者报道，通过实验研究观察了花粉对肝细胞的保护作用。研究结果表明，花粉对四氯化碳及硫代乙酰胺所致大、小鼠肝损伤有一定的保护作用。实验治疗组肝内三酰甘油蓄积量显著低于肝损伤对照组，蜂花粉可明显抑制大鼠肝中胆固醇的升高与肝细胞的脂肪变性。在防治高脂血症应用的花粉制剂中，需要提醒的是，青少年儿童不宜服用，以免促使性早熟。对肥胖性高脂血症的儿童，可选用其他抗脂肝食物。

第4章　脑卒中

脑卒中（stroke）是脑中风学名，是一种突然起病的脑血液循环障碍性疾病。又叫脑血管意外，是指脑血管疾病的患者，因各种诱发因素引起脑内动脉狭窄、闭塞或破裂，而造成急性脑血液循环障碍，临床上表现为一过性或永久性脑功能障碍的症状和体征。脑卒中分为缺血性脑卒中和出血性脑卒中。"中"为打击之意，又为矢石之中；"风"善行而数变，又如暴风疾至，古人将此类疾病症状与所观察的自然现象联系起来，用比喻的方法为疾病命名，中风就此得名。脑中风是严重危害人类健康和生命安全的常见的难治性疾病，祖国医学将其列为"风、痨、臌、膈"四大疑难病之首，存在着明显三高（发病率高、致残率高、死亡率高）现象。脑卒中给人类健康和生命造成极大威胁，给患者带来极大痛苦，家庭及社会负担沉重。因此，充分认识脑中风的严重性，提高脑中风的治疗与预防水平、降低脑中风的发病率，致残率和死亡率是当务之急。

01　什么是脑卒中

脑卒中（stoke），又称脑血管意外（cerebrovascular accident），是一组突然起病，以局灶性神经功能缺失为共同特征的急性脑血管疾病。脑卒中即急性脑血管疾病，亦称脑中风。包括脑出血、蛛网膜下脑出血及脑梗塞。1987年调查全国29个省市579万余人，发现我国脑血管病患病率高达245.58/100000, 死亡率77.15/100000。近年其发病率仍在上升，且好发于中老年人，是威胁人类生命和致残的重要杀手之一。中医将脑卒中称为中风。

中风包括西医的脑出血、蛛网膜下腔出血、脑梗死、脑血栓、短暂性脑缺血发作等。因这类疾病起病急骤，来势凶猛，病情变化迅速，像自然界的风一样"善行数变""变化莫测"，古代医家类比而名为"中风"。因其发病突然，西医亦称为脑卒中或脑血管意外。

中医认为中风多由忧思恼怒、饮食不节、纵酒纵欲等原因，以致阴阳失调、脏腑失衡、气血逆乱。中风的病机复杂，病情多变。按照传统的中医理论，根据病情轻重可分为中络、中经、中脏、中腑四个类型。按照现代医学的观点，在临床多分为缺血性中风和出血性中风。这其中，缺血性中风主要见于动脉硬化性脑梗死和脑栓塞等；而出血性中风常见于高血压性脑出血和蛛网膜下腔出血等。

02　脑卒中是祸害中老年人的主要杀手

由于人类生存环境的改变，目前脑卒中已经成为亚洲第二号杀手，每年有超过 200 万人死于中风。无论世界不同地区或不同种族，脑卒中已成为人类死亡和致残的主要原因。

我国中风患病率在每 10 万人口中有 429 ～ 620 例。以我国总人口数 12 亿计算，则中风患者有 515 万～ 744 万人，数字十分惊人。每年新发现完全性脑中风 120 万～ 150 万人，死亡 80 万～ 100 万人，中风后存活的患者，有 60% ～ 80% 有不同程度的残疾，而且有中风病史的患者，有 1/4 ～ 3/4 可能在 2 ～ 5 年内复发，中风在我国不少地方已成为威胁中老年人的第一死因。中风在世界范围内发病状况与我国基本相同，以美国为例，美国每年约有 50 万人发病，其中 15 万人死亡。存活者中需要医疗照顾的有 200 余万人。

脑卒中的发病率、死亡率和致残率相当高，是一类严重危害人类健康的疾病，一旦发生中风，病情一般均较严重，即使经过积极抢救而幸存者，也约有半数患者会出现不同程度的后遗症，如半身不遂、口歪眼偏、讲话困难等，况且中风发病率随年龄而增长，约72%的首次中风发生在65岁以上的老年人。目前我国已进入老龄化社会，所以了解脑卒中有十分重要的意义。

03 缺血性脑血栓是怎样形成的

脑血栓是缺血性中风最常见的一种，它主要是在高血压及动脉粥样硬化基础上，脑动脉血管壁增厚，管腔狭窄；管壁内膜粗糙不平，血小板易于黏附及聚集，甚至发生凝血；或血液黏度增高，血流速度减慢等。当狭窄的脑血管发生完全堵塞，便导致局部脑组织缺血、软化、坏死等病理改变，从而产生偏瘫、失语、感觉障碍等一系列神经功能障碍的症状。

从以上论述可以看出，血压偏低或偏高、高脂血症、血液高凝状态等血流动力学及血液流变学变化异常，都可促进脑血栓形成。脑血栓的形成血压可高可低，根据脑血栓形成的部位，临床分为脑内动脉系统血栓形成，如大脑中动脉血栓形成、大脑前动脉血栓形成等；以及椎－基底动脉系统血栓形成，如小脑后下动脉血栓形成等。

04 出血性脑卒中临床表现都一样吗

脑出血后，血液在脑内形成凝血块，称为脑血肿。由于脑血肿的占位及压迫，影响脑血液循环而产生脑内压增高和脑水肿，所以绝大多数患者出现头痛、呕吐、昏迷及偏瘫等共性症状。但因出血部位不同，其临床表现并非都是一样。出现部位不同、出血量多少不同，症状则不完全相同。

内囊出血：最常见的出血部位。其典型临床表现为对侧"三偏"（偏瘫、偏身感觉障碍、偏盲）。内囊出血病变范围较大，神经损害症状较重。如果出血偏于内囊外侧，则临床症状多较轻些，多无意识障碍，偏瘫也轻，预后较好。

丘脑出血：如属一侧丘脑出血，且出血量较少时，表现对侧轻瘫，对侧偏身感觉障碍，特别是本体感觉障碍明显。如果出血量大，受损部位波及对侧丘脑及丘脑下部，则出现呕吐咖啡样物，呕吐频繁呈喷射状，且有多尿、尿糖、四肢瘫痪、双眼向鼻尖注视等症。病情往往危重，预后不好。

可见出血性脑卒中的出血部位和出血量多少不同，临床表现则有所不同，其他还有诸如脑桥出血，小脑出血，等等，表现则不完全相同，如果有人患了出血性脑卒中，对临床表现的认识还有赖于医生的解释。

05　脑卒中患者活过百年不是梦

有人说得了脑卒中就活不长了，至少不可能长寿。这种说法固然有一定道理，因为迄今脑卒中的死亡率高，而且发病后存活者几乎一半的人在 3～5 年内死亡，但也不可绝对，认为患了脑卒中一定活不长了，肯定不全是事实。事实上，脑卒中发生以后再活上 20 年者也不乏其人，活到 70 岁或 80 岁以上者也经常能看到，活过百岁的人也不是没有。

国内有医学工作者经过临床观察发现，脑卒中后活 5 年者占 62%，活 6～10 年者占 20%，活 11～15 年者占 15%，活 15 年甚至 20 年以上者占 3%。患者如果能在医生的指导下，积极治疗，注意功能锻炼，培养良好的生活方式，多数可再活 10～20 年以上。

06　患了脑卒中不死必残吗

患了脑卒中不死必残，这是过去不科学的认识，但近年来由于医疗技术的不断进步，脑卒中的治愈率显著提高，脑卒中后 5 年生存率已达到 62% 左右，平均寿命已达 66 岁，后遗症大为减少。而且后遗症大小与病情轻重有关。以出血性脑卒中最常见的脑出血为例，是否留有后遗症，即致残情况，主要与以下因素有关：

（1）出血的部位：不同部位的出血，脑功能受损的程度不一，某些患者因病灶水肿、压迫运动和感觉通路，但实际上没有损坏其通路，经治疗消除了水肿，解除了压迫性影响，则又恢复了其功能。

（2）出血量的多少：出血量的多少直接影响到临床症状的严重程度。半球内出血量在 25 毫升以上者常留有后遗症，出血量越多，后遗症也就越重，出血量越小，症状越轻。

（3）康复期的治疗和护理：康复期的合理治疗与后遗症大小紧密相关，但后遗症的严重程度，主要取决于病灶大小、部位和急性期治疗措施得当与否，以及康复期的治疗时机，康复方法是否得当。

07 "腔梗"是缺血性脑卒中的一种

事实上，由于近几年，具有高分辨的核磁共振（MRI）技术，在我国逐步推广使用，在高血压人群中发现了许多用 CT 不能发现的多发性脑腔隙性病变，常伴有不典型较轻的神经系统的表现，称为"腔隙性脑梗死"（简称"腔梗"）。

腔梗与一般脑梗死的不同之处，在于脑部缺血病灶的大小不一样，当脑部缺血病灶较小，大小在 3 ～ 20mm 范围时，即称为腔梗，而大于 20mm 以上范围时，则称为脑梗死。腔梗病灶小，因此临床症状较轻，相对脑梗死要轻。但腔梗的发生，说明患者有脑动脉硬化、供血不足、血液黏稠等基本情况，故要积极治疗，否则梗死范围有变大而发展成脑梗死的危险。

腔梗是缺血性脑卒中的一种重要的亚型，短期内致残程度较轻，但复发率较高。随着年龄的增长，若不及时控制危险因素，腔梗反复发生，会诱发老年人血管性痴呆。腔梗患者的临床表现有单纯双下肢活动不灵、半身麻木、乏力、走路方向偏斜、口齿不清、手指不灵等。在腔梗的危险因素的分析中发现：高血压占 93%；吸烟占 42%；糖尿病占 37%；高胆固醇、高甘油三酯血症分别占 25% 及 23%；有脑卒中家族史占 22%。因此，具有上述危险因素并有临床表现时，应警惕"腔梗"的发生。

08　青少年同样可以患脑卒中

脑卒中严重威胁着中老年人的健康与生命，同样威胁着青少年的健康。要预防脑卒中，首先必须对它有正确的认识，才能对它采取正确的措施。然而，现实生活中有很多人对脑卒中认识模糊，甚至误解，有人认为青少年不会患脑卒中，其实只有中老年人才得脑卒中是对脑卒中的一种误解，虽然 90% 以上的脑卒中发生在 40 岁以上的中老年人身上，但年轻人也会得脑卒中，特别是蛛网膜下腔出血，青年人并不罕见。

青年人脑卒中以缺血性为多。当然也有很多出血性脑卒中患者，病因与老年人多不同，缺血性脑卒中多以脑栓塞为多，可找到栓子来源；还有一些自身免疫疾病患者，如造成动脉损伤，也会引起脑梗死，如结节性动脉炎等；再就是一些寄生虫病，如钩端螺旋体感染等，也可引起动脉炎而致脑梗死。年轻人出血性脑卒中则以先天性动脉瘤或动静脉畸形为多。可见预防脑卒中不仅是中老年人的事情，青少年同样要预防脑卒中的发生。

09 脑卒中好转后还会再发吗

对于这个问题，回答是肯定的，脑卒中后如果治疗保养不当，还会再发。据医学统计，大约有35%的脑血管病患者在5年内可能复发，脑出血和脑血栓的复发率为15%～30%。据统计，脑血管病患者恢复后，高血压控制良好的复发率为14%；控制较好的为32%；控制不好的为55%。

在医院临床工作也可以看出，脑卒中在一年内的复发概率最大，所以不要认为只要功能恢复就可以了，就安全了。如果忽视了高血压的控制、心脏病的治疗、动脉硬化的预防以及其他诱发因素等的治疗与预防，脑卒中复发的可能性还是很大的，况且第二次发病的死亡率要比第一次更高，这确实值得有脑卒中史的中老年人注意。只要认识到脑卒中的发病特点，平时采取一定的预防措施，脑卒中后再复发是完全可以预防的。

10 脑卒中的分期是怎样划分的

脑卒中发生后不同阶段，由于患者临床表现不同，对医疗、护理的要求也各有不同。为便于医护人员进行治疗、教学和学术交流。目前，临床上根据脑卒中患者病程长短，将脑卒中分为四期：

（1）脑卒中急性期：指发病后2周之内。由于此期瘫痪的肢体肌张力下降、反射消失、不能维持自主性活动，故又称为软瘫期。其中发病后1周之内，病情变化较大，称之脑卒中急性期早期。这一时期的特点是病情不稳定，变化较多，治疗以挽救生命和控制疾病发展为主。

（2）脑卒中痉挛期：指发病后2～4周。此期的主要表现是联合反应、共同运动、紧张性反射、肌张力增高和痉挛状态。

（3）相对恢复期：指发病后 5～6 个月。此期的主要表现是分离运动、精细运动和速度运动。大多数脑卒中患者，在此期内被治愈或明显好转；只有少数患者进入后遗症期。

（4）脑卒中后遗症期：指发病后 6 个月以上未痊愈，仍有运动障碍、感觉障碍、言语障碍、共济障碍、认知障碍等，此期后遗症恢复速度变慢，对后遗症的治疗主要以康复为主。

11 脑卒中会不会遗传给子女

相当多的人认为父母患脑卒中，子女必得。其实这是对脑卒中的一种误解，脑卒中并非是遗传病，但有一部分患者具有遗传倾向。因此，脑卒中患者的子女不必忧心忡忡。但应指出，这些人患脑卒中的概率可能高于一般人群。临床观察也表明，在脑卒中患者中，遗传倾向比较明显，直系上代有脑卒中者，其脑卒中的发生率要比正常人高 2 倍。

通过对脑卒中患者的家族进行调查，发现他们动脉硬化的发生率也比较高，血管张力不稳定，脂肪、蛋白质代谢障碍也明显高于其他人群。在缺血性脑卒中患者的家属中，高胆固醇血症和血液高凝状态的发生率较高。在出血性脑卒中患者的家属中，除高胆固醇血症以外，呈低凝状态的倾向较多见。这说明有些脑卒中患者有一定的遗传倾向，造成这种现象的原因除遗传倾向外，可能与家属内部生活习惯和饮食习惯比较接近有关。为此，有脑卒中的父母，其子女应加强自我保健，认真、积极地防治高血压、高脂血症和动脉硬化等，树立良好的生活方式，积极预防脑卒中的发生。

12 瘦人不易患脑卒中吗

一位陪父亲住院的年轻人奇怪地问医生："我父亲很瘦，平时血压又不高，怎么会脑卒中呢？"在医院心脑血管病区，医生们几乎经常要面临这样的提问。实则这是由于人们对缺血性脑卒中（脑血栓）的认识还存在许多误区。

其实，医学工作者早就得出结论：瘦人也会患脑卒中，只不过比胖人略少一些。所以不管胖瘦，都应采取综合防范措施，以避免脑卒中的发生。因为，从现代医学方面来看，由于引起脑卒中的原因有多种，瘦人虽不如胖人患高血压的多，但大脑皮层高级神经功能失调、遗传、不良嗜好都是高血压、动脉硬化的多发因素，而这些都是引起脑卒中的主要原因之一，瘦人同样会因为各种原因诱因引发高血压、动脉硬化、血流变异常等，所以说瘦人万万不可忽视对自己身体的全面评价，不可忽视对脑卒中的预防，瘦人同样会患脑卒中。

13 年龄、性别与脑卒中

脑卒中是在一定病理基础上发生的，尤其是随着年龄的增长，人体血管壁发生退行性改变，出现动脉粥样硬化等，而这些则是发生脑卒中的潜在性病理基础。

医学临床观察，年龄与脑卒中的关系十分密切。随着年龄的增长，动脉硬化的程度越来越重，脑卒中的发病率也趋向增高。据有关资料统计，70岁以上人的脑卒中发病率是50岁以下的20倍。在缺血性脑卒中中，脑血栓形成多见于60岁以上的老年人，而脑栓塞多见于青壮年；在出血性脑卒中中，以50～60岁者发病居多；蛛网膜下腔出血者则多为年轻人。脑卒中的死亡率也有随年龄增长而上升的趋势。

当然脑卒中与性别也有一定关系，一般来说，男性多于女性，男女之比为（1.3～1.5）：1。原因可能与男性高血压多于女性、男性吸烟与饮酒者多于女性、男性生活方式与女性有一定差别有关，也与男性多从事体力劳动因而突然用力的机会较多有关。

14　脑卒中来了怎么办

天有不测风云，人有旦夕祸福。如果碰到脑卒中患者，应迅速地叫救护车及联系医生，以便得到及时正确的治疗，并要将病情准确地告诉医生。对患者家属来说，万一患者发生脑卒中，除紧急送其就医外，应当采取如下一些措施：

（1）让患者保持安静：完全卧床，尽量不要搬动患者。禁止摇晃；垫高枕头；前后弯动或捻头部；头部震动等。因为此时患者体位的改变可能促使脑内继续出血。在发病 48 小时以后，在医生的指导下，可逐渐给患者翻身，以防肺炎和褥疮的发生。

（2）保持呼吸道通畅：昏迷患者要松开上衣纽扣和腰带，有假牙者也应摘出，并将患者头侧向一边，这样可以保持呼吸道通畅，呕吐物不易吸入到气管里，头可稍低，不宜给患者灌药，要勤给患者吸痰。如果有条件，最好让患者持续或间断地吸氧。

（3）抓紧进行急救：检查患者生命体征，如呼吸和心跳已经停止，要马上做心、肺复苏术。如果患者意识清楚，可让患者仰卧，头部略向后，以开通气道，不需垫枕头，并要盖上衣被以保暖。对于昏迷患者，应维持昏睡体位，以保持气道通畅，头部不要垫枕头。由于寒冷会引起血管收缩，所以要注意室温暖和，并注意室内空气流通。有大小便失禁者，应脱去患者裤子，垫上草纸等。

15　搬运脑卒中患者注意事项

通常脑卒中患者起病急，患者刚刚还谈笑风生，眨眼间突然跌倒，出现昏迷、半昏迷状态。家属是否及时正确地处理，可影响患者预后，尤其是搬运知识十分重要。

脑卒中患者急性期的死因，多与急性颅内高压引起的脑疝有关。不正确的搬运会促使脑疝的形成和发展，加上呕吐物堵塞或衣被捂得过紧，很容易引起患者窒息。正确搬运患者的方法十分重要。

（1）不要急于从地上把患者扶起，最好2～3人同时把患者平托到床上，头部略抬高，以避免震动。

（2）松开患者衣领，取出假牙，呕吐患者应将头部偏向一侧，以免呕吐物堵塞气管而窒息。

（3）如果有抽搐发作，可用筷子或小木条裹上纱布垫在上下牙间，以防咬破舌头；最后，患者出现气急、咽喉部痰鸣等症状时，可用塑料管或橡皮管插入到患者咽喉部，从另一端用口吸出痰液。

（4）如果从楼上担架抬下患者，要头部朝上脚朝下，这样可以减少脑部充血。在送医院途中，家属可双手轻轻托住患者头部，避免头部颠簸，对昏迷较深、呼吸不规则的危重患者，可先请医生到家里治疗，待病情稳定后再送往医院。

（5）用担架转送患者，要采取头高脚低位（头比脚高30厘米左右），若用汽车送医院，人应在汽车上抬着担架，以尽量避免颠簸震动。用拖拉机在高低不平的乡村公路上转送患者，实在是好心办坏事。

16 出血性脑卒中的诊断依据

脑出血：常常于体力活动或情绪激动发病，发作时可有反复头痛、呕吐、血压升高，病情进展迅速，常常出现意识障碍、偏瘫和其他神经系统症状。多有高血压史，腰穿脑脊液80%含血或压力增高，脑超声可见中线移位。

蛛网膜下腔出血：起病急骤，多伴恶心呕吐，剧烈头痛，意识清楚或意识障碍，可有精神症状，有脑膜刺激征，少数可以伴颅神经或轻偏瘫等局灶体征，腰穿脑脊液血性，必要时可行血管造影证实，临床诊断蛛网膜下腔出血的主要依据如下：

在用力、情绪激动、咳嗽、排便等诱因下急性发病。突然发生剧烈头痛、呕吐或头晕，躁动不安，定向、记忆障碍等精神症状或 / 和短暂的意识障碍。有脑膜刺激征而无感染征象。眼底有视网膜前出血，可发生于一侧或两侧，常呈大片状。少数有眼底水肿。腰穿见脑脊液压力高、均匀血性（色较浓）。脑 CT 扫描多显示脑池、脑沟高密度影或血肿。脑动脉造影，常发现脑血管畸形或脑动脉瘤。这是确定病因的重要检查方法。

总之，具备头痛、脑膜刺激征和血性脑脊液被视为典型的蛛网膜下腔出血三联征，一般诊断不困难。

17　缺血性脑卒中的临床特点

缺血性脑卒中包括脑血栓形成、脑栓塞、腔隙性梗死。其临床各有其特点：了解其特点，对于早期正确救治，有十分重要的意义。

脑血栓：常常于安静状态发病，多无明显头痛和呕吐，发病可较缓慢，可逐渐进展，多和脑动脉硬化有关，也见于动脉炎，血管病等少见病因，有颈内动脉，椎基动脉症状体征，腰穿脑脊液一般不含血。

脑栓塞：多急骤起病，多无前驱症状，意识清晰或短暂意识模糊，有颈动脉和（或）椎基动脉症状体征，腰穿脑脊液一般不含血，可找到栓子来源。

腔隙性梗死：发病多由高血压、动脉硬化引起，急性亚急性起病，多无意识障碍，腰穿无红细胞，临床表现不严重，每次发作持续通常数分钟至 1 小时，症状体征在 24 小时完全缓解消失；短暂、可逆、局部脑血液循环障碍，可反复发作，可从 1 ～ 2 次到数十次发作；可有颈内动脉，椎基动脉症状体征。

18 脑卒中后做CT也得选时机

一位老年脑卒中患者，送到医院时神志不清、呕吐、偏瘫，经询问病史初步检查，诊断老年人为脑血管意外，医生立即予以脱水药物治疗。而家属为保证诊断准确强烈要求快做CT或（MRI）检查，因老人曾经脑卒中就是CT检查出来的。医生不同意，家属不能理解。究竟脑卒中后何时做CT或（MRI）核磁共振呢？

一些严重的脑卒中患者，无论是出血性还是缺血性脑卒中，在急性期常伴有严重脑水肿，可出现呕吐，甚至可因脑水肿导致脑疝，瞳孔大小变幻不定，呼吸、心跳受抑制。如果不先进行脱水治疗，而立即搬动患者去CT室或（MRI）室检查，常会使病情迅速加重。

脑卒中后做CT或（MRI）核磁共振，虽然是十分必要的检查确诊手段，但也并非是检查得越早越好，相反，刚一发病就检查，CT与MRI都不能发现病灶。

一般出血性脑卒中在起病3小时内CT扫描可无异常发现，发病6小时后或4日内做CT检查较为准确。4~5天后血肿周边开始溶解吸收，10天后小血肿已吸收殆尽不留痕迹，所以出血性脑卒中宜在起病3小时后至1周内做CT检查。

一般缺血性脑卒中，发病12小时内，液化病灶尚未形成，刚发病就做CT，亦不会有所表现，故应在1日后再做CT检查。缺血性脑卒中在6小时之内，如CT或常规MRI未见异常而有临床症状和体征，仍考虑脑梗死，这是脑梗死早期表现，如果超过6小时再拍片，就有可能发现缺血灶。

19　脑卒中后是做 CT 好，还是做 MRI 好

脑卒中后是做 CT 好，还是做 MRI 好呢？其实 CT 或 MRI 对于脑出血、蛛网膜下腔出血的确诊率为百分之百，但又各有特点。有的家属在亲人患了脑卒中后，不知到底是做 CT 好，还是做 MRI 好，其实这两种检查各有其特点：

CT 的特点：

（1）检查时间短，数分钟即可做完，适宜病情危重的患者。而核磁共振检查脑部需 40 分钟，危重患者难以承受；

（2）患者做 CT 检查不受限制，而核磁共振限制较多，如体内安有心脏起搏器或使用呼吸机的患者，均不能做；

（3）CT 检查收费便宜，而核磁共振收费昂贵；

（4）骨骼如有变化或组织钙化，CT 可 100% 成像清楚，这是核磁共振所不及的。

MRI 的特点：

（1）对缺血性脑卒中的确诊率高，比 CT 发现时间早，发病后两小时即可查到病灶，而 CT 在 24 小时内还不一定能发现；

（2）对小到 8 毫米的病灶也能显示出来，而 CT 对 20 毫米以下的微小病灶则显示不清；

（3）对脑干、小脑及颅底的病灶均能成像清楚，而 CT 因为颅骨的干扰而不能做出准确诊断；

（4）对 CT 检查不能确诊的病例，均可进一步做 MRI 检查。

20　脑卒中患者做腰穿的意义

有的人患了脑卒中，住进了医院，医生让做 CT，又要让做腰穿，到

底做腰穿有没有必要，做腰穿的意义是什么？做腰穿有无危险？

腰穿就是腰椎穿刺。不少人认为腰穿就是抽"骨髓"，而且还会造成"呆傻"或瘫痪等后遗症，这是完全不正确的。腰穿所取的进针部位一般在腰椎3～4或腰椎4～5的间隙。由于脊髓的末端仅达腰椎1～2的水平，所以腰穿不会伤及脊髓而引起瘫痪。腰穿的进针深度到达椎管内蛛网膜下腔，所流出的液体是脑脊液。而脑脊液是从血液中滤出来的循环性液体，抽出一些不会使人"呆傻"。

在疾病的进一步诊断上，腰穿也有非常重要的意义。由于人椎管内和颅内的蛛网膜下腔是相通的而且还与脑室相通，所以通过腰穿测量脑脊液的压力可以反映颅内的变化情况。同时通过脑脊液的化验检查，可以了解其中细胞成分和生化指标的变化。很多患者脑卒中后，医生对患者颅内压力的判断需要腰穿检查来帮助。所以腰穿无疑都会给诊断和治疗带来很大帮助。

21　如何估计脑卒中后病情轻重

一旦家人患了脑卒中，家属都怀着万分焦急的心情希望转危为安。但有的患者送到医院后，经过1～2天治疗，反而病情加重。有些人由于这方面知识不多，对后果估计不足，误认为是医院和医师医术不高明或诊断治疗失当。其实有时是患者病情过重，或者是患者病情刚开始，到了医院还没有达到高峰。一般来说由以下几方面估计病情轻重和发展的趋势。

疾病都有一个发展过程，如果起病缓慢，患者无昏迷，多为缺血性脑卒中，一般生命危险相对较小。从一发病即昏迷，或昏迷由浅到深或一度清醒又昏迷，说明病情较重。两侧瞳孔不等大，呼吸变慢而不规则，表明可能已并发脑疝，预后严重。有消化道出血说明病情严重，预后不佳。

体温突然升高、抽搐、血压过高或突然下降，说明病情恶化。如果能了解脑卒中的基本情况，则可避免不必要的纠纷。

22　高血压是脑卒中的主因

高血压被认为是引起脑卒中的最主要的危险因素。据统计，有高血压的脑卒中患者比无高血压的脑卒中患者多 7 倍。高血压是原因，脑卒中是结果。高血压病与脑卒中关系密切，不可分割，脑卒中的发病是在原有高血压病变基础上，血压进一步骤然升高所致，所以有高血压性脑出血之称。但是一般认为单纯的血压升高，并不足以引起血液外溢出血。有人观察到正常人脑动脉能耐受 200kPa（1500mmHg）的压力而不发生血管破裂出血。所以动脉粥样硬化是出血性脑卒中的重要病理基础。有 80% 以上的出血性脑卒中是高血压、动脉硬化引起共同作用的结果。

高血压患者为什么易于发生脑卒中呢？因为长期血压升高，可使脑动脉血管壁增厚、变硬、管腔变细，当患者血压骤升时，脑血管易破裂则发生出血性脑卒中；同时由于高血压可加速动脉硬化过程，动脉内皮细胞亦受到损伤，血小板易在损伤处聚集，容易形成缺血性脑卒中。如果患者患有高血压而不治疗，或者是断断续续治疗，都易发生脑卒中。但长期有效地控制高血压则能显著地降低脑卒中的发生。

23　血压偏低或正常会患脑卒中吗

一般人认为脑卒中是高血压患者的事，认为自己血压偏低或正常就可以高枕无忧了，这种看法不对。血压正常或偏低者不得脑卒中，确实是对脑卒中的一种误解。血压高者确实患脑卒中较多，但血压正常或偏低的人同样可以患脑卒中。

医学专家指出：血压偏低可导致脑血流变缓，更易发生缺血性脑卒中。脑动脉硬化患者，由于脑动脉管腔变得高度狭窄，以及其他因素存在，也会发生脑卒中。另外由于脑卒中机制复杂，其他如血小板集聚度高，颈动脉硬化、血脂、血糖、血黏度增高、脑动脉管腔高度狭窄，或伴有颈动脉斑块形成等因素存在，也直接和脑卒中有关。所以在临床上，血压正常或偏低患脑卒中的人不在少数，血压正常或偏低的中老年人同样应积极科学合理的预防脑卒中发生。

24　用药不当可引起脑卒中

脑卒中多因高血压、动脉硬化、血流变异常等因素所致。临床上，由于用药不当，同样可以使人发生脑卒中。常见的药物性脑卒中有以下几种情况：

（1）降血压药：高血压患者在血压升高时，尤其是出现不适的症状后，过量服用降压药物，或者几种降压药联合服用，可导致血压下降过多，影响大脑血液供应，造成脑血流量减少，血流减慢，促使脑血栓形成，诱发缺血性脑卒中。

（2）利尿药：大量长期应用利尿药，如不及时补充液体，可造成体内失水过多，血液浓缩、黏稠度增加、血流变慢、易形成血栓，引起脑卒中。因此，要特别注意避免长期服用利尿剂。

（3）止血药：在应用安络血、止血敏、仙鹤草素等止血药物时，会因血液凝固性增加而促使血栓形成，以致发生脑卒中。所以高血压患者应用止血药时，应谨慎掌握剂量，中病即止，不宜过分。

（4）镇静药：大多数镇静药物都有抑制大脑皮层、扩张血管、松弛肌肉、抗抽搐的作用。如果安定、氯丙嗪等药物用量过大，上述作用过强，超过了机体的耐受程度，会连锁反应引起缺血性脑卒中。

（5）避孕药：口服避孕药可增加血液的凝固性，并能升高血压，诱发脑卒中；但对大多数人来讲，其绝对危险性是很低的。而对于患有高血压、高脂血症、糖尿病的妇女，若口服避孕药，可能增加发生脑卒中的危险性。

25 不良情绪是脑卒中的导火线

一老年男性患者，既往有高血压病史，因与同事吵架生气，怒不可遏，次日即发生左侧肢体麻木无力，不能行走，说话不清楚。经诊断为缺血性脑卒中，脑血栓形成。

脑卒中是常见的急性脑血管病，人们一般都很重视脑卒中的对症防治，如降压、降血脂等药物治疗，但往往忽视不良情绪对脑卒中发生的影响。有人调查了1000余例脑卒中患者的发病原因，发现有75%是由于不良情绪而诱发脑卒中。在不良情绪因素中以愤怒诱发脑卒中为最高，居首位；其次为焦虑、忧虑、惊骇、悲伤等。对于愤怒这一情绪因素，不仅可以是近期的，也可以是远期的。临床上常可见到高血压患者因使情绪激动或抑郁而脑卒中，也可以见到平时血压不高的中老年人因情绪激动而突发脑卒中，所以说不良情绪是脑卒中的导火线。

26 肥胖和脑卒中关系紧密

"胖人多脑卒中"。肥胖的人，特别是苹果型肥胖（以腹部肥胖为主），容易患高血压、糖尿病，所以也容易发生脑卒中。体重超重的人，要把减肥作为一件大事，不要漫不经心，否则后悔晚矣。

临床观察也发现，肥胖者与一般人比较，发生脑卒中的机会要高40%。为什么胖人容易发生脑卒中呢？这与肥胖者内分泌和代谢功能的紊乱，血中胆固醇、甘油三酯增高，高密度脂蛋白降低等因素有关。此外，胖人还常伴有糖尿病、高血压、冠心病等疾病，这些都是脑卒中的危险因素。

有研究表明，腹部肥胖的人比臀部肥胖的人更易患脑卒中。一般而言，女人容易胖在臀部和大腿上，男人容易胖在腹部，这也是男人易患脑卒中的原因之一。因此，防止肥胖对预防脑卒中有一定的意义。

27　吸烟是脑卒中的危险因素

吸烟有害健康，吸烟是脑卒中的危险因素，这已经是不争的事实。临床观察，吸烟越多、吸烟时间越长的人，发生脑卒中的机会较不吸烟的人明显增多。

医学统计表明，吸烟的中老年人其脑卒中的发病率是不吸烟的 2.5 倍。国外报道，吸烟与不吸烟对缺血性脑血管病相对系数为 2.8 倍，并指出每日吸烟量和持续时间的长短与脑血管病成正比。

医学专家指出，造成这种现象的原因是因为吸烟可以使血管痉挛，血压升高，加速动脉硬化，从而导致血液黏度增高，血流缓慢，为脑卒中创造了条件。所以说吸烟是引发脑血管病的重要危险因素之一，不吸烟或早期戒烟有利于预防脑血管病。

28　饮酒与脑卒中更紧密

许多人喜欢饮酒来御寒暖身，有的人借饮酒来祛风湿、通经脉。有的人则是宴请吃喝、交际应酬。那么饮酒与脑卒中有关吗？了解这方面的知识想必对您的健康大有裨益。

酒的主要成分是酒精，即乙醇，是一种对人体各种组织细胞都有损害的有毒物质，过量饮酒能损害大脑细胞和麻醉大脑皮层，可使人的智力减退。酒精可增加肠道脂肪的吸收，同时还刺激肝脏，促使内源性胆固醇和甘油三酯的合成，从而加速动脉硬化的发展。

大量饮酒后，血中的酒精浓度增高，交感神经兴奋，心跳加速，血压升高，若有高血压或动脉硬化，则引致脑部的血管破裂而发生出血性脑卒中；如果酒精引起脑血管舒张、收缩功能障碍，面色苍白，皮肤湿冷，血压降低，脑部供血不足，则易发生缺血性脑卒中。

医学专家调研证实，酗酒的人，发生脑卒中的可能也比一般人高出1 倍。经常过量喝酒的人，脑卒中的发病率明显高于普通人。如此说来，酒还是喝的越少越好，最好是不喝酒，特别是不要喝烈性酒。目前有关专家已将饮酒列为脑卒中的第七位危险因素，故饮酒对脑和脑血管的危害是肯定的。尤其是逢年过节喝酒一定要有节制。

29　疲劳过度和脑卒中

过度疲劳也是脑卒中的常见诱因。所谓过劳，多指日常过度繁忙劳累，如有人经常工作到深夜、睡眠不足、应酬频繁、旅途劳累、看电视时间过长，都会导致脑卒中的发生。尤其是患有高血压、糖尿病、冠心病的人，过劳往往是脑卒中的诱因。

医学研究认为，脑过度劳累时，脑部血流量减少，是诱发脑卒中的主要原因。过度的工作劳累可导致高血压等基础疾病恶化，进而引发脑血管或心血管疾病，使人突发脑卒中。而中老年人合理用脑，避免用脑过度，是防止过度疲劳诱发脑卒中的主要方法。

据国外有关资料报道：近几年，日本每年有 10000 多人因过劳猝死。在 1995 年，日本著名的精工公司、川崎制铁公司和全日本航空公司等 12家大公司的总经理相继突然去世，年龄大多在 40 岁。医学家调查的结果是"积劳成疾，过劳猝死"。日本前首相小渊惠三同样是因工作劳累而脑卒中，突然死亡。

在我国随着市场竞争的加剧，专家称，慢性疲劳综合征人群已经成为"脑卒中"的预备军。所以，中老年人无论工作或学习，都要张弛有度，劳逸结合，做事更要量力而为，尤其是患高血压、动脉硬化的中老年人更应注意劳逸适度。

30 脑动脉硬化与脑卒中相关吗

日常生活中，当我们到商店买一段新的尼龙管，尼龙管肯定柔软，富有弹性，不易损坏，但使用时间长了，尼龙管就会变硬、弹性变小，则容易破裂。其实这和脑动脉硬化易出现脑卒中的道理有相似之处。

脑动脉硬化是中老年人最易出现的症状，尤其是 50 岁以上的中老年发生率高。动脉硬化是产生脑供血不足或脑血栓形成的最常见原因，也是发生脑出血的重要病理基础。据医学统计，约 70% 的脑卒中患者都患有动脉硬化。

脑动脉硬化在最初时，血管内膜上虽有粥样斑块形成，但由于粥样斑块在内膜上比较平坦，故不影响血流。随着病情的发展，血管内膜组织增生，粥样斑块隆起突入动脉内，或围绕动脉分叉的开口处，引起管腔狭窄，粥样斑块可因内膜表面破溃出现出血或局部血栓形成，从而引起脑组织血流供应障碍，诱发缺血性脑卒中。有的患者则因动脉硬化、动脉壁的弹力层和肌层破坏，使血管变薄、变脆，在血压波动下可发生破裂出血，诱发出血性脑卒中。因此，积极地治疗脑动脉硬化，对于预防脑卒中是非常必要的。

31 颈椎病与脑卒中有关吗

颈椎病能够引起脑卒中，这一结论得到了医学的肯定。颈椎病是中老年人的常见病，随着人年龄的增大，颈部肌肉韧带的不断劳损，颈椎出现退化，椎体边缘骨质增生，形成骨赘（俗称骨刺），钩椎关节的骨刺向外压迫椎动脉，引起椎动脉狭窄，上端管腔变窄，下端血流减少，这样便造成脑供血不足。在动脉硬化基础上，颈椎病可使颈动脉血流变慢，血栓更易形成，加之，平时不良的姿势又会造成颈部肌肉痉挛，收缩，造成大脑供血不足。多种因素综合的结果使中老年人因颈椎而发生缺血性脑卒中的人不在少数。

因此，患有颈椎病的中老年人，要注意头部转动时不要过度，动作要慢，以免压迫椎动脉引起脑缺血，并应积极地预防和治疗颈椎病，可采用多种治疗方法与保健措施，以防脑卒中的发生。

32　性生活与脑卒中的关系

性生活能诱发脑卒中。由于性生活男女双方情绪迫切，其神经的兴奋性明显高于日常生活，心跳加快、血压升高、呼吸急促，是其主要特征。因而诱发出血性脑卒中和缺血性脑卒中的概率增多。尤其是处于脑卒中康复期的患者，性生活可促使脑卒中再发是无疑的。

患有动脉瘤、脑血管畸形的青壮年，性生活过程中也可促发脑出血，出现出血性脑卒中，因性交过程中交感神经处于高度兴奋状态，血管活性物质释放增加，心跳加快，脑血流量增加，故病损的血管可破裂而发生脑出血。

身体健康的中老年人，应过适度的性生活，年龄过大、病情重、心脏功能不良者过性生活则应注意：避免剧烈的性生活，性生活不能过频；高血压病不稳定或有脑卒中征兆时不宜过性生活。

出血性脑卒中康复早期不宜过性生活，病情较轻也应尽量减少性生活次数，避免过度兴奋，但也不可禁欲，脑卒中造成的神经病变并不直接损害脊髓的性功能中枢，男性患者仍保留阴茎勃起的能力，男女仍可享受性生活。对脑卒中患者的家庭稳定有重要意义，但在康复期应减少性交次数。性生活与脑卒中关系紧，有脑卒中倾向的人一定要自我控制，调节感情，防劳节欲，切不可身心劳累之际仍纵欲贪欢，否则可促发脑卒中发生。

33 糖尿病患者为什么易发生脑卒中

糖尿病属于脑卒中的易患因素之一。据有关资料统计，约有 20% 的脑卒中患者同时患有糖尿病，糖尿病患者动脉硬化的发生率较正常人要高 5 倍，发生动脉硬化的时间比正常人明显提前，动脉硬化程度亦较严重。

糖尿病患者为什么易发生脑卒中呢？其原因与糖尿病患者胰岛 β 细胞有关，糖尿病患者胰岛 β 细胞分泌胰岛素绝对或相对不足，引起糖、脂肪和蛋白质代谢紊乱，其中以糖代谢紊乱为主。胰岛素不足使葡萄糖转化为脂肪而使葡萄糖的贮存量减少，大量脂肪被分解成甘油三酯和游离脂肪酸，尤以胆固醇增加更为显著，以致造成高脂血症，加速了糖尿病患者动脉硬化。所以说，临床上糖尿病患者常伴有微血管病变和大动脉硬化两种病变。

另外糖尿病患者血液流变学的异常亦是脑卒中不容忽视的因素，因为糖尿病患者血液常呈高凝状态。此外，患糖尿病时，激素调节能力异常，生长激素增多使血小板凝聚黏附性增高，胰高血糖素增多使纤维蛋白原增加，血黏稠度增高，局部血流相对缓慢。这些因素均便于血栓的形成，促使缺血性脑卒中的发生。中老年人中糖尿病患者较多，糖尿病患者预防脑卒中十分重要。

34 鲜为人知的脑卒中诱因——季节和时间

晚秋乍寒，脑卒中尾随。来年早春，春寒料峭时，它又卷土重来，于是关于脑卒中，便有"男多在晚秋，女多在早春"的经验之谈，姑且不说是否真的男女之判别而大约 80% 的脑卒中集中于这两个季节却是事实。

医学科研人员在研究时发现，原来晚秋和早春之所以能诱发脑卒中，主要是与 0℃ 天气频频出现有关，而且多在气温骤降的 72 小时内。所以有脑卒中倾向的人应了解这一季节与脑卒中鲜为人知的关系，注意 0℃ 天气，及时防寒、服药，防止脑卒中发生。

脑卒中在一天之中，同样有他的时段性，医学专家统计，清晨前后为缺血性脑卒中高发时段。国内统计证实早晨 6～8 时为缺血性脑卒中的发病高峰，明显多于昼夜中其他时间。这可能与 24 小时内血压节律性波动，有病理基础的心脏，在凌晨人们醒来时易发生心律失常或与纤维溶解系统的活性、血小板的聚集性、血黏度等昼夜节律变化有关。所以有人主张早晨起床后，应先喝一杯水，以防脑卒中。

35　洗澡不当也容易诱发脑卒中

洗澡时也容易诱发脑卒中，确实是不争的事实。在医院的脑血管病区就可以经常见到这样的患者，在洗澡过程中发生了脑卒中。尤其是随着生活水平的提高，不少中老年人喜欢泡热水澡，但是，专家认为泡热水澡的时间不宜过长。因为澡堂内温度的升高，全身毛细血管扩张，大量血液扩张了体表的血管，心、脑等重要器官的血液相对减少。尤其患有高血压、动脉硬化、冠心病的老年人，极易发生脑卒中和心肌梗死。因此，洗澡时间不宜拖得过长，中老年人洗澡，首先要控制水温，不要一下进入水温高的浴缸中，另外，要避免长时间泡在浴缸内，一般控制在 20～30 分钟内为好。脱衣、穿衣的地方也要保温，以免发生意外。

36　脑卒中和天气有没有关系

天人合一，古人早就观察到了自然与人的统一，事实上人和环境是一个整体，外界气候的变化与脑卒中的发生密切相关，尤其是恶劣的天气，可诱发脑卒中的发生。

医学研究发现，恶劣的天气可以使人体的血管调节功能发生紊乱。气温骤降，会使血管收缩，血压升高，易致脑血管破裂出血；偶尔的寒冷刺激会使血液中凝血因子含量增高，诱发缺血性脑卒中形成；气温骤升，人体出汗增多，血液浓缩，血液黏度增加，会产生脑卒中的同样效果。

另外，当气温骤变，气压、温度明显变时，由于中老年人，特别是体弱多病者，多半不适应天气的突然变化而患病，尤其老年人适应能力差，免疫能力降低，高血压、动脉硬化的人易病情加重，这也是脑卒中发病率及死亡率均比平时高的另一原因。临床上有人也统计过，温度越低、气压越高，脑出血发病率越高。因此，有高血压、心脏病等有脑卒中危险因素的老年人，要加强冬季保暖和夏季的防暑降温工作，利用天气预报来做好自我保健。

37 怒不可遏——坏脾气与脑卒中

某老年农民，年近70岁，原有高血压病史，因邻里纠纷和他人争吵，怒不可遏，突发脑卒中经抢救无效死亡。事后，认识老头的人都说，是坏脾气让老头送了命。事实确实如此。

大怒，可使人交感神经功能亢进、去甲肾上腺素分泌增多，血管收缩，心跳加快，血压骤高，原有高血压者可发生突然的出血性脑卒中而死。故高血压患者对于喜怒不均应有所节制，保持情绪稳定，性格开朗，遇事乐观大度，切忌情感过度激动。一时的怒不可遏可造成终生的痛苦。

有资料报道：有人对1000名50岁左右的中年人研究发现，坏脾气动不动就发火的人，患脑卒中的可能性是性格平和人的2倍。经过对脑卒中患者的调查，有人发现大约有57%的人患脑卒中是由于情绪不佳，怒气太盛。所以说遇事切勿怒不可遏，以避免出现不必要的麻烦，因为大怒，是诱发脑卒中的主要因素之一。

38　过喜不节，诱发脑卒中

国外有一位贫穷的鞋匠，生活异常艰辛，但有一次，这位鞋匠买了一次彩票，竟意外中奖。在确知自己中了百万元的巨彩后，竟高兴过度"脑卒中暴亡"。这位鞋匠直到入殓之时，仍面带笑容。这实际是乐极生悲而致脑卒中的典型事例而已。

在日常生活中，脑卒中也多在一些节假日出现，主要是因为，岁末节假多，婚、嫁喜庆也多安排在岁末，均需中老年人操办，有的忙于探亲访友旅途奔波，或欢聚娱乐通宵达旦，乐极生悲，突发脑卒中住院并非少数，所以春节前后脑卒中多发。

有人统计了出血性脑卒中 565 例，其中有情绪激动诱因者占 42.8%，说明精神刺激、情绪激动是脑出血的重要危险因素，因在高血压或原有血管壁损害的基础上，应激性血压骤增能导致脑出血。另一组缺血性脑卒中（脑梗死）者 146 例，其中有情绪波动因素者 66 例，占 45.2%，包括紧张、兴奋、抑郁、焦虑等。保持情绪稳定和有规律的生活，避免各种不良刺激，对预防脑卒中意义重大。

39　脑卒中可以手术治疗吗

脑卒中只能进行内科保守疗法，过去确实如此，但近年来国内外已开展了外科手术疗法，尤其是对出血性脑卒中的手术治疗，而且效果较好。脑卒中手术有特定的目的与适应证，是否需要手术要医生决定。

（1）缺血性脑卒中：对缺血性脑卒中手术治疗的目的，在于重新建立缺血部位的血液循环。目前已开展的有颅内外动脉搭桥术、大网膜颅内移植术、椎动脉减压术、动脉内膜切除术等。

（2）出血性脑卒中：轻型脑出血内科保守治疗效果尚好，故一般采用内科保守治疗；而病情严重、出血迅速、出血量在60毫升以上者，因预后不好，手术治疗危险性大，也不适合手术治疗。

脑出血的手术适应证是：①中等量出血经内科保守治疗效果不佳者；②小脑出血，保守治疗效果不佳者；③蛛网膜下腔出血，病情稳定后，经脑血管造影检查，证实为动脉瘤或脑血管畸形者，手术治疗可防止再出血。

40　锥颅术——脑卒中治疗新方法

近年来，由于CT扫描检查的广泛应用，对血肿的部位、大小和脑损伤情况了如指掌，并能动态地观察血肿的变化，因此有作者采用颅骨钻孔引流硬膜外血肿也获得成功。

（1）骨窗开颅硬膜外血肿清除术：适用于病情危急，已有脑疝来不及行影像学诊断及定位，直接送入手术室抢救的患者，先行钻孔探查，然后扩大成骨窗清除血肿。

（2）骨瓣开颅硬膜外血肿清除术：适用于血肿定位明确的病例。根据影像学检查结果，行成形骨瓣开颅。

（3）钻孔穿刺清除硬膜外血肿：适用于特急性硬膜外血肿的紧急抢救，为暂时缓解颅内高压，赢得时间，先行锥孔或钻孔排出部分液态血肿。这种应急措施已用于院前急救或脑内血肿的引流。最近，有学者用于急性硬膜外血肿的治疗，做到快速引流血肿抢救患者。其适应证为病情相对稳定，出血量为30～50毫升，经CT检查明确定位，中线移位达0.5厘米以上，无继续出血者。

41 神奇的脑卒中颈动脉介入治疗法

刘先生去年因脑卒中偏瘫，经多方治疗效果并不理想，后听说医院采用一种颈动脉介入疗法治疗脑卒中疗效颇佳，遂去医院就医。使他意想不到的是，第一次治疗就感觉到偏瘫的肢体有通电和跳动的感觉，不到一个疗程他就能告别拐杖，慢步行走。一个月疗程结束后已基本恢复生活自理。邻居 60 多岁的李大妈脑卒中后右侧肢体功能受损、右手手掌无法扳开，做了第一次颈动脉介入注射药物治疗后，手掌马上张开，屈伸自如。李大妈十分高兴。

事实上，颈动脉介入疗法是近年来新兴的一种脑卒中治疗新方法，即在患者颈动脉插入微细导管至病变组织，使注入的特殊高效脑活性因子药物直接到达患部，局部药物浓度高出常规方法的 40 ～ 50 倍，从而使脑血管有效的扩张，血栓消溶，达到滋养并激活脑细胞的功效，并通过在受损脑组织处建立新的血液侧支循环，使脑神经细胞恢复功能。相对于目前许多医院对脑卒中患者常用的静脉用药，运用颈动脉注药对脑梗死的康复效果显著地疗效性。颈动脉介入疗法不仅对发病 6 小时内接受治疗的患者见效快，脑卒中很久的患者也有效果。

42 安宫牛黄丸：脑卒中急救药

稍微懂得一些中医知识的张先生说，10 年前，他母亲在干活时突发出血性脑卒中，刚发病时稍懂一点中医的邻居把家里存的 1 丸安宫牛黄送了过来，研碎用水给母亲灌了下去，紧接着用担架送了医院，"医院的大夫说，多亏那丸药，老太太的恢复比估计得好的多"。张先生于是知道了安宫牛黄丸的作用，母亲病愈后他特意买了几丸在家中备着。

安宫牛黄丸确有这样神奇吗？医生的解释是，安宫牛黄丸可以抑制脑细胞的死亡，而脑细胞死亡是不可逆转的，昏迷时间长了，带来的呆傻、半身不遂等，都是脑细胞死亡造成的。而安宫牛黄丸对于脑卒中所至的神昏、谵语、抽搐、惊风、狂躁、四肢厥凉、牙关紧闭、偏瘫失语、休克昏厥等症有非常好的治疗效果。本药是一种急救药，一般在脑卒中发病初期应用效果最佳。由于本药中含有麝香、雄黄等药物，孕妇应慎重服用。

43　脑卒中与溶栓疗法

所谓溶栓疗法就是使用药物，使血栓溶解，达到血管再通的目的，从而使受阻的血管灌流区域的脑组织重新获得血氧供应。由于纤维蛋白是血栓的一个重要成分，所以，目前主要使用溶解纤维蛋白的药物，进行溶栓治疗。此类药物包括链激酶、尿激酶及组织型纤溶酶原激活剂。

（1）链激酶：能使纤维蛋白原转变为有活性的纤维蛋白酶，而使血栓溶解。常用剂量 50 万单位加入生理盐水或 5% 葡萄糖 100 毫升内静脉滴注，30 分钟内滴完，维持量每小时 5 万～ 10 万单位，直至血栓溶解或病情不再发展为止。一般用 12 小时至 5 天。但因链激酶有抗原性和致热物质，用后常出现明显的副作用，所以一般不用此药。

（2）尿激酶：能激活纤维蛋白原而溶解血栓。常用量 1 万～ 2 万单位加入 5% 葡萄糖 500 毫升内静脉滴注。每日 1 ～ 2 次，连续 5 ～ 7 天。

（3）组织型纤维酶原激活剂：对血块有专一性，能选择性地作用于血栓局部，不引起全身性纤溶状态，使用较安全，无过敏反应，但由于药源较少，现仍未被临床广泛应用。

44　运用溶栓疗法的原则

近年来，采用溶栓疗法治疗缺血性脑卒中，使不少患者严重瘫痪的肢体很快得到恢复，取得了可喜的效果。但溶栓疗法不可乱用，溶栓疗法使用有其特定的原则。

（1）溶栓疗法应在有条件及有经验的医生指导下使用。然而溶栓疗法有造成梗死部位出血的危险，若掌握不好适应证和禁忌证，可使病情加重，甚至危及生命。因此，该疗法应在有条件的医院，在有经验的医生指导下进行。

（2）溶栓疗法必须在缺血性脑卒中的早期应用。这是因为脑组织对缺血的耐受能力较差，脑缺血如持续数小时后，就不可避免地发生脑组织缺血坏死。其缺血坏死的范围多在 6 ～ 12 小时内固定，而脑组织缺血坏死的范围一旦固定，再给予溶栓治疗，能使闭塞的血管恢复供血，但却不能使脑组织坏死的范围缩小，相反，还可发生出血性脑梗死。因此，对缺血性脑卒中来说，时间就是生命，发病后应尽早送医院抢救治疗。

（3）在治疗前必须做 CT 检查，排除脑出血性疾病。确诊为脑梗死者，脑脊液检查应无色透明，红细胞在 $0.3 \times 10^9/L$ 以下，血压低于 180/110 毫米汞柱，血小板计数，出凝血时间，凝血酶原时间及活性度等检查，均在正常范围以内。同时，还应选择最佳的治疗时机。一般来说，应在发病 6 小时以内进行，超过 12 小时者疗效不佳，且易引起脑出血等严重副作用。

45　脑卒中的治疗原则

脑卒中的治疗原则，要以中药、西药、针灸及必要的康复手段进行综合治疗。首先，要根据脑卒中的病变过程进行系统化治疗。

在脑卒中急性期，以醒神开窍、活血化瘀为主。积极控制脑水肿，并对缺血性脑卒中开展溶栓治疗，应用尿激酶、甘露醇、甘油果糖、醒脑静、血栓通等药物。而且，只要生命体征平稳，应立即开展针灸治疗。

在脑卒中恢复期，以调理气血、通经活络为原则，开展包括针灸、康复、中药及心理方面的综合治疗，以全面改善患者的运动、语言及认识功能。

在脑卒中后遗症期，以滋补肝肾、调和阴阳为主。强调控制患者的血压、血糖、血脂。在注重培养患者的自理能力、提高其生活质量、帮助患者早日回归社会的同时，预防脑卒中的再次发病。

46 脑卒中的中医主要治疗方法

家人或亲朋患了脑卒中，经过急救保住了性命。有的人说中医治疗脑卒中后遗症有独到之处，但不知脑卒中的中医治疗方法到底有没有效。事实上，几千年来中医对脑卒中的治疗积累了丰富的经验，中医主要采用辨证与辨病相结合的方法治疗脑卒中，其突出表现在：

（1）中医根据患者的不同病情，开展有针对性的个体化治疗。通常在中西医结合的基础上突出中医特色，对患者进行辨证施治。

（2）中医将脑卒中辨证分为中经络与中脏腑，中经络是脑卒中的轻症，宜养血祛风、通经活络。可用大秦艽汤加减，或服大活络丹、小活络丹等。中脏腑是脑卒中的重症，应首先改善患者的意识状态，分别对证应用牛黄清心丸、苏合香丸、三化汤及参附汤等。

（3）中医在治疗脑卒中时充分发挥了针灸治疗脑卒中的优势，针对患者存在的半身不遂、口眼歪斜、言语不利、吞咽困难等症状，分别采用不同的针灸治疗方法。效果非常显著，但治疗的时机对于疗效至关重要。

47 脑卒中患者怕风吗

有人患了脑卒中，家人亲属异常紧张，生怕患者再次脑卒中，而将门窗紧闭，理由是脑卒中者怕风。那么，究竟脑卒中患者怕不怕风呢？

其实，认为脑卒中患者怕风是个误会。由于本病名叫"脑卒中"，容易使人联想到是受外界自然之"风"而得病。中医所说的脑卒中，主要是因为发病迅速，与风邪相似骤然而致；二是因为中医理论认为，本病是由于各种原因造成的肝风内动所致，也就是说，脑卒中的发生是由于各种原因引动了"内风"。可见，即使有的人感受了风寒而引起脑卒中，那也只是外因、诱因。所以我们说脑卒中与自然界的风没有特定的内在联系。

所以，脑卒中患者不用过分惧怕自然界的风。相反，脑卒中患者的康复需要新鲜空气。只要穿好盖好、注意保暖，即使在寒冷的冬天也应定时开窗通风，保证空气新鲜。对于脑卒中患者的康复有极大的好处。

48　脑卒中与家属护理

患者脑卒中后送到了医院，需要亲人多陪伴左右。当然也离不开专业护理人员，但家属的正确护理同样有利于患者的康复。

（1）脑卒中急性期一定要保持病室环境安静，谢绝过多亲朋好友探视，避免一切不良刺激。患者绝对卧床休息，减少不必要的搬动，对烦躁不安者应加床栏保护。要保持病室空气新鲜，光线柔和，温湿度适宜、避免噪声、强光等一切不良刺激。

（2）脑卒中患者特别是脑出血患者在急性期常见体温升高，在护士的指导下可给予物理降温，如头部大血管经过的表浅部位（腋窝、腹股沟等处）敷冰袋、酒精擦浴等。

（3）痰液较多时头偏向一侧，轻拍背部，利于排痰，必要时用吸痰器及时吸出分泌物，保持呼吸道通畅，以利氧气吸入。

（4）卧床休息，取适宜体位。中经络者宜去枕平卧，中脏腑者头部略高，应避免搬动。若呕吐、流涎较多，可将头侧向一边，以防发生窒息。

（5）在护理操作时尽量减少掀动被服次数和裸露时间，注意保暖，并随室温及天气变化，随时增减衣服。半身不遂者，注意患肢保暖防寒。

实施早期保护性护理措施，保持肢体功能位置，防止患侧肢体受压，发生畸形。

49　脑卒中后褥疮的预防

患者由于瘫痪，长期卧床或久坐而不变换体位易发生褥疮。褥疮是脑卒中患者的并发症之一。这些并发症往往威胁到患者的生命。所以认真做好皮肤护理，预防褥疮发生是一项非常重要的工作。一般预防脑卒中患者发生褥疮要求做到"七勤"：勤翻身，勤擦洗，勤按摩，勤换洗，勤整理，勤检查，勤交代。

（1）定时变换体位，2～3小时翻身一次。用热毛巾擦洗及按摩骨骼隆起受压迫处，每日至少2次。消瘦者用50%酒精或红花酒精按摩；如皮肤干燥且有脱屑者，可涂少量润滑剂，以免干裂出血。更换体位及取放便盆时，动作更轻巧，防止损伤皮肤。

（2）患者如有大、小便失禁，呕吐及出汗等情况，应及时擦洗干净，保持干燥，及时更换衣服、床单，褥子应柔软、干燥、平整。

（3）骨骼隆突易受压处，放置海绵垫或棉圈、软枕、气圈、支架等，以防受压。水肿、肥胖者不宜用气圈，以软垫更好，或软枕置于腿下，并抬高肢体，变换体位，更为重要。

50　脑卒中预测可靠吗

现在医院有许多预测脑卒中的方法，时不时地会有医生向高血压患者推荐，不少人想问脑卒中预测到底可靠不可靠？事实上，脑卒中预测的主要依据是血液流变学，临床上，通过测定全血黏度、血浆黏度、血细胞比容、血沉、纤维蛋白原、红细胞及血小板电泳等，可以了解被测者的血液流变学特性。这些指标的异常改变被视为脑卒中发病的危险因素。

由于脑卒中的成因复杂，非某一具体因素可定。所以预报时，要考虑年龄、血脂、血糖、血压、有无冠心病史、脑卒中史、家族史，以及体重、饮食习惯、吸烟、饮酒等各种因素，并对每个因素所起的作用给予不同的估价和评分，最后经过综合估价，得出患脑卒中的可能性。

　　然而，目前所设计的预测项目中，尽管包括了已知的与脑卒中发病有关的多种因素，但是这诸多因素中，哪些项目是主要的，或在发病某一阶段是主要的，是否还有更多的因素参与，以及对每项危险因素的估价等，还没有确定的结论。因此，临床预测结果尚不够满意，还不能可靠地预报脑卒中的发生。

51　"血流变"能预测脑卒中吗

　　现在许多医院的医生让中老年人做血液流变学检查，简称"血流变"检查。但不少患者并不懂得这一检查的重要意义。血液流变学是专门研究血液在人体血管内是如何流动的，有哪些因素会妨碍血液在人体血管内流动。"血流变"检查的核心是血液黏度的高低，通过检查全血黏度、血细胞比容、血浆黏度、纤维蛋白原和红细胞变形能力五项主要指标，确定血液黏度是否增高或降低，有无脑卒中的可能或脑卒中概率的大小。

　　这主要是因为，医生在长期的医疗实践中，发现约 3/4 的脑卒中患者（脑血栓）血液黏度增高，约 1/4 的脑卒中患者（脑溢血）血液黏度减低，因此，医生认为"血流变"检查对鉴别脑卒中性质有所帮助。体检检查中老年人尤其是动脉硬化患者的"血流变"，能够预测脑卒中和有可能发生哪种脑卒中。

52　哪些人宜进行脑卒中预测

　　防重于治，古代医学家在 2000 多年前就提出了"治未病"的预防思想，尤其近几年这一预防思想越来越深入人心,不少人到医院想预测会不会脑卒中。但哪些人应进行脑卒中预测呢?

脑卒中预测是不少医院开展的一项检查项目,它主要基于脑卒中发病前需经过一个病理演变过程,且常会表现出先兆症状而建立起来的依靠仪器设备和合理选择检测指标的一种疾病预测方法。一般来说下列一类人应进行脑卒中预测:

(1)凡是医生认为具有脑卒中倾向或脑卒中危险因素的人。

(2)年龄在50岁以上,患有高血压、糖尿病、脑动脉硬化、高脂血症、冠心病、短暂性脑缺血发作等可能引起脑卒中的中老年人群。

(3)具有明确的脑卒中家族史、肥胖者,若伴有神经衰弱样症候群或肢体麻木,平时感到全身无力者,以及有过脑卒中发作史者,有各种脑卒中先兆症状的中老年人。

对上述人群进行预测后,患者要根据医生的医嘱,采取有效的预防措施,可明显地减少发生脑卒中的危险性。

53 鲜为人知的脑卒中报警信号

脑卒中常使人猝不及防。其实,在日常生活中,脑卒中常有报警信号,只不过是这些报警信号,鲜为人知。下面列举的几种情况即属于脑卒中的信号:

(1)突然眼前发黑:正常人突然出现眼前发黑,看不见物体,数秒或数分钟即恢复常态,此时既没有恶心、头晕,也无任何意识障碍。出现此种现象,意味着视网膜有短暂性缺血、颅内血流动力学改变。

(2)出现难以忍受的头痛:头痛由间断性变为持续性,或伴有恶心呕吐。这常是由于动脉内压力突然升高,使血管壁痛觉感受器受刺激所致。这可能是脑出血的信号,应特别注意。

（3）常常哈欠不断：脑缺氧，特别是呼吸中枢缺氧时，会引起哈欠反射。当脑动脉硬化逐渐加重，管腔愈来愈狭窄，脑缺血乏氧加重，特别是在缺血性脑卒中发作 5 至 10 天前，频频打哈欠，可达 80% 左右。所以，不要忽略了这一重要的报警信号。

（4）中老年人突然眩晕：中老年人突然视物旋转、耳鸣、呕吐、取物不准，四肢麻木无力且反复发作，是椎基底动脉供血不足的表现，预示该系统将要发生严重的缺血性脑血管病。

（5）语言障碍及其他：反复发作的说话不清、视物模糊、一侧肢体麻木无力，是颈内动脉系统短暂性脑缺血的典型表现，此时预防脑血栓形成就刻不容缓了。

（6）短暂性视力障碍：有的中老年人没有眼前发黑，而是视物模糊，或视野缺损，视力多在 1 小时内自行恢复，这种现象同样被看作是较早的脑卒中预报信号。

（7）头部转动突觉手臂无力：有的中老年人持刮胡刀刮脸时，头转向一侧，突然触觉手臂无力，剃刀落地，或同时伴说话不清，一至二分钟后完全恢复常态，这说明颈动脉已经导致颅脑供血不足。它提醒人们，缺血性脑卒中随时可发生。

中老年人一旦出现了上述信号，应及时就医，卧床休息。同时，要观察血压的变化，如果血压太高，要适当地服用降压药；在治疗上要及时请医生救治，切不可耽误治疗时间。

54　小脑卒中为何得不到重视

人无远虑，必有近忧。小脑卒中之所以得不到人们的普遍重视，就是因为其小，短期内不会对人造成大的伤害。当您还在为小脑卒中没有对您造成大的伤害而庆幸的时候，谁知脑卒中却光顾了您。

事实上，不少脑卒中患者发病前在短时间内出现过一侧肢体无力或麻木症状，伴有突然说话不利或吐字不清。但由于上述症状常在数分钟内消失，头部 CT 检查正常，而不易引起人们的重视。而事实是，约有一半小脑卒中患者在 5 年内会发生偏瘫，因此必须高度重视小脑卒中，及早就诊防治。

55　降低血黏度对预防脑卒中重要吗

有的人体检后，发现血黏度增高，医生让其服用降低血黏度的药物，而有的人并不知血黏度增高对中老年人的影响，其实降低增高了的血黏度对中老年人预防脑卒中的发生有极大的好处。

医学认为，脑卒中的病理改变主要包括三方面：即动脉硬化、血压增高及血黏度异常。而按现有医疗水平，已硬化的动脉血管很难再"变软"，而血压经过治疗可以控制在正常水平，而血黏度的改变已成为预防脑卒中的焦点。血液黏度增高，则血液不易流动，而血液流动缓慢造成脑供血不足。而脑是全身最重要的器官之一，需要充分的血液供应。如果得不到充足的血液供应，脑细胞就会受到损害，影响健康，甚者发生脑卒中。所以说中老年人如果血黏度过高，降低血黏度至为重要。

56　高血压鼻出血是脑卒中的先兆

医学专家认为有高血压、动脉硬化病的中老年人，如果反复发生鼻出血 1～6 个月内，有 50% 的人会发生脑卒中。这是因为部分中老年人鼻腔内血管及其周围组织的血管硬化，血管壁纤维组织增生，血管壁弹性降低，脆性增加所致。当血压升高而脑内血管尚未破裂之前，鼻腔血管的某一条会先期破裂而发生鼻出血。

患有高血压、动脉硬化的中老年人，要把反复鼻出血看作脑卒中的先兆，要加强对高血压、高脂血症和动脉硬化的预防和治疗。尤其是发生时轻时重的鼻出血后，要认识到可能与血压波动有关，最好的办法就是到医院尽快检查血压，对脑卒中进行必要的预防，以防脑卒中发生。

57　昼夜血压差缩小，脑卒中危险性增大

高血压与脑卒中有关是大多数人都知道的因素，而危险性最大的信号便是昼夜血压差缩小。通常，人的血压在 24 小时内有一个波动，有高峰和低谷的区别，并非一成不变，低谷时间（夜间 2～3 点）和两个高峰时间（上午 8～9 点和下午 2～3 点）。高峰和低谷时的昼夜血压差应大于 10 个百分点。医学专家提醒，若差距不断缩小，相差只有 0.6～3.3 个百分点，将提示有可能发生脑卒中，当务之急就是加强对高血压和动脉硬化的治疗，不可掉以轻心。可是，这一事实却鲜为人知，因为高血压患者很少知道自己的血压白天和晚上的差距是否正常，所以向有经验的医生咨询学会血压的测量是最好的办法。

58　防脑卒中，血压最佳是多少

脑卒中与血压有紧密的关系，防脑卒中控制血压是措施之一，但血压最佳应控制于多少，有的人却不知道。

医学研究表明，若把血压降至 130/85 毫米汞柱以下，是一个相对安全的范围，有利于大幅降低脑卒中的发病率。血压大于 130/85 毫米汞柱已成为脑卒中的发病因素。当然，中老年人也不可以机械地看待这个原则。比如血压 130/85 毫米汞柱对不常运动、身体肥胖、胆固醇又高的人，属脑卒中的危险因素，需要进行降血压治疗；但是，对经常运动、体重正常、胆固醇又不高的人，即便血压处在 140/90 毫米汞柱的稍高水平，也未必

就是脑卒中的危险因素，因此也没有必要进行治疗。老年人需要正确认识自己的血压，并其控制在一个合理的范围内，以防脑卒中的发生。

59　脑卒中的综合预防法

脑卒中的预防要以"健康四大基石"为主要内容，改变生活方式为基础，对高血压、血脂异常、高黏血症、肥胖、心脏病、糖尿病等进行积极有效的治疗。综合预防其实是各种预防方法总结，平时主要应做到以下几点：

（1）控制高血压：预防脑卒中，就要把脑卒中的危险因素尽可能降到最低。控制高血压是预防脑卒中的重点。高血压患者要遵医嘱按时服用降压药物，有条件者最好每日测 1 次血压，特别是在调整降压药物阶段，以保持血压稳定。

（2）防治动脉粥样硬化：关键在于防治高脂血症和肥胖。建立健康的饮食习惯，多吃新鲜蔬菜和水果，少吃脂肪高的食物如肥肉和动物内脏等；适量运动增加热量消耗；服用降血脂药物。控制糖尿病与其他疾病如心脏病、脉管炎等。

（3）注意脑卒中的先兆：一部分患者在脑卒中发作前常有血压升高、波动，头痛头晕、手脚麻木无力等先兆，发现后要尽早采取措施加以控制。

（4）保持情绪平稳：要保持情绪平稳，少做或不做易引起情绪激动的事，如打牌、搓麻将、看体育比赛转播等。人情绪安然，不会引起血压升高，可减少脑卒中发生的机会。

（5）防止大便秘结：大便燥结，排便用力，不但腹压升高，血压和颅内压也同时上升，极易使脆弱的小血管破裂而引发脑出血。要预防便秘，多吃一些富含纤维的食物，如青菜、芹菜、韭菜及水果等。适当的运动及早晨起床前腹部自我保健按摩，或用适宜的药物如麻仁丸、蜂蜜口服，开塞露、甘油外用；可有效防治便秘。

（6）饮水要充足：要维持体内有充足的水液，使血液稀释，保持血容量。平时要养成多饮水的习惯，特别是晚睡前、晨起时，饮 1～2 杯温开水。

（7）坚持体育锻炼：必须适当坚持体育锻炼，要根据自己的健康状况，进行一些适宜的体育锻炼，如散步，做广播体操等，以促进血液循环。从事力所能及的工作，应避免激烈的运动或过度疲劳。体力劳动和脑力劳动不要过于劳累，超负荷工作可诱发脑出血。

（8）饮食必须清淡：少食动物脂肪或含胆固醇高的食物，糖也不宜多食，可多吃豆类、水果、蔬菜和鱼类等，尤其对血压较高、动脉硬化、血脂高者更为重要。

（9）不要蹲便：蹲便时，下肢血管会发生严重屈曲。加上屏气排便，腹内压力增高，可使血压升高，就有可能发生脑血管意外。若坐便，股动脉虽弯曲，但弯曲角度在 90 度左右，血液可与平时一样保持畅通。同时全身的重量又为臀部所承受，虽时间稍长，下肢也不感吃力。

（10）有效控制小脑卒中：小脑卒中往往是脑卒中的先兆，当患者有短暂性脑缺血发作先兆时，应让其安静休息，并积极治疗，防止其发展为脑卒中。

（11）注意气象因素：季节与气候变化会使高血压患者情绪不稳，血压波动，诱发脑卒中，在特别的时候更要防备脑卒中的发生，尤其是天气恶劣的时候。

60　定期检查，预防脑卒中

在中国的大多数人心中，无病不求医，有病看医生已成为人们不成文的惯例。其实，许多疾病光靠自我感觉是很难早发现的，只有定期去医院进行健康检查，才能早期发现，从而早期治疗，尤其是像脑卒中这样的一类疾病。

相当多单位每年一次的体检，都是从自以为没病的人群中，发现了相当多的严重疾病患者，如肝炎、肺结核、高血压、心脏病、糖尿病，甚至包括一些癌症。可见，定期去医院体检是何等重要。尤其是血压、心电图、肺部透视、血脂、血糖等，这些项目的检测，对于脑卒中的预防有极大的好处。

事实上，有很多人发生脑卒中，周围的人往往觉得很惊讶，因为患者平时从来不看病不吃药，一直以为他身体很健康，没想到却一下子脑卒中了。其实，身体健康只是患者和家属的一种错觉。脑卒中的患者往往存在脑卒中的危险因素而不自知。这些人如果能早期发现疾病，采取有效的治疗措施，脑卒中是可以预防的。所以，对于年龄40岁以上的人群，特别是有高血压、糖尿病或脑卒中家族史的人，定期进行体格检查，及早发现及早治疗脑卒中的危险因素，是预防脑卒中的一项重要措施。

61　预防脑卒中复发的方法

中老年人患了脑卒中经过治疗，有的得到了好转或痊愈。但如果不采取好的预防措施，同样会复发。对于怎样有效防止脑卒中的复发，脑血管病专家指出了预防措施：

（1）采取有益于健康的生活习惯，包括合理的膳食、作息规律等，调整心理状态，树立正确的人生观，发现危险因素及早防治。

（2）控制高血压病，控制钠盐摄入，控制体重，忌烟，不要酗酒。糖尿病患者采用低糖、高蛋白及纤维素饮食，控制食量，选择降糖药物，控制血糖。

（3）培养良好乐观的情绪，坚持与病魔做斗争，要持之以恒，加强日常生活的锻炼，自己洗脸、梳头、刷牙、穿衣及吃饭等。

（4）平素自己要锻炼瘫痪肢体做多种活动，以便早日自理生活。能活动者，每日坚持行走或做医疗体操、打太极拳等体育锻炼。

（5）以清淡、低胆固醇的食物为宜，多吃豆类及豆制品、新鲜蔬菜和水果，有高血糖和高脂血症者，应积极治疗和控制病情。

（6）保持健康的心态和良好的情绪，树立坚强的信心，相信自己一定能够战胜疾病，同时也要克服厌世和焦虑急躁的情绪。

（7）克服不良的嗜好、习惯，一定要戒烟、酒。必须针对原发病采取积极的治疗措施，如控制动脉硬化的进展，低脂饮食和适当的运动，服用降脂药物，积极治疗心脏病，纠正心衰和心律失常等。

（8）此外脑血栓患者最好在每年脑卒中的多发季节静脉点滴 1～2 次扩张脑血管的药物，按时服用疏通脑血管的各类药物。

62　预防脑卒中要从幼年开始

许多专家认为，预防脑卒中要从幼年开始。因为，动脉硬化的病理改变往往从幼儿时期就已开始，并随着年龄的增长而逐渐加重。到 20 岁左右，就有 1/3 的人发生动脉硬化。其主要原因与食物中的脂肪含量过高和高糖饮食，糖转化为脂肪贮存在人体，导致幼年肥胖有关。

众所周知，高脂血症和肥胖是引起动脉硬化的主要原因之一。从幼年开始，适当控制高胆固醇及高糖食品的摄入，多吃蔬菜与水果，养成不偏食、不嗜食的饮食习惯，积极参加多种体育活动，培养好的生活方式。而这些良好的生活习惯，从幼年开始培养，对人的一生极为有益，因为不良的生活方式是引起许多疾病的主因，包括中老年人易发的脑卒中。

63 预防脑卒中中老年人养心法

养身先养心，要想预防脑卒中，养心胜过养身。对有高血压病、高脂血症、脑动脉硬化、糖尿病等中老年患者，除平时经常用药物治疗外，要懂得心理因素对疾病的危害性，情绪异常会诱发脑卒中，情绪乐观预防脑卒中。最佳的养心法有两点：

（1）清静养"心"：此"心"之含义，在中医学中不仅是指心脏，还包括了大脑之精神活动。中医认为"心"是人体最重要的，能统治其他脏腑的生理活动，"心"有病时则影响到其他脏腑发病，即心为五脏六腑之大主。故而思想上要清静少欲，心情要安定，勿过度疲劳。总之，保持心理稳定，则疾病无从发生，脑卒中则无病理基础。

（2）调和七情：七情指喜、怒、忧、思、悲、恐、惊七种情绪。七情应调和，不宜太过，七情太过就危害身体，发生疾病。愤怒、抑郁、过度思虑、极端恐惧和悲痛都是非常有害的情绪，不良情绪往往是诱发脑卒中的基础。患有各种慢性疾病的中老年患者更要注意七情的调和，和则长寿，脑卒中难生。平时可以根据自己以往的爱好来培养各种情趣，以愉悦心情，如以画会友，种花养鸟，对坐下棋，散步观景，围炉清茶，欣赏音乐，等等，亦可在自己喜爱的工作中获得乐趣。

64 抵御脑卒中靠运动

生命在于运动，运动抵御脑卒中。医学研究证明，经常运动的人患脑卒中的概率明显减少。医学专家进一步指出，40岁后的人经常进行运动可预防脑卒中。有学者统计，40岁后的男人积极运动比不活动的同龄人脑卒中危险低30%；而医学实验也证实，肺功能差的人比肺功能最好的人，易患缺血性脑卒中。

运动可以增强体质，提高抗病能力，延缓衰老。运动能够增强心脏功能，改善血管弹性，促进全身的血液循环，提高脑的血流量。运动能够降低血压，扩张血管，使血流加速，并能降低血液黏稠度和血小板聚集性，从而可以减少血栓形成。运动可以促进脂质代谢，提高血液中高密度脂蛋白的含量，从而可以预防动脉硬化。长期锻炼能降低体重，防止肥胖。

在实践中，以每天快走 30 分钟为例，脑卒中的概率可降低 30%。没有运动习惯的人，每天快走 45 分钟到 1 个小时，那么患脑卒中的概率可以进一步降低 40%。当然快走是指在 12 分钟内需走完 1 公里的距离，这样的速度才可以称为"快走"，因为这个速度可以让心肺功能产生有效的运动，防止脑卒中的发生。

65 多用左手，预防脑卒中新思路

多用左手，可以预防脑卒中。医学家研究认为，平时人们习惯用右手，会使大脑左半球神经的功能和血管的弹性不断得到锻炼和加强，微血管不易发生破裂出血。左手使用少，大脑右半球神经的功能和弹性就得不到锻炼和加强，使得在血压增高和血管变硬变脆的情况下，容易发生微血管破裂出血。因为大脑所支配的肢体是交叉的，即左脑支配右半侧身体，右脑支配左半侧身体。

所以日常生活中多用左手，可减轻大脑左半球的负担，又能锻炼大脑的右半球，以加强大脑右半球的协调机能。临床观察证明，脑出血最容易发生在血管比较脆弱的右脑半球，所以防范脑出血的发生，最好的办法是在早晚时分，用左手转动两个健身球，帮助右脑半球的发达。尤其是老年人在平时能有意识地多使用左手，多活动多锻炼左侧肢体，能增强大脑右半球血管神经的弹性与功能，有助于预防脑卒中。这确实是预防脑卒中的又一新思路。

66　中老年人常耸肩可防脑卒中

中老年人常耸肩可防脑卒中,这是医学工作者生活观察得出的结论。老年人清晨醒后,静躺 1 分钟,活动一下手指和脚趾,徐徐坐稳,全身放松,深呼吸 3 次。然后开始耸肩锻炼,肩膀上耸又放下,反复进行 6 分钟(每分钟耸肩约 60 次)。最后用十指指腹由前额经头顶推揉至颈部 36 次,此法有助于脑部血液供应。平时休闲时也可进行耸肩锻炼。但要量力而行,以自觉舒适为度。

据专家研究,耸肩运动能使肩、背部神经、血管及肌肉放松,疏通经络,活血行气,从而为颈椎动脉血液流入大脑提供人为的动力,有利于防治缺血性脑梗死,对防治肩周炎及颈椎病也有疗效。对于体质较好的中老年人,在家里或办公室里举哑铃也不失为预防脑卒中的一种好办法,其机理等同于耸肩上举。此法简单易行,但关键是要长期坚持,劳逸适度,方能取得效果,以防颈椎病、脑卒中发生。

67　预防脑卒中的蔬菜

医学研究发现,常吃蔬菜水果和低脂乳制品的人血压大多正常,其脑卒中概率也相对较低。其原因在于食物中的矿物质和其他有益的成分,如纤维质、叶酸和植物性化学物质,对控制血压有明显的作用,所以平时应多食对脑卒中有预防作用的蔬菜。

有资料报道:每周吃 5 次或 5 次以上胡萝卜的人,比每个月只吃一次或不到一次胡萝卜的人,患脑卒中的危险要少 68%。菠菜也是预防脑卒中的有效食物。主要是因为它们富含 β- 胡萝卜素的缘故。胡萝卜、菠菜和其他各种富含 β- 胡萝卜素的蔬菜之所以能预防脑卒中,是因为胡萝卜素能够防止胆固醇被氧化成有害的形态，进而堆积在血管内，造成血液凝块。更重要的是，血液中若含有大量 β- 胡萝卜素和维生素 A，可以预防脑卒中或减少脑卒中所造成的神经伤害，并加速身体康复。

当患者脑卒中，也就是脑部缺氧的时候，你的脑部细胞功能开始发生障碍，最严重的情况就是脑神经细胞受伤。研究人员测试了多位脑卒中患者 24 小时内的血液，得到结论。但是如果血液中含有较多维生素 A，它就能够在各种细胞病变发生的时候加以阻止，因而减轻脑部受损的程度或死亡的机会。

68　定期输液能防脑卒中吗

在临床上，经常遇到这样的患者，要求定期输一些疏通血管的药物，如丹参、维脑路通等，认为这样可以高枕无忧地预防脑血管病，防患于未然。事实果真如此吗？

脑血管病的发病因素很多，预防要依靠综合方法，单靠 1 ～ 2 种药物不能预防脑卒中的发生。当然，长期口服一些活血化瘀的中成药如丹参片等，也可以起到一定的预防作用。现在有人采用定期输液的做法，在每年的脑卒中多发季节，每次 10 ～ 15 天，通常在所输的液体中加入一些扩血管或者是活血化瘀的药物。这种做法有一定的道理，因为在脑卒中的高发季节，预防性的输入一些液体和药物，能使脑部的血液循环得到改善。

脑卒中的发病诱因多，但发病的根本原因在于脑动脉硬化，高血压、血流变得异常，而防止脑动脉硬化，控制高血压，绝不是打几天点滴就能彻底解决的。同时引发脑卒中的一些独立的危险因素如高血压、糖尿病、心脏病、高脂血症等，更不是打几天点滴就能治好的。因此不要把希望完全寄托在输液上，而忽视了其他预防脑卒中和治疗脑卒中的综合措施。

69　过量饮酒，脑卒中患者悲剧多

某患者，男，年过 50，患高血压病多年，不规则服药，血压控制得不理想，时高时低，医生嘱其正规服药，定期测量血压，并劝其戒酒。但该患者旧习难改，某日宴会，在众人起哄下，开怀痛饮，此时医生的劝告早已置之脑后，结果席中猝然倒地，突发脑卒中不治而亡，亲人悲伤欲绝。

从医学观点来看，少量饮低度酒（每日每人 50 克），尤其是葡萄酒，对于心脑血液循环不无裨益，但高血压患者长期过量饮用白酒则是有害无益。因为白酒可加重血脂水平及动脉粥样硬化，使脑血管弹性减弱，为出血性及缺血性脑卒中奠定病理基础，一旦大量饮酒更可使心跳加快、血管收缩，血压在原已较高的水平上骤然升高，使硬化脆弱的脑血管无法随其旁压力导致破裂出血，如出血量较大，颅压过高，脑疝形成，则难以抢救。再者过量饮酒的高血压患者易情绪激动，加重原有的疾病，易诱发脑卒中。总之，长期过量饮酒，脑卒中悲剧肯定增多。

70　最简单的梳头预防脑卒中法

俗话说："梳头十分钟，预防脑卒中"。脑卒中是老年人的常见病，对付它的最好办法就是加强预防，坚持梳头就是一种最简单易行的好办法。梳头，不仅是美容化妆的需要，而且对自我保健大有益处，尤其是对脑卒中能起到很好的预防作用。

中医认为，头为诸阳之会。梳头可以起到调理全身气血的作用，可以起到刺激头部经络，调节人体全身血液循环，醒脑开窍，振奋阳气，祛淤充氧，调理脏器，提高机体抗病能力的作用。现代医学认为梳头，还有神经反射作用，改善血液循环，促进组织细胞的新陈代谢，这种微妙的关系和微妙的作用，贯穿于梳头的全过程。

从另一方面说，梳头方法简单，每天可为，只要坚持就能取得很好的保健作用。中老年人但要获取较好的理疗作用，达到预防脑卒中的目的，梳头时必须要有耐心，梳具作用到头皮，反复进行，头表能产生微热最好。一般地说，用梳头达到保健的作用，最好每次梳理的时间在 10 分钟左右，早晚各进行一次效果最为理想。

71　怎样预防脑卒中复发

脑卒中是人一生最大的不幸，幸有好转或痊愈，但如果再次复发，就是雪上加霜，危不可测。所以说脑卒中后防止脑卒中的再次复发，胜过于有病以后的任何治疗。

高血压、动脉硬化、血流变异常依然是脑卒中再次复发的重要危险因素，而过度兴奋、激动、便秘、酗酒等是脑卒中的常见诱因。因此，针对上述危险因素和诱因，采取相应措施，积极进行防治，对预防脑卒中的再发生、降低脑出血的发生率和死亡率均有重要意义。具体措施是：

坚持服用降血压药，使血压稳定在安全理想水平。一般收缩压应控制在 20kPa（150mmHg）以下。少食含胆固醇的食物，食量适度。可少量饮酒，忌烟，防止过胖。生活规律化，心胸要宽阔，防止情绪激动，多食新鲜蔬菜、水果。当有血压升高，高血压脑病或有出血倾向时，均应及时积极治疗，以免导致脑出血。力争避免严重的咳嗽，防止大便秘结，节制性交活动。锻炼瘫痪肢体不可过急过早，更不能过于剧烈和粗暴。

72　寒冷季节如何预防脑卒中

天寒地冻，脑卒中多发。尽管寒冷被中老年视着脑卒中的诱因，但正确预防还是能避免脑卒中的发生，首先还是应该强调主要危险因素的控制，如要对高血压、糖尿病、高脂血症、心脏疾病进行治疗，要生活规律，戒烟，戒酒，适量地多饮水、少吃盐，控制体重等。针对这个季节的气候特点应注意：室温在16～20摄氏度即可，不宜超过20摄氏度，另外室内还应保持一定的湿度，定时开窗通风。

中老年人可根据自身身体状况坚持适量运动，早晨不宜太早或太晚，运动量不宜过大，出门也不要裹得太严实，这可以逐步地锻炼身体对寒冷的适应能力。尽量避免到一些喧闹、嘈杂、室温过高的公共场所去，注意预防呼吸道感染，出现感染迹象及时就医。

另外由于天气寒冷，中老年人多不愿意出门，由于不能及时就医，更容易延误就诊。有些老人一到冬季就深居简出，特别是那些独居的老人，他们缺乏与别人交流的机会，出现脑卒中早期症状也难以被识别或报告，因而延误了诊治。还有一些患者，已经出现明显的脑卒中症状，但因气候恶劣，转运困难而拖延了时间，失去了早期救治的机会。所以寒冷季节，一旦出现脑卒中征兆，应及时治疗。

73 吃鱼有助于预防脑卒中

我们知道，鱼类中含有丰富的脂肪酸，而脂肪酸能够调节人体血液的循环状态，有助于防止血液形成血凝斑块，从而造成大脑血管的阻塞。医学研究发现，常吃鱼可以减少发生脑卒中的危险。因此，营养学家建议，饮食要多样化，要多吃金枪鱼、鲭鱼、青鱼和沙丁鱼。

人群调查研究表明，每周经常食鱼的人群中，他们发生脑卒中的可能性和危险性相对来说比较低。每周吃鱼超过5次的妇女同每月吃鱼不到一次的妇女相比，她们患脑卒中的概率减少了一半左右，大约52%，每周吃鱼2～4次的妇女同每月吃鱼不到一次的妇女相比，她们患脑卒中的概率减少了 1/4 左右，大约 27%，每周吃鱼一次的妇女，她们患脑卒中的概率减少了 22%，每月至少吃鱼 3 次的妇女，她们患脑卒中的概率减少了 7%。

年龄在 60 ～ 69 岁的老人，每周至少吃鱼一次者，同那些不吃鱼的人相比，在今后的 15 年内发生脑卒中的危险性要减少一半。已经步入中年的人们，或本身就患有高血压、糖尿病的人们，到了令自己担心会发生血管阻塞的年龄时，不妨静下心来想想：当服下鱼油之后，鱼油就会在细胞膜内停留，而这种充满鱼油的细胞富有弹性，像液体般的柔滑细软。也就是说，这种富有弹性的柔软形态的细胞，比较容易挤过狭窄紧缩的血管，把人体所需要的氧气运送到大脑部和心脏的各个组织细胞中。这种巧妙的变化可以挽救许许多多人们的生命，特别是当血管已经变得脆弱老化、缺乏弹性而容易受到阻塞的时候。

74 每天一苹果，脑卒中自然除

临床营养学家通过研究观察发现，不论男性或女性，如果每天能吃一个苹果，那么发生脑卒中的概率就会大大地减少。

脑卒中分为血栓性和出血性两大类。血栓性脑卒中是由于干预血液在人体内自由循环的血块引起的；出血性脑卒中，是由于血管"破裂"和出血共同产生的。这两种脑卒中最终都会对人体造成伤害，导致肢体偏废、语言障碍、生活质量下降。

有关研究显示：良好的饮食生活和运动习惯，可以防止脑卒中的发作。苹果中含有丰富的维生素及其他人体必不可少的营养成分，如同其他水果中含有有益健康的化合物一样，它们都可以产生相同的预防和治疗效果。

欧洲研究人员对 15 岁以上的 9000 多名健康人群的食物摄取分析发现，每天吃苹果超过 54 毫克的男性和超过 71 毫克的女性（相当于一个苹果），比很少吃苹果者脑卒中的发生概率明显降低。

因此，医学专家们建议人们应该多吃水果和蔬菜。因为水果和蔬菜对心血管疾病和癌症有明显的预防作用，水果和蔬菜含有的有益成分，可以帮助人体组织摄取足够的、富含氧气的血液供应。

75　多吃香蕉可防脑卒中

香蕉是含丰富钾的水果。研究人员发现，平时，在饮食中摄入低量钾的人比那些在日常饮食中多吃富含钾的食物的人发生脑卒中的可能性要高出 28%，因此，每天吃一些香蕉可降低脑卒中的危险性，这是心血管专家的健康忠告。

医学调查研究显示，每日膳食钾摄入量最低者，在 4～8 年内患脑卒中的可能性比其他正常饮食摄钾者高 1.5 倍；长期服用排钾利尿剂者患脑卒中的危险性较正常饮食者高达 2.5 倍；如果同时有低钾食物摄入，并且因患有不规律的心脏节律（房性纤颤）而需要服用排钾利尿剂的老年人，发生脑卒中的可能性较正常者更是高达 10 倍。

如果每天饮食中钾的摄入量低于 1500 毫克，就不能满足人体生理代谢的需要。专家们建议，正常人每日钾的摄入量大约为 2300 毫克，在美国，每天人摄入的钾量大约在 2500 毫克。一只香蕉，最富含钾的食物之一，大约含有 400 毫克的钾，这一数量相当于饮用了一杯橘子汁、一杯甜瓜汁或一块炸薯片。

那么，钾是如何防止脑卒中的呢？医学专家们解释说，钾与血压有密切的关联是其中的关键。实验研究显示，钾能够舒缓血管，从而降低血压值。同时，它还有助于清除血液中的过多的钠。钾摄入量较多的人会清除血液中更多的钠，从而降低了血压。由于血压的降低，最终减缓了脑卒中发生的危险性。所以说多吃富含钾的香蕉有利于预防脑卒中的发作。

76 喝葡萄酒可降低脑卒中风险

医学专家们经过调查研究后发现：适量饮用葡萄酒会降低患脑卒中的风险。每天喝适量葡萄酒的人，患心脏病的概率比较低。同时，饮适量葡萄酒的人患脑卒中的风险比喝啤酒或烈性酒的人也要低得多。

国外专家研究了 10000 多个饮用葡萄酒者。发现每周喝 1 ～ 6 杯葡萄酒者，患脑卒中的风险比从来不喝葡萄酒或很少喝葡萄酒者低 34%，比天天饮葡萄酒者的风险降低了 32%，相反爱喝啤酒或烈性酒者，患脑卒中的风险没有明显减少。

葡萄酒，特别是红酒，含有有利于人体健康的植物化合物，而这些植物化合物是抗氧化剂，有助于防止体内脂肪依附在血管壁上阻塞血管畅通。所以说有脑卒中征兆的中老年人不妨每天喝上一小杯葡萄酒，对于降低脑卒中发生的概率，可以说是一种好的预防方法，但对酒类过敏者则要慎用。

77 适量饮酒可降低患脑卒中的风险

目前国外一项新的研究显示，适量地饮少量的酒，也就是说，每天饮酒 1 ～ 2 杯者，可以降低患脑卒中的危险，但如果每天饮酒的量超过 3 ～ 5 杯者，则会起到相反的作用，使患脑卒中的危险性增加 1 倍。

国外研究人员调查了饮酒与患脑卒中危险性之间的关系。分析结果显示：与完全戒酒的人相比，每天饮酒的量如果超过 5 杯就会使患脑卒中的危险性增加 64%，因为过量饮酒会增加血栓堵塞或减少大脑动脉供血，导致缺血性脑卒中的发病危险。这也是最为常见的脑卒中类型，占脑卒中患者的 69%。

如果每天饮酒的量超过 5 杯，患出血性脑卒中的危险也会增加 1 倍以上，出血性脑卒中是由于大脑内血管破裂出血造成的。但适量饮酒，也就是说每天饮酒量在 1 ～ 2 杯时，患脑卒中的危险性要比完全戒酒者低 30%。如果每天饮酒量 3 ～ 4 杯以上的人，比不喝酒者要高出 3 倍患脑卒中的危险性。

医学研究报告提示，每天饮酒的量在 1 杯以下，但又未完全戒酒者患脑卒中的危险要比完全戒酒者低 20%。尽管本研究的结果提示中度饮酒对健康有益。但是，中老年人绝不能就此用饮酒的方法来降低患脑卒中的概率，而应适量控制饮酒。尤其肝肾功能不全者，更要慎重饮酒。

78　控制食盐量，预防脑卒中又一法

盐虽然不会使血压升高，但食入盐过多可以对脑部组织产生损害，引起微小的脑卒中。科学家们曾经做过实验，分别给老鼠喂养高盐和低盐的饮食。吃高盐饮食的老鼠在 15 周内，竟然全部脑卒中死掉，虽然它们的血压并没有升高；而吃低盐饮食的老鼠只有 12% 因脑卒中而死掉。吃高盐饮食致死的老鼠，则因一连串轻微脑卒中，最后导致脑部组织坏死和动脉受损。

日常生活中，即使一点盐不吃，从加工食品中进入体内的盐也有 3 克。如果不注意减少盐的摄入，每日将盐限制在 8 克以内是困难的。限制高盐的主要方法是平时饮食应多样化，尽可能吃多种食品为好，减少过咸的食物种类。

如果每日限制食盐在 10 克以下，可以减少现有症状的 30%，当然也有个体差异。血压正常的人（世界卫生组织将高血压定为收缩压 ＞ 140mmHg，舒张压 ＞ 90mmHg），肾功能正常的人，每日摄入 10 克盐，其余多余的盐分会从尿中排出。

高血压患者，应尽量减少食盐的摄入，为什么呢？因为面包、奶油、酱油都含有盐，即使在做菜的时候，一点盐不放，每天也会摄入 3 克盐。因此应避免食用方便食品和快餐。亲手做的菜，咸淡适宜是最好掌握的。这样的饮食生活能保持人体系统正常运转，防止脑卒中及其他疾病。

79　常饮绿茶能预防脑卒中

饮茶能够预防脑卒中，这是因为茶叶含有 400 余种化学成分。茶叶中的茶多酚有收敛、凝固细菌蛋白质的作用，故有杀菌消炎之效；还能促进维生素 C 的吸收，增强血管的柔韧性、弹性和微血管壁的渗透能力，故可防治高血压、冠心病和动脉硬化；从茶叶中提取出的茶色素，对防治老年人动脉硬化相当有效，口服有效率达 80% 以上；茶叶中的茶素还能刺激神经，兴奋精神，扩张血管，加快血液循环，增强肌肉的收缩力；茶叶中的茶碱可以帮助溶解脂肪，有解腻减肥之效。所以饮茶对平时食肉较多、运动较少的中老年人来说是非常有益的。

对于中老年人预防脑卒中，茶应该是最好的饮料，尤其是绿茶，因为绿茶中含有咖啡因、儿茶素和茶酚，具有杀菌、增强免疫系统抗癌方面功能，还有预防心血管疾病、糖尿病、花粉过敏、防止基因突变、抗衰老等多种作用。

虽然，饮茶对脑卒中有一定的预防和治疗作用，但若饮之不当，也会产生危害。要注意合理饮茶：饮茶宜淡，不宜浓，特别是便秘和溃疡患者；不要喝隔夜茶；不用茶水送服药物；不用高温沸水泡茶，要注意饮茶时间。高血压患者不宜空腹饮浓茶，尤其是平时没有饮茶习惯的人，以防发生意外。近年来有报道，个别人因空腹饮浓茶发生昏厥（俗称"醉茶"），而导致脑出血的事例发生。

80 饭后一杯茶有助于疏通血管

一顿大鱼大肉饱餐之后，血液中的血脂水平就会随之升高，进而触发对机体有害的物质——氧自由基的产生，导致血管出现暂时性硬化和收缩，这一过程在心血管疾病患者身上尤为明显。

日本研究人员最近研究发现，饭后喝一杯茶，能消除血脂的这一有害作用，因为茶叶中的抗氧化剂有清除自由基的能力，因此能软化血管，促进血液流通。

在一项规模研究中，科研人员将10位年龄介于21～38岁的健康志愿者在食用含有79%脂肪的高脂饮食后，一组志愿者喝红茶，另一组则喝白开水。研究结果显示，喝茶志愿者前臂血流量比较大，这说明茶叶中的抗氧化剂有保护血管正常功能的作用。进一步检测还发现，志愿者在喝茶后，血液中的抗氧化剂能力也大大增强。

81 中老年人减肥防脑卒中

肥胖症是中老年人的大敌，减肥防脑卒中是医学专家对中老年人的忠告。医学研究报告显示，动物体内脂肪细胞产生的高水平的激素瘦蛋白，可能是肥胖症患者出现血液凝块导致心脏病发作和脑卒中发作的原因。人体脂肪细胞产生瘦蛋白，通过抑制食欲来控制人的体重。当血液中的瘦蛋白水平增加时，大脑就会发出停止进食的信号。但肥胖症患者体内可产生瘦蛋白的脂肪细胞远远超过普通人，使人体的体重控制系统受到破坏，超重的身体就不理会这种信号。

从临床观察中可以看到，体重越重的人，越容易患高血压。即使轻微高血压，在65岁以前，患脑卒中的机会也较血压正常的人高3倍，因高血压而死亡的人数也会多1倍。女性肥胖者患糖尿病的机会是体型正常女性的4倍。而70%的糖尿病患者都是肥胖的。因肥胖而引起的糖尿病患者，在体重减轻以后，病情会得以改善，糖分的代谢功能也会恢复正常。所以对于肥胖的中老年人要预防脑卒中的发生，减肥是其关键的一环。

82 坚持补钙，预防脑卒中

中老年人会随着年龄的增长，钙质流失，而补钙是防止钙质流失的重要方法。每天应补充钙质1200mg左右，以免老年患骨质疏松症。作为现代女性，只要有这种"健康钙念"，就能够永远体态动人，不会老来弯腰驼背，动不动就骨折。

同时，医学专家研究后还发现，如果中年以上女性每天补充400mg的钙质，有一个最大的好处，就是能够预防脑卒中。根据研究，只要每天多补充400mg的钙，大约只是1～2粒钙片或2杯牛奶的量，就能够降低脑卒中发生的机会。所以，优酪乳、牛奶、钙片等这类钙质食品，都是女性健康的好朋友。根据医学专家统计，经常饮用牛奶的人，脑卒中发病率为3.7%，而不饮牛奶的人脑卒中发病率为7.9%，后者为前者的2.14倍，其主要原因就在于牛奶中含有较多的钙质，当然，男性补充钙质与女性一样，都有健康效果，关键在于长期坚持服用。

83 维生素 C 可预防脑卒中

每天喝一杯橘子果汁可以使你远离脑卒中，也许使您感到意外，但一项研究发现，维生素C血浓度较低的中年男性，患脑卒中的概率比其他男性要高近2.5倍。该研究对近2400名，年龄介于42～60岁男性的维生素C血浓度进行了检测，研究结果显示，维生素C血浓度相对较低的男性，其脑卒中的发病率是维生素C血浓度相对高的男性的2.4倍。个别伴有高血压或肥胖的男性，如果他们的维生素C血浓度也处于低水平的话，他们患脑卒中的概率比其他人更要高 2.6～2.7 倍。

脑卒中的主要原因是动脉硬化，而导致动脉硬化的一个重要原因，就是低密度脂蛋白（LDL）的损伤作用，而抗氧化剂如维生素 C 可减慢这一过程。但是，维生素 C 血浓度较高的男性可能因为平时经常食用水果蔬菜和低盐低脂食物，所以身体健康状况也较为良好，因此目前还不能单纯用维生素 C 来解释这一调查结果。但可以明确的是，高血压和肥胖者，并有血液维生素 C 水平低下的男性是脑卒中的高危人群。

84 大便秘结——谨防排便脑卒中

有位离休干部因高血压住院，住院期间大便秘结，夜间如厕排便用力过猛而致脑出血死亡。其原因是因为便秘的人排便时必须用力，而使血压急剧上升，诱发出血性脑卒中。虽说便秘与脑卒中有关，也不是个个都有关系，但在厕所发病的比较多。便秘时，排便过于用力，血压急剧上升，成为脑卒中的诱因。便秘的人有必要口服缓泻剂，以利排便。

日常生活中，老年人因活动减少，肠蠕动减弱，习惯性便秘比较常见，用中医的话来说则是"气血津液亏损，脾胃功能减退"。缓解便秘应从调理生活入手。适当运动，多饮水及进食富含纤维素的蔬菜瓜果，少食刺激性食物，还可每日用自我按摩的方法解除便秘。方法为：自右下腹开始向右上、左上及左下腹的方向按压，通过向左下腹结肠内的方向按压，把结肠内潴留的粪便挤向乙状结肠及直肠，有利于结肠的大便反射及排便，必要时可借助开塞露等润滑剂帮助粪便排出，或同时口服适量通便药如中成药麻子仁丸等。

为了尽快排便需注意以下几项。每天在相同的时间排便。排便要慢慢地进行。多吃蔬菜、水果，保证水分，吃植物油，多吃易消化食物。每天喝一杯水，睡前喝杯温牛奶。早晨起来做轻微的体育活动等。

85　脑卒中后遗症的最佳康复期

脑卒中后遗症的康复治疗是指对发生脑卒中以后所遗留下的半身不遂、语言障碍等残疾症，综合协调地采用各种有效措施，减轻残疾和因残疾所带来的后果，使残疾者的残存功能和潜在能力在治疗后获得最大的发挥，获得生活能力和工作能力，重返家庭和社会，平等地享受人类的各种权利，提高生活质量。

对脑卒中后遗症患者，必须争取早期康复治疗，尤其在发病后的前三个月内的康复治疗是获得理想功能恢复的最佳时机，但对病程长者，其潜在功能恢复力也不容忽视，应当继续进行相应的康复治疗，也可达到改善功能的效果，根据临床经验，在发病后两年内，如果康复措施得当，还会有不同程度的恢复。

86　脑卒中后遗症的中药康复治疗

脑卒中后遗症属难治病症，中医药康复治疗被认为是方案之一。目前采用的有效康复措施主要有如下几条：

对半身不遂者，在软瘫期多使用有益气活血通络作用的补阳还五汤加减；在痉挛性瘫痪期多用有养血、平肝熄风、活络作用的四物汤合天麻勾藤饮加减。对语言障碍者，常用有祛风化痰作用的解语丹加减；肾虚者合用左归饮加减。老年痴呆者，常用益脾肾补脑髓，化瘀、化痰、开窍的河车大造丸和安脑丸。在药物的加减选用和每味药的用量方面目前都有新的突破，这是疗效高于传统用药的关键所在。

87　脑卒中后遗症的针灸康复

针灸是脑卒中后遗症的主要康复方法之一，除正确选择针灸时机以外，选用医术高超的针灸医生也是脑卒中后遗症康复的原因之一。针灸康复有许多知识与技巧，包括针法与取穴、针灸辨证治疗等。

一般医术高超的针灸医生，治疗脑卒中后遗症，除用常法取穴外，多采用针刺某些特效穴确能提高疗效，如下肢瘫软针刺隐白、肩关节不能活动者针刺对侧"中平负"，腿不能提起者针刺"提腿负"、颈部无力者针刺"筋缩"等。在针刺手法上，要求每针都能出现酸痛胀或定向走窜的感觉，对有些穴位，如软瘫针隐血时应让患肢出现抽动抬腿动作则疗效会明显迅速。若配合灵龟八法按时取穴法往往会出现奇效。

有的针灸医生，由于医术的高超，或者由于采用了不同于传统取穴的特效穴法和特殊的针刺手法，能够迅速的使残肢功能恢复上了新台阶，甚至使原来都认为不可能站起来的瘫痪患者上下楼梯、出入家门，以致完全康复。

88 脑卒中后会不会康复？康复需时多久

脑卒中后康复的效果，要依据病情和治疗的时机、措施而定。部分康复是常见的，但完全复原比较少见。脑卒中后，可能会有以下四种情况出现：

（1）脑卒中发生时受严重损坏的细胞死亡，永不复原。

（2）由于脑部肿胀而部分受损的脑细胞在肿胀消退后复原，重新工作。这一程序通常在脑卒中后最初几个星期出现。

（3）其他未受脑卒中影响的脑细胞逐渐取代死去细胞的功能。不过，这种情况的出现是有限的。

（4）患者学习和适应新生活方式，克服脑卒中后失去的功能。大部分康复情况会很快在脑卒中发生后最初六个月内出现。之后就会停滞不前，并且逐渐消失。

因此，患了脑卒中后，应面对现实，积极治疗，配合医务人员加强功能锻炼，争取恢复到最佳效果。康复治疗，要持之以恒，贵在坚持。

89 脑卒中患者尽快康复方案

脑卒中患者病情稳定后，除进行适量锻炼如走路、说话外，脑血管病专家发现：脑卒中患者的恢复期长期服用中成药通心络胶囊，能加快康复进程，减少复发。因为脑卒中属于中医的络脉阻塞，以虫类通络药为主药组成的通心络胶囊中，水蛭可以降低全血黏度、胆固醇和甘油三酯，消除血栓再发的隐患；土元抗血小板聚集、疏通脑血管，溶解血栓；全蝎、蜈蚣、蝉衣能解除血管痉挛、增加血液供应。所以通心络胶囊能有效促进脑血栓半身不遂、口眼歪斜、语言不利和手足麻木的快速康复。

现代研究表明针刺可改善脑血流量，减轻脑水肿，促进受损神经功能的康复。急性缺血性脑卒中患者经头穴针刺治疗，能达到立竿见影的效果。针刺 5 ～ 10 分钟后，瘫痪肢体肌力可提高 1 ～ 2 级以上，这被称为针刺的"即刻效应"。若进行连续、系统的针灸治疗，针刺效应会不断累加，使疗效稳定提高。

90 脑卒中康复的关键在于锻炼

脑卒中发病后，家人出于对老人的孝心而给予周到的照料，不让患者参与一些生活自理活动。其实，脑卒中患者这样静养，不但影响偏瘫肢体运动功能恢复，而且还易造成废用综合征：瘫肢关节僵硬、肌肉萎缩。

脑卒中偏瘫患者的运动康复应在医师的指导下，对患肢进行按摩推拿，或是利用一些康复设备进行运动，运动康复能使患肢的传入冲动增加，脑神经代偿功能早日出现，促使患肢的肌力恢复，疼痛减轻，并改善异常的运动模式如偏瘫步态、足内翻等。

康复锻炼可以明显地促进其恢复，经过康复的患者，90% 能重新步行，生活能够自理，其中，30% 的患者能恢复适当的工作。所以，康复锻炼在脑血管病患者的治疗中具有非常重要的作用。

功能锻炼可以尽量地加快肢体功能的恢复，防止偏瘫肢体的畸形和挛缩。偏瘫患者的功能锻炼越早越好。在急性期，生命体征平稳，躺在床上就要对患者进行被动的肢体活动。脑梗死2周后、脑出血3～4周后，病情平稳，就应下床进行被动的、主动的活动。一般认为在脑卒中3个月内进行锻炼，则恢复功能的可能性比较大；半年后，恢复功能的可能性就比较小；一年后，恢复功能的可能性就更小了。

91　脑卒中后遗症肢体康复锻炼三步法

第一步：从坐到站

患者尚不能主动运动时，可由护理者帮助按摩瘫痪肢体，再做肢体被动伸屈活动。每日3遍，每遍10次左右。肢体能主动伸屈时可做下列锻炼：①卧位，两手握拳，手臂及大腿交替屈伸；②坐位，提腿，原地踏步，每日2次，每次10～15下；③起坐，先由护理者扶持，后由患者自己起坐，每日3次；④立位，扶床架或椅背站立，每日2次。

第二步：步行

①扶持椅背、床架站立，做原地踏步，每日3次；②扶持椅背站起，一腿提起片刻再换另一腿，两腿如此交替进行，每日3次；③扶持床架或桌子行走，再过渡到扶手杖行走，最后独立行走。

第三步：增加肢体的灵活性

①做上下楼梯练习或短距离散步；②手做打结、写字、抽球练习；③做蹲、立锻炼。

92　脑卒中康复训练的最佳时机

现代康复医学认为，脑卒中偏瘫肢体运动功能的康复有赖于大脑高级神经中枢与肢体之间神经通道的促通，这种通道的建立只有对肢体进行不断有效的刺激才能完成。因此，脑卒中患者应早期进行康复运动锻炼，只要病情稳定（一般在发病后 3 ~ 5 天），就应开始康复锻炼活动。起初可由旁人帮助患者对偏瘫肢体各关节进行被动活动，采用按摩推拿等方式，让患者练习翻身及起坐等动作，然后逐步过渡到练习站立、扶物步行、用手抓握物品等活动，让患者慢慢学会洗脸、刷牙、穿衣、进食、上厕所等日常生活活动。

康复运动锻炼应根据患者的实际情况循序渐进，不可操之过急。对患者运动功能的微小进步，都应给予肯定和鼓励，以进一步调动患者参加锻炼的积极性。脑卒中患者只要持之以恒地进行合理的康复运动训练，可明显提高生活自理能力，改善生活质量，降低致残率。

93 脑卒中患者的心理康复

心理是脑的机能，心理的发生和发展也是以脑的发育为基础。在一切疾病的恢复中，心理因素均起着重要的作用。在脑血管病时，由于生理的、社会的、经济的多种因素，可引起患者一系列心理变化，在疾病康复的自始至终，也是一个值得注意的问题，心理康复与神经功能康复密切相关，互相促进。

脑卒中后，神志清醒者（包括原有意识障碍经治疗恢复者）的主要心理变化是：①恐惧，怕病治不好。②绝望，对疾病的治疗无信心，自己会成为一个残疾的人，人生的意义到此结束。③烦躁焦虑，主要来自对职业，家庭生活，老人的抚养，孩子的教育和就业等的忧虑。④担心，担心自己病不会好而将成为社会和家庭的负担。总之悲观失望、情绪不稳，对未来的生活丧失了信心。

94　脑卒中患者心理康复措施

这是家庭康复措施中的重要环节。脑卒中患者由于偏瘫或失语，日常生活不能自理，常表现为抑郁、悲哀、自卑等心理状态，性格也变得暴躁。家属应多给予些爱心和理解，满足其心理需求，尽力消除患者的悲观情绪。

（1）热情，家庭对患者要热情关心，多与他们交谈，面色和蔼，热情给洗脸、喂饭、洗澡、处理大小便、翻身，在这些过程中不要有任何不耐烦情感，不要说任何伤感情的话，使患者感到不孤单，有继续生活的勇气。医生要多鼓励，给予患者心理上充满战胜疾病的信念。

（2）注意发挥药物的生理效应，在患病的急性期或恢复期，患者会有许多痛苦，医生要及时地使患者树立战胜疾病的信心，建立患者对医务人员的信赖感，使心理治疗发挥更大的作用。

（3）鼓舞患者参与学习力所能及的社会、家庭活动，对患者在康复过程中的每一点进步，都要给予鼓舞，教育患者重新建立病后的学习、生活和工作内容，根据自己的文化素质、体力培养自己的爱好，展开新的生活，并为实现这一目标而努力，鼓励他们参加娱乐活动，增加其对生活的乐趣，分散他们对疾病的不良情绪和注意力。

95　脑卒中后遗症患肢按摩法

脑卒中患者经过医院救治幸存后，常遗留一些运动、感觉和语言等障碍，出院后家庭康复治疗是一种有效的好方法，此时，家属如能做到护理恰当，就可以消除或减轻患者的功能缺陷，可以最大限度地恢复患者生活及工作能力。

按摩疗法能调节中枢神经系统的兴奋抑制过程，促进局部血液和淋巴循环，从而防止或减轻肌肉骨骼的失用性萎缩。患肢应处于功能位置，勿使肢体关节扭转、弯曲、防止关节挛缩。按摩前要洗手，剪指甲，并用滑石粉涂于按摩的皮肤。对痉挛性瘫痪手法要轻，使其放松，以降低中枢神经系统的兴奋性；对软瘫患者手法宜深而重，以刺激神经活动过程的兴奋性。按摩的时间每日2次，每次30分钟。

常用的方法有三种。①摩法：用手的掌部或指腹在患部顺着淋巴回流方向，由末梢向中心地轻轻抚摩，可以帮助静脉淋巴回流。②探擦法：用手掌、大小鱼际、掌根或指腹在皮肤上摩擦，方向不走，用力较大而均匀，动作连贯，使局部皮肤有灼热感，使皮肤与皮下组织血运丰富、营养改善。③揉捏法：用手指或手掌相对的不断的用力旋转进行，使肌肉韧带营养得到改善。

96　主动、被动运动与脑卒中后遗症

被动运动：主要作用是促进肢体血液循环，维持关节韧带活动度，减轻肌肉痉挛。主要操作肢体各关节方向的被动活动。顺序为先大关节，后小关节，运动幅度从小到大。每日2次，每次30分钟。

主动运动：主动运动可提高中枢神经系统紧张度，活跃各系统生理功能，预防并发症。主动运动要循序渐进、持之以恒，切不可操之过急，由于脑卒中导致肢体功能活动降低，部分关节肌肉处于废用状态，患者关节强直肌肉萎缩，故大多数患者懒于活动，此时，家属要督促和协助患者进行锻炼。从单个关节主动运动开始，直至多关节运动，运动时尽可能带动患肢一起活动。在进行坐、站、走功能训练时，家属要站在患者患侧，协助患者坐起、站立，行走时要求患者尽量抬高患肢。

主动运动是恢复生活能力的最好方法。它包括饮食动作、洗漱动作、更衣动作、大小便自理训练、洗澡、家务劳动及出外散步等，在训练中必须有人照顾。

97　脑卒中后患者语言康复训练法

口语表达能力的康复训练：先要进行舌肌、面肌、软腭和声带运动的训练，以使语言肌肉的功能得以恢复。发音训练最简单的方法是结合日常生活使患者与周围人交谈。

对失语者，要进行口语训练和书面语言训练，训练患者用喉部发出"啊啊"的声音，或用咳嗽或用嘴吹气诱导发音。随着家属发音和说单词，由易到难，由短到长，循序渐进，所教的内容应迎合患者的兴趣，尽可能与日常生活相联系。

有的老人患脑卒中失语，但还能唱歌，则应鼓励其唱歌。经 2 ～ 6 个月的训练，失语症状可不同程度地恢复，但只要语言未完全恢复，仍应坚持康复训练。有的患者甚至经过 5 年时间，语言功能才完全恢复。语言康复训练最好在家中由家属帮助进行。因没有干扰，且可以结合日常生活，比在医院内进行更为有效。因脑卒中老人的社会及文化背景不同，故语言康复训练一对一进行效果更佳。